溃疡性结肠炎手术治疗

Ulcerative Colitis

U0212438

主编 Gilberto Poggioli

主译 朱维铭（中国人民解放军东部战区总医院）
董卫国（武汉大学人民医院）

译者（按姓氏笔画排序）
邓　欢（重庆大学附属肿瘤医院）
田　山（武汉大学人民医院）
刘正茹（武汉大学人民医院）
李　玮（武汉大学人民医院）
李　惠（哈尔滨医科大学附属第二医院）
贾雪梅（武汉大学人民医院）
郭远美（武汉大学人民医院）
曾　智（武汉大学人民医院）

人民卫生出版社

Translation from the English language edition：
Ulcerative Colitis by Gilberto Poggioli
Copyright © Springer-Verlag Italia S.r.l. 2019
Springer International Publishing Switzerland is a part of Springer Nature
All Rights Reserved

图书在版编目（CIP）数据

溃疡性结肠炎手术治疗 /（意）吉尔伯托·波吉奥利
主编；朱维铭，董卫国主译 . —北京：人民卫生出版
社，2020
　ISBN 978-7-117-30170-1

　Ⅰ.①溃…　Ⅱ.①吉…②朱…③董…　Ⅲ.①溃疡 –
结肠炎 – 外科手术　Ⅳ.①R656.9

　中国版本图书馆 CIP 数据核字（2020）第 110174 号

| 人卫智网 | www.ipmph.com | 医学教育、学术、考试、健康，购书智慧智能综合服务平台 |
| 人卫官网 | www.pmph.com | 人卫官方资讯发布平台 |

版权所有，侵权必究！

图字：01-2020-0841 号

溃疡性结肠炎手术治疗

主　　译：朱维铭　董卫国
出版发行：人民卫生出版社（中继线 010-59780011）
地　　址：北京市朝阳区潘家园南里 19 号
邮　　编：100021
E - mail：pmph @ pmph.com
购书热线：010-59787592　010-59787584　010-65264830
印　　刷：北京顶佳世纪印刷有限公司
经　　销：新华书店
开　　本：710×1000　1/16　印张：12
字　　数：222 千字
版　　次：2020 年 9 月第 1 版　2020 年 9 月第 1 版第 1 次印刷
标准书号：ISBN 978-7-117-30170-1
定　　价：118.00 元
打击盗版举报电话：010-59787491　E-mail：WQ @ pmph.com
质量问题联系电话：010-59787234　E-mail：zhiliang @ pmph.com

译者序

溃疡性结肠炎(ulcerative colitis, UC)是炎症性肠病的一种,是由异常免疫介导的慢性肠道病变,疾病复发与缓解交替进行。在过去的 20 年中,UC 的治疗发生了很大变化:在治疗目标方面,传统的治疗方法以改善患者症状为主,但在临床工作中,部分无明显症状的患者,肠道仍存在炎症活动,随着病程延长,这部分患者出现肠道狭窄、异型增生,且癌变的风险明显增加。基于上述认识,UC 的治疗目标从"改善临床症状"转变为"黏膜愈合"。疾病治疗目标的转变将有望预防 UC 反复复发,改变疾病病程。在治疗理念方面,传统的"升阶梯"治疗理念转为"降阶梯"理念,提倡早期积极应用生物制剂,抓住 UC 早期肠道损伤可逆性这一"窗口期",以期通过积极治疗改变疾病病程。另一方面,随着外科技术的进步及围术期处理观念的更新,手术治疗,尤其是微创手术在 UC 及其并发症的治疗方面起着越来越重要的作用。约有 20%~30% 的患者因药物治疗无效需行结直肠切除术,活动期 UC 患者中有 10% 因重症UC 需行急诊手术治疗。在临床实践中,腹腔镜手术已逐步成为 UC 外科治疗的主流术式,其治疗效果良好。手术治疗的发展也推动了 UC 多学科协作治疗模式,促进了内科医生与外科医生的沟通合作,为 UC 诊治进步提供了更多机会。

本书由来自全球知名炎症性肠病诊疗中心的多位专家共同完成编写,他们将其丰富的临床经验与循证医学研究相结合,整理成不同内容章节,旨在为读者提供最前沿最权威的指导资料。主要编者是意大利博洛尼亚大学附属医院普外科主任 Gilberto Poggioli 教授,他擅长炎症性肠病的手术治疗。他从一位外科专家的角度出发,详细探讨了 UC 的手术指征、具体方法、围术期处理及术后管理等具体问题,为临床医护人员提供了充实的理论依据和有价值的实践指导。本书的编写也有助于外科医生开拓视野,规范操作,明确手术指征和方法,同时帮助内科医生提高 UC 多学科协作治疗水平,更好服务患者。

UC 目前病因不明,治疗效果欠佳,严重影响患者的生活质量,如何更好地整合医疗资源,提高救治效果,缓解患者病痛,值得每一个胃肠病学医生认真思考,这也是我们翻译此书的主要目的。在内科治疗的基础上,了解、熟悉、研究 UC 的外科治疗,形成高质量的多学科协作治疗模式,为 UC 的学科发展贡献我们微薄的力量。

由于译者水平有限,书中表述不妥之处,谨请各位同道批评指正。

朱维铭　董卫国

2020 年 9 月 15 日

前言

　　25 年前,意大利外科学双年度会议第一次举办,大会主办方邀请了外科领域的知名专家学者详细讲述当时有重要进展的研究主题。历经 25 年完善开拓,该会议现已成为意大利最重要的学术会议之一。关于溃疡性结肠炎这一主题曾由大会执行委员会分配给来自 Bologna 大学的 Gilberto Poggioli 教授来讲授,这也成为本书诞生的契机。

　　炎症性肠病是肠道的慢性炎症性疾病,早在 2009 年,Roberto Tersigni 教授已完成有关克罗恩病治疗的著作。而这本书将重点介绍炎症性肠病的另一类疾病——溃疡性结肠炎。

　　Poggioli 教授与来自 Bologna 大学和 S. Orsola-Malpighi 医院的优秀医务人员将这个复杂的主题分成若干清晰明确的章节,旨在帮助读者快速定位并找到相关临床问题的答案。本书在详细阐述外科手术技巧和手术适应证的基础上,也重点关注了近年来迅速发展的微创手术领域。

　　目前溃疡性结肠炎的治疗仍集中于大型综合性医院,治疗的主要现状是采用内科方法维持治疗,阻止疾病进展。尽管如此,我仍相信所有意大利外科医生都将对 UC 的手术治疗产生浓厚兴趣,并会经常翻阅这本著作,我先要代表整个意大利外科学会祝贺本书的作者们。

意大利外科学会主席　　Marco Montorsi

2018 年 9 月于米兰

作者名单

Luca Boschi General Surgery Unit, Department of Digestive Diseases,
S. Orsola-Malpighi Hospital, Bologna, Italy

Carlo Calabrese Department of Medical and Surgical Sciences,
University of Bologna, S. Orsola-Malpighi Hospital, Bologna, Italy

Andrea Calafiore Department of Medical and Surgical Sciences,
University of Bologna, S. Orsola-Malpighi Hospital, Bologna, Italy

Lucia Calandrini Department of Medical and Surgical Sciences,
University of Bologna, S. Orsola-Malpighi Hospital, Bologna, Italy

Massimo Campieri Department of Medical and Surgical Sciences,
University of Bologna, S. Orsola-Malpighi Hospital, Bologna, Italy

Alberta Cappelli Radiology Unit, Department of Diagnostic and Preventive
Medicine, S. Orsola-Malpighi Hospital, Bologna, Italy

Maurizio Coscia General Surgery Unit, Department of Digestive Diseases,
S. Orsola-Malpighi Hospital, Bologna, Italy

Antonietta D'Errico Department of Experimental Diagnostic and Specialty
Medicine, University of Bologna, S. Orsola-Malpighi Hospital, Bologna, Italy

Massimo P. Di Simone Department of Medical and Surgical Sciences,
University of Bologna, S. Orsola-Malpighi Hospital, Bologna, Italy

Lorenzo Gentilini General Surgery Unit, Department of Digestive Diseases,
S. Orsola-Malpighi Hospital, Bologna, Italy

Federico Ghignone General Surgery Unit, Department of Digestive Diseases,
S. Orsola-Malpighi Hospital, Bologna, Italy

Paolo Gionchetti Department of Medical and Surgical Sciences, University of
Bologna, S. Orsola-Malpighi Hospital, Bologna, Italy

Silvio Laureti Department of Medical and Surgical Sciences, University of Bologna, S. Orsola-Malpighi Hospital, Bologna, Italy

Deborah Malvi Pathology Unit, Department of Diagnostic and Preventive Medicine, S. Orsola-Malpighi Hospital, Bologna, Italy

Marta Mazza Department of Medical and Surgical Sciences, University of Bologna, S. Orsola-Malpighi Hospital, Bologna, Italy

Gilberto Poggioli Department of Medical and Surgical Sciences, University of Bologna, S. Orsola-Malpighi Hospital, Bologna, Italy

Chiara Praticò Interventional Ultrasound Unit, Department of Organ Failure and Transplantation, S. Orsola-Malpighi Hospital, Bologna, Italy

Hana Privitera Hrustemovic Department of Medical and Surgical Sciences, University of Bologna, S. Orsola-Malpighi Hospital, Bologna, Italy

Nicola Renzi Department of Medical and Surgical Sciences, University of Bologna, S. Orsola-Malpighi Hospital, Bologna, Italy

Fernando Rizzello Department of Medical and Surgical Sciences, University of Bologna, S. Orsola-Malpighi Hospital, Bologna, Italy

Matteo Rottoli Department of Medical and Surgical Sciences, University of Bologna, S. Orsola-Malpighi Hospital, Bologna, Italy

Marco Salice Department of Medical and Surgical Sciences, University of Bologna, S. Orsola-Malpighi Hospital, Bologna, Italy

Carla Serra Interventional Ultrasound Unit, Department of Organ Failure and Transplantation, S. Orsola-Malpighi Hospital, Bologna, Italy

Federica Ugolini General Surgery Unit, Department of Digestive Diseases, S. Orsola-Malpighi Hospital, Bologna, Italy

Laura Vittori General Surgery Unit, Department of Digestive Diseases, S. Orsola-Malpighi Hospital, Bologna, Italy

目录

第一章　溃疡性结肠炎的研究历史

Gilberto poggioli, Marco Salice, Nicola Renzi,
Massimo Campieri

1.1　引言

溃疡性结肠炎(ulcerative colitis,UC)是一种特发性炎症性疾病,疾病可累及结肠[1]和直肠,患者的发病年龄多为 30~40 岁[2],临床表现为血便、里急后重感和腹痛[3]。

UC 和克罗恩病(Crohn disease,CD)的发病率和患病率在西方国家最高,如加拿大、北欧地区及澳大利亚等。近年来研究表明,该类疾病在发展中国家的发病率和患病率出现上涨,可能与环境因素,如饮食、微生物暴露、卫生状况、生活习惯、药物使用及环境污染等有关[4]。

尽管对 UC 的研究已进行多年,但是目前尚未能明确 UC 的发病机制。目前认为炎症性肠病(infammatory bowel disease,IBD)家族史是 UC 和 CD 发生的最主要危险因素,吸烟[5]和阑尾切除病史是 UC 发生的保护性因素[6,7]。

1.2　古代研究情况

最早关于慢性腹泻的描述可追溯到中国古代的传统医学。在公元前 722 年,《黄帝内经》中首次描述了一种疾病的临床表现为腹痛、腹泻及便血,这与 UC 很相似[8]。在公元前 4 世纪,希腊著名的医学家希波克拉底描述了带有脓血及黏液的大便[9]。之后在第一个世纪,Aretaeus of Cappadocia[10]描述了一种 "foul evacuation",女性较男性更容易出现。虽然古代医学家能够辨认不同种类的腹泻,但他们不能够鉴别感染性腹泻和非感染性腹泻。

1

1.3　溃疡性结肠炎的发现

1.3.1　第一个病例报道

据现有资料推测,1745 年英国皇室 Charles 王子曾患有 UC,之后 Charles 王子调整饮食方案,停止饮用牛奶、服用含有牛奶的食物后,其症状明显好转[11]。

17 世纪,英国 Thomas Sydenham 医生详细描述了一些便血的病例,这位医生将便血描述为混有血液的不成形大便或者稀水样便。这类疾病可能具有感染性,但现已无法证实其中是否包括 UC[12]。

18 世纪,另一位英国医生 Burch 报道了一位 40 岁的男性病例,这位患者在 1756 年开始出现持续的便血,5 年之后患者出现黄疸、发热及间断的腹痛等症状,伴有眼痛及关节疼痛,这表明患者已出现了肠道外表现。该患者症状间断复发,1744 年发生死亡。这个病例提示了症状不典型的炎症性肠病可能伴发原发性硬化性胆管炎[14]。

1793 年,病理学家 Matthew Baillie(1761—1823)在其著作《人体重要的部分病理解剖学》中提出,根据尸检描述,在 18 世纪后半叶就有患者死于 UC[14]。

1859 年,英国的 Samuel Wilks(1824—1911)在病例报道中首次使用"溃疡性结肠炎"一词来命名疾病。该病例报道显示一位 42 岁的女性患者表现为腹泻伴发热,初步诊断考虑为砷中毒。而之后大体活检显示患者全结肠和末端回肠出现透壁性溃疡性病变,这一病理改变最初被认为是 UC 的典型改变,但是随后该病例被证实为克罗恩病[15]。

1875 年,Wilks 和 Moxon 医生报道了一位死于严重便血的年轻女性患者,其病检显示结肠黏膜溃疡和慢性炎症改变,这可能是第一例明确的 UC 病例报道[16]。

同一时期,类似的报道在欧洲逐渐增多,如伦敦的 William Henry Allchin(1846—1912)在 1885 年报道了一位年轻女性患者存在广泛结肠糜烂,患者于腹泻 6 周之后发生死亡[17],伦敦医生 Sir William Hale White 也发表了"溃疡性结肠炎"系列病例报道,之后,"溃疡性结肠炎"开始成为大家普遍接受的医学专有名词。

1.3.2　最初的疾病治疗与诊断

UC 的手术治疗于 19 世纪最后 10 年出现。

1893 年英国 Victoria 大学 Yorkshire 学院的外科学教授 Arthur William Mayo Robson(1853—1933),尝试用暂时性腹股沟区结肠造口术治疗一位 37 岁

女性炎症性肠病患者,患者主要临床表现为便血,该手术有助于患者每天用吐根酊和金缕梅酊冲洗后,再用硼酸溶液冲洗,以便结肠造口自行闭合,手术采用左腹股沟切口,通过该切口可将乙状结肠外置、固定并切开[18]。

1902 年,纽约 Robert Fulton Weir 医生(1838—1927)第一次为 UC 患者行阑尾造口术,使得抗菌药物可灌洗肠道(5% 的亚甲蓝溶液与 5% 硝酸银或铋溶液交替)。虽然该方法未能帮助患者完全恢复结肠排泄功能,但在当时 Weir 的阑尾造口术是治疗严重结肠炎的标准方法[19]。

1907 年,John Percy Lockhart-Mummery(1875—1957)报道了在接受 UC 手术治疗的 36 位患者中,有 7 位患者同时存在结肠肿瘤。他首次提出乙状结肠镜是安全有效的检查方式,对于评估诊断结肠黏膜病变很重要。

1.3.3　1909 年伦敦会议

1909 年,伦敦皇家医学会举办了一个专题讨论会,会议主要讨论了在 1883—1908 年期间于伦敦的医院(Guy,London St Bartholomew,St George,St Thomas,St Mary and Westminster)住院治疗的 300 多位重度结肠炎患者,从多个不同角度,如疾病的发病因素(成年早期和中年)、一般症状(腹泻和出血)、严重的并发症(如肠道穿孔、出血、肝脏疾病、败血症、肺栓塞及营养不良等)以及相关治疗方法等方面展开讨论。当时的治疗方法主要有:"半流质饮食"、Sydenham 方法(每日 3 品经乳酸酸化的牛奶)、服用止血药物、阿片、金缕梅酊剂、直肠滴注硼酸、硝酸银或山梨醇用于控制可能的感染。

当时主要的手术治疗是阑尾造口术,如果患者已行阑尾切除术,则进行瓣膜化的盲肠造口术,然后进行结肠灌洗。当时病因学研究认为 UC 的发病与细菌感染有关[20]。同年 3 月,《英国医学杂志》发表了 Herbert P. Hawkins 的文章——《论述溃疡性结肠炎自然病史及其对治疗效果的影响》。文章中提到,了解 UC 的自然病史对于疾病诊疗非常重要,UC 的发病可能与细菌感染有关,如果能找到导致 UC 的相关细菌就可控制该疾病。

1.4　1910—1959 年

1.4.1　研究突破及研究热点

在 1909 年之后几十年中,越来越多的 UC 病例被报道。1913 年在巴黎医学会议上,UC 成为会议的主要讨论疾病之一。同年,Sterlin 和 Kienbock 同时独立报道了 UC 的第一例影像学改变,美国纽约的 Bassler 医生报道了第一例

1

美国的 UC 病例[22]。

到 19 世纪 20 年代医生第一次报道了儿童 UC 病例,如 1923 年来自 Mayo 诊所的 Helmholz 医生报道了 5 例 8~15 岁 UC 患儿的临床特征[23],1940 年 Mayo 诊所发表的病例报告中总共包含 95 例儿童 UC[24]。

之后,医生逐渐认识到 UC 对于儿童成长和性发育的影响。1937 年,Welch 等检测到患儿粪便中存在蛋白,他们认为患儿营养缺乏的主要原因是粪便中蛋白和患病过程中电解质的丢失,1939 年,来自 Bronx Memorial 医院的 Davidson 医生报道了 UC 对于儿童生长的影响[25]。

这一时期关于 UC 的研究突破主要是:1934 年 Spriggs 和 1937 年 Moltke 首次表明了 UC 的家族聚集现象。两位作者报道了 5 个家族,这些家族中均有多个家庭成员患病(在 2 个家族中母 / 女均患病,在 2 个家族中兄 / 妹均患病,在 1 个家族中父 / 女均患病)[26]。

另一个重要的研究是 1915 年 Hewitt 认为慢性 UC 与肠道息肉发生有关[27],随后在 1948 年 Wengensteen 发现 UC 患者可发生结肠癌[28]。

1.4.2　药物治疗

药物干预包括接受试验性药物治疗。也有报道采用"电离疗法",包括用锌溶液冲洗肠道,然后在溶液中形成瞬时电流[30]。之后,1923 年柏林 Strauss 医生表明清淡饮食及输血或为有效治疗方法[31]。Murray 和 Sullivan 等认为心因性因素可加重 UC,他们认为情感障碍和肠道症状出现之间存在时间关系,这些情感障碍与患者婚姻、家庭生活和人际关系有关。1930—1940 年期间精神心理学认为 UC 患者的个性可描述为"不够成熟、容易纠结、过度依赖,有抑制型人际关系,存在严重的情感事件,有失去亲人的经历或存在社会排斥感。

1930—1950 年期间心理治疗成为 UC 治疗的重要组成部分。Grace、Pinsky 和 Wolff 报道了 34 例 UC 患者,这些患者在压力调节治疗后,手术及严重并发症发生率降低,疾病死亡率降低。但另有一病例报道显示,70 位重症 UC 患者在接受心理治疗三个月后,仍需接受手术治疗控制疾病复发。之后,Feldman 等人对 34 例 UC 患者的病例对照研究发现在疾病的发生发展与情感障碍间无明显联系[32]。

1.4.3　手术治疗

最初,UC 的手术治疗较少被采用,且常为试验性治疗,但在 1930 年以后,手术治疗逐渐标准化。尽管有些治疗技术现已被抛弃,但是仍有一些沿用至今。

Neumann 的气腹处理和丹尼斯迷走神经切断术是两种已过时的手术方

式,该手术方式曾被认为是治疗慢性难治性 UC 的简单有效的方法。1943 年,Neumann 描述了 7 例采用人工气腹方法治疗的 UC 患者。这个方法是将针插入左髂窝距离脐部一英寸处,用 2~3cm 水压注入氧气或空气从而形成气腹,这一方法与当时人工气胸的形成方法类似;上述步骤平均 1 个月进行一到两次,直到患者出现明显的临床缓解[33]。1947 年,Dennis 等对一位 UC 患者行迷走神经切断术,采用第七肋间前切口分离迷走神经[34]。手术治疗还包括回肠造口术,次全切或全结肠切除术。

1.4.3.1　回肠造口术

John Young Brown(1865—1919)是第一位建议用回肠造口术治疗 UC 的外科医生,1913 年,他提出减少结肠的使用对于炎症性肠病的治疗至关重要。Brown 的手术步骤大致如下,先行阑尾切除术,然后在回盲瓣近端切断回肠,回肠断端的远端拖出腹壁外几厘米并固定于正中切口,用于术后顺行结肠灌洗;切断的回肠近端外置造口,为避免肠液腐蚀皮肤,术中将一根导管插入肠腔用于引流肠液,导管缝合固定于造口处。术后待肠管浆膜与腹壁造口处皮肤愈合,即造口"成熟"后再取出导管[35]。

之后,包括 Brown 在内的很多外科医生开始采用回肠造口术转流粪便,但并不做经造口结肠灌洗。但是需要注意的是,即使术后患者结肠处于休息状态,造口还纳后患者仍会出现结肠炎复发。

Brown 提出的回肠造口术可实现粪便完全转流,但并发症发生率高,近期并发症包括脱水、水电解质紊乱、皮肤腐蚀,远期并发症包括出现肠道回缩、狭窄、脱垂等,还可能出现造口旁疝。此外,由于大家不愿意接受该手术,因此仅用于危重患者,使得手术死亡率较高[36]。

之后英国人 Sir Bryan Brooke 改进了结肠造口技术和护理方法,使其应用更简易,这才使得回肠造口术的使用得到普及。

后来,伯明翰 Queen Elizabeth 医院的外科学教授 Bryan Nicholas Brooke(1915—1998)发明了外翻型回肠造口方法,该方法可减少皮肤腐蚀的发生率,后来在世界范围内被采用并沿用至今。外翻型回肠造口术要求将造口外置的回肠外翻形成套叠,不但能够保护浆膜,减少造口肠狭窄和肠液过多排出,还有助于造口袋底盘与皮肤紧密连接,从而减少底盘与皮肤间的液体渗漏[37]。造口手术逐渐普及的过程中,造口处的护理也引起了医护们的重视。在 19 世纪 50 年代,俄亥俄州克利夫兰诊所成立"R.B. Turnbull 伤口造口护理(WOC)学校",专注于造口处的护理[38]。

1.4.3.2　回直肠吻合术

1903 年,来自纽约的 Howard Lilienthal(1861—1946)医生[39]首次描述了 UC 的全结肠切除术加回肠-乙状结肠吻合术,但其实这位医生的主要研究领

1

域在胸外科。1943 年,Sir Hugh Berchmans Devine(1878—1959)报道了部分结肠切除术加回肠 - 直肠吻合术的分期手术用于治疗一位基础状态很差的 UC 患者[40]。Alfred A. Strauss 医生(1881—1971)较早提出全直肠结肠切除术及末端回肠造口术对于 UC 治疗有明确效果。1994 年,Strauss 展示了关于上述方法的总结,他认为分期手术包括切除整个结肠和直肠,这对于 UC 治疗是有效的。同时,他描述了"Koenig 袋",这是一个橡胶装置,用弹力带绑定并密封在皮肤上,以防止肠道内容物渗透到造口周围的皮肤。Koenig 袋是以一位 UC 患者的名字来命名的,这位患者接受过回肠造口术,并为自己设计了这个造口袋供其使用[41]。

1948 年,Richard Cattell 描述了一种三期手术方法:回肠造口术、结肠切除及最后的经腹会阴手术切除直肠。1949 年,Miller 提出了二期手术方式,即回肠造口术和全结直肠切除术。1951 年,杰出的儿外科医生 Mark M. Ravitch,也是美国使用机械吻合器的先驱者,通过一次手术即完成了上述所有手术步骤。Ravitch 还首创了在修复手术(保留括约肌的回肠 - 肛管吻合术)中引入黏膜切除术。1951 年,Campbell Gardner(1908—1963)和 Gavin Miller(1893—1964)报道了 69 例患者,这些患者通过一期手术完成了回肠造口和结肠切除术。但由于研究人群疾病严重,手术死亡率高达 15%[42]。

如上所述,结肠切除与回直肠吻合术最初主要由澳大利亚医生 Devine 完成[43],之后在 20 世纪 50 年代英国医生 Osborn Aylett(1911—2003)将这一术式进行完善,在手术中不再做回肠造口术,通过回肠直肠吻合术维持肠道连续性。Aylett 报道了手术的死亡率约为 5%,90% 的患者可一定程度恢复健康[44]。

相比之下,由于大多数患者基础状况差,需要额外手术,并且随着病程进展 UC 患者有发生癌症的风险,许多外科医生对于这类手术的治疗效果仍持怀疑态度[45]。

1.5　1960—1999 年

1.5.1　药物治疗里程碑(表 1-1)

1.5.1.1　氨基水杨酸

柳氮磺吡啶(SASP)是由 Karolinska 研究所的瑞典教授 Nanna Svartz 合成。SASP 主要成分是抗生素磺胺吡啶(SP)和抗炎药物 5- 氨基水杨酸(5-ASA)。Svartz 医生最初使用柳氮磺吡啶治疗类风湿关节炎患者,不过疗效不佳。但当用这个药物于 UC 患者时,患者腹泻明显改善[46]。她于 1942 年发表了一

表 1-1　UC 药物治疗史上的里程碑

时间 / 年	医生或机构	药物名称
1948	Svartz	口服柳氮磺吡啶
1955	Truelove	口服激素
1962	Lennard-Jones	外用糖皮质激素
1962	Bean	6-MP
1974	Truelove	硫唑嘌呤
1977	Azad Khan	口服 5-ASA
1981	Campieri	局部 5-ASA
1994	Lichtiger	环孢素
2005	FDA	英夫利昔单抗
2012	FDA	阿达木单抗
2013	FDA	戈利木单抗
2014	FDA	维多珠单抗

FDA，美国食品药品管理局（Food and Drug Administration）。

例病例报告，随后在 1948 年进行了一项大规模的非对照组研究，结果显示大多数轻中度 UC 患者（70%~80%）对该药物反应良好，但停药后疾病会出现复发[47]。2006 年，Baron 在双盲随机对照试验（RCT）[48]中证实了柳氮磺吡啶的疗效，这是关于 SASP 的第一个 RCT 试验，之后该药物获批成为 UC 治疗药物。1977 年，Azad Khan 和 Sidney Truelove（1913—2002）认识到 SASP 的活性治疗部分是 5-ASA，而 SP 仅作为载体起作用，且 SP 载体与多种副作用发生有关[49]。

UC 药物治疗的另一个重要转折点来自 Bologna 大学，Massimo Campieri 证明，相比于安慰剂、直肠途径使用激素和口服 5-ASA，直肠途径使用 5-ASA 疗效更佳，可帮助患者缓解症状，实现内镜下和组织学改善[50]。在 Nanna Svartz 发现 SASP 七十年后，水杨酸盐仍是治疗 UC 的重要药物。副作用少，成本低且效果良好，使这些药物在生物制剂时代仍然具有竞争力。而正在研制的新型口服制剂有望改善患者的依从性、为左侧结肠炎的治疗还来希望[51]。

1.5.1.2　激素

1954 年，Palmer 和 Kirsner 报道了利用糖皮质激素治疗 120 例 UC 患者的经验，证明糖皮质激素能够引起快速的症状应答，但不能维持长期缓解和黏膜愈合。在 120 名患者中，35 名患者进入缓解期（定义为症状完全好转），另有 57 名患者症状改善。除了临床效果外，还报告了糖皮质激素的常见副作用（痤疮、多毛症、库欣改变、高血糖、高血压、常见感染和机会性感染的发生率增加，其中有 1 例患者因发生机会性感染,而出现严重的脓毒症)[52]。

1955 年,Sidney Truelove 在《英国医学杂志》上发表了第一个盲法对照试验,与对照组相比,使用糖皮质激素的 UC 患者病情得到改善,疾病死亡率降低。该研究的特点是在结果评估中已经包括了乙状结肠镜结果(定义为"正常","改善"或"没有变化或更差")[53]。

1962 年,John Lennard-Jones 教授和 Sir Francis Avery Jones(伦敦 St Mark 医院)公布了第一项局部使用激素治疗 UC(直肠炎)的双盲安慰剂对照试验。该试验采用症状缓解和乙状结肠镜结果来评估药物效果,结果显示,与安慰剂相比,局部使用激素的患者上述结果明显改善[54]。

UC 治疗的另一个转折点是 1974 年 Truelove 和 Jewell 提出 5 天强化静脉注射方案用于治疗严重 UC。该方案显示出更高的缓解率。此外,早期手术以及胃肠病学家与外科医生之间的紧密合作大大降低了 UC 的死亡率[55]。现阶段,静脉、口服和局部使用激素仍在 UC 的治疗中应用。

1.5.1.3　硫嘌呤和环孢素

在 20 世纪 60 年代,Bean 等人发现硫嘌呤(6-MP)对 UC 治疗有效[56]。20 世纪 70 年代,硫嘌呤家族的另一种药物硫唑嘌呤也被证明对 UC 有效[57]。但是该药物的一个缺点是导致骨髓抑制并发症。20 世纪 80 年代研究发现,携带有甲基转移酶(TPMT)的患者由于药物灭活能力减弱,很容易发生此类并发症。因此,在开始硫唑嘌呤或 6-MP 治疗之前,需要测量患者的 TPMT 基因变异情况。

1994 年,静脉注射环孢素成为激素依赖型 UC 的一线治疗[58]。

1.5.2　手术里程碑(表 1-2)

1.5.2.1　Kock 节制性的回肠造口术

Brooke 提出的末端回肠造口术可在一定程度上改善患者的症状,但接受该手术治疗后的患者普遍存在生理心理障碍。因此,1969 年 Nils Kock 提出节制性的回肠造口术(也称 Kock 储袋),作为上述传统手术的替代方法。它包括储存粪便和气体的回肠储袋,排空储袋的肠造口和流出道,以及介于两者间的人工瓣膜。这个单向瓣膜可帮助形成一个压力屏障,从而方便患者控制储袋。Kock 储袋的远期并发症主要与瓣膜有关,如乳头瓣滑动、形成肠瘘、瓣膜部分或完全脱垂、瓣膜或出口坏死、造口狭窄及形成储袋炎症(储袋炎)[59]。有节制性的回肠造口术使造口储袋使用普及,并促使产生了 20 世纪 80 年代的回肠储袋 - 肛管吻合术(IPAA)。

1.5.2.2　回肠肛管吻合术和 IPAA

回肠肛管吻合术是为切除病变直肠并保留排便功能而发展形成的一种手术方式,这个手术不破坏肠道连续性。早在 1900 年就有医生尝试过这种手术,

表 1-2 UC 手术治疗史上的里程碑

时间 / 年	创立者	手术进展名称
1913	Brown	回肠造口术
1943	Neumann	气腹治疗法
1944	Strauss	全结肠直肠切除术及末端回肠造口术及 Koenig 造口袋
1947	Dennis	迷走神经切断术
1951	Ravitch	一期回直肠吻合术,回肠造口术及黏膜切除术
1952	Brooke	Brooke 回肠造口术
1953	Turnbull	造口护理
1966	Aylett	不做回肠造口术的回直肠吻合术
1969	Kock	Kock 储袋
1980	Parks and Nicholls	S 形储袋
1980	Utsunomiya	J 形储袋
1995	Fazio	回肠储袋 - 肛管吻合术

但手术效果不佳[60]。该手术后来由 Rudolph Nissen 医生(1896—1981)改良发展,Rudolph Nissen 医生是当时的外科先驱,因发明食管手术(腹腔镜 Nissen 胃底折叠术)而闻名。1933 年,Nissen 对一名患有结肠息肉病的 10 岁儿童进行了全结直肠切术加回肠肛管吻合术,手术效果良好[61]。

1947 年,Mark Ravitch(1910—1989)和 Johns Hopkins 医院的 David Sabiston 实施了"肛门 - 回肠造口术",他们首先用狗进行实验手术,之后才将该方法应用于两名 UC 患者,手术效果理想。Ravitch 还将黏膜切除术应用于 UC 的外科治疗中。从残余的直肠进行黏膜剥离,留下 5~7.6cm(2~3in)长的直肠肌袖[62]。20 世纪 60 年代早期,Ravitch 成为第一批引进机械吻合器械的美国外科医生。

1951 年,Leeds 的 John Cedric Goligher 医生(1912—1998)提出了回肠袢式造口术,该方法有助于回肠肛管吻合口的愈合[63]。

1952 年,Russell Best 在美国医学会杂志(JAMA)上发表了一篇文章,总结结肠切除术加回肠肛管吻合术的方法,他认为尽管手术的总体可行性尚可,但仍有很多并发症发生,特别是感染和吻合口瘘[64]。

1955 年,为减少大便次数并避免脱水,Miguel A. Valiente 和 Harry E. Bacon 对七只狗进行回肠储袋与肛管吻合术,术后有五只狗死亡,但剩下两只手术效果理想,保留了肛门括约肌的控制功能,术后排便次数降低,大便成形且会阴部不适感最轻[65]。

20 世纪 70~80 年代,来自 St. Mark 医院的 Alan Guyatt Parks 爵士(1920—

1982)和 Ralph John Nicholls(1943—　)报告 21 例接受回肠储袋 - 肛管吻合术治疗的 UC 患者和家族性息肉病患者。Parks 回肠储袋为 S 形,缝合到剥脱了黏膜的肛门(进行黏膜切除术),并做了临时的回肠袢式造口。术后患者的并发症发生率很快由 70% 降至约 20%,90% 的患者没有黏液渗漏,控便功能满意[66]。

　　同一时间,东京医科大学的 J. Utsunomiya 描述了不同类型的吻合术,每种吻合术都有一个临时回肠袢式造口,形成 J 形储袋;J 形储袋构造简单,有助于患者恢复自主性直肠排空功能,该型储袋迅速受到医患的青睐[67]。

　　20 世纪 80 年代回肠储袋 - 肛管吻合术得到迅速发展,随着对直肠解剖结构的更好理解和外科缝合器的改进,UC 手术治疗取得了重大进展。特别是机械吻合器更容易便捷地完成经肛门吻合(双吻合技术),从而避免了黏膜切除术,专业外科医生可以更容易掌握手术方法。

　　全结直肠切除(total proctocolectomy,TPC)加 IPAA(TPC+IPAA)的一个重要里程碑是来自克利夫兰诊所基金会的 Victor Warren Fazio 医生(1940—2015)关于 1 005 名接受双吻合器 J 形储袋手术患者的报道,1995 年,Fazio 和他的团队发现虽然该手术的早期并发症(如小肠梗阻、伤口感染、储袋脓肿和储袋出血)和晚期并发症(如储袋炎和肛门狭窄)常见,但这一手术是安全的,手术死亡率低。尽管手术并发症发病率仍较高,但术后各项功能的康复是好的,患者满意度高。因此,该手术对大多数患者来说是安全有效的,并成为 UC 手术治疗的金标准[68]。

1.5.3　UC 在意大利的发展

　　20 世纪 50 年代,欧洲国家(特别是英国)对 UC 的研究成为热点之一,同时产出了大量文献。但同时期在意大利,对于 UC 的研究较少。1958 年,G. Placitelli 在意大利 Genova 举行的意大利外科学会(SIC)上首次讲授 UC。此后,意大利在内、外科领域对 UC 的研究兴趣逐渐增大,Bologna 也成为 UC 研究领域的主要学校[69](图 1-1)。

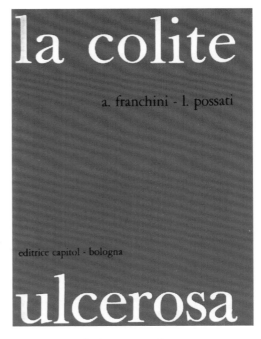

图 1-1　1960 年由 Franchini 和 Possati in Bologna 出版的 UC 著作的封面[69]

1.6 UC治疗现状(2000—今天)

在过去的 20 年中,分子生物学和遗传学得到迅速发展,这对于深层次理解很多疾病的机制和疾病的治疗很重要。大量的研究证实疾病发生发展有着极其复杂的生物学机制,明确疾病的病因仍是一项难题。在 IBD 研究领域,分子生物学技术显示肿瘤坏死因子 α(TNF-α)在炎症发生发展过程中起着重要作用,据此研发了抑制 TNF-α 的抗 TNF-α 单克隆抗体用于 IBD 治疗。

2005 年美国食品药品管理局(Food and Drug Administration,FDA)批准英夫利昔单抗可用于治疗 UC,成为第一种治疗 UC 的抗肿瘤坏死因子药物[70]。英夫利昔单抗是一种嵌合型单克隆抗体,可用于治疗对激素治疗无充分应答的中重度 UC。

2012 年 9 月,FDA 批准阿达木单抗用于治疗成人中重度 UC。阿达木单抗是一种针对 TNF-α 的完全人源性 IgG1 单克隆抗体,用于皮下注射。ULTRA2 试验肯定了阿达木单抗的诱导治疗和维持缓解疗效(在第 0 周和第 2 周诱导剂量 160mg/80mg,接下来是每隔一周接受 40mg)[71]。

PURSUIT-SC 和 PURSUIT 维持试验推出了用于治疗 UC 的第三种抗 TNF 药物戈利木单抗[72],并于 2013 年获得 FDA 的批准。

维多珠单抗是一种针对 α4β7 整合素的人源化单克隆抗体,最近作为第一个用于治疗 UC 的抗整合素生物制剂进入市场。

GEMINI 1 试验评估了维多珠单抗对诱导治疗和维持缓解的疗效,该药物对于已接受过抗 TNF 治疗的患者也有效[7]。

参考文献

1. Kornbluth A, Sachar DB; Practice Parameters Committee of the American College of Gastroenterology (2010) Ulcerative colitis practice guidelines in adults: American College of Gastroenterology, Practice Parameters Committee. Am J Gastroenterol 105(3):501–523
2. Molodecky NA, Soon IS, Rabi DM et al (2012) Increasing incidence and prevalence of the inflammatory bowel diseases with time, based on systematic review. Gastroenterology 142(1):46–54
3. Danese S, Fiocchi C (2011) Ulcerative colitis. N Engl J Med 365(18):1713–1725
4. Molodecky NA, Kaplan GG (2010) Environmental risk factors for inflammatory bowel disease. Gastroenterol Hepatol 6(5):339–346
5. Roberts CJ, Diggle R (1982) Non-smoking: a feature of ulcerative colitis. Br Med J (Clin Res Ed) 285(6339):440
6. Rutgeerts P, D'Haens G, Hiele M et al (1994) Appendectomy protects against ulcerative

1

colitis. Gastroenterology 106(5):1251–1253

7. Bonen DK, Cho JH (2003) The genetics of inflammatory bowel disease. Gastroenterology 124(2):521–536

8. Kirsner JB (2001) Ulcerative colitis. In: Kirsner JB, Origin and directions of inflammatory bowel disease. Kluwer Academic, Dordrecht

9. Lim ML, Wallace MR (2004) Infectious diarrhea in history. Infect Dis Clin North Am 18(2):261–274

10. Aretaeus (1856) The extant works of Aretaeus, the Cappadocian. Edited and translated by Francis Adams. London. (Republished by Milford House Inc, Boston, 1972)

11. Wilson PJE (1961) The young pretender. Br Med J 2:1226

12. Sydenham T (1701) The whole works of that excellent practical physician, Dr Thomas Sydenham, the third edition corrected from original Latin by John Pechey. Wellington, London

13. Burch W, Gump DW, Krawitt EL (1992) Historical case report of Sir William Johnson, the Mohawk Baronet. Am J Gastroenterol 87(8):1023–1025

14. Baillie M (1793) The morbid anatomy of some of the most important parts of the human body. J. Johnson and G. Nicol, London.

15. Wilks S (1859) Morbid appearances in the intestine of Miss Bankes. London Medical Gazette 2:264–265

16. Wilks S, Moxon W (1875) Lectures on pathological anatomy, 2nd edn. Lindsay and Blakiston, Philadelphia

17. Allchin WH (1909) A discussion on "ulcerative colitis": introductory address. Proc R Soc Med 2 (Med Sect):59–75

18. Mayo Robson AW (1893) Cases of colitis with ulceration treated by inguinal colostomy and local treatment of the ulcerated surfaces with subsequent closure of the artificial anus. Trans Clin Soc Lond 26:213–215

19. Weir RF (1902) A new use for the useless appendix in the surgical treatment of obstinate colitis. Med Rec (NY) 62:201–202

20. Kirsner JB (1990) The development of American gastroenterology. Raven Press, New York

21. Mulder DJ, Noble AJ, Justinich CJ, Duffin JM (2014) A tale of two diseases: the history of inflammatory bowel disease. J Crohns Colitis 8(5):341–348

22. Bassler A (1913) Ulcerative colitis. Interstate Med J 20:705–706

23. Helmholz HF (1923) Chronic ulcerative colitis in childhood. Am J Dis Child 26(5):418–430

24. Jackman RJ, Bargen JA, Helmholz HF (1940) Life histories of ninety-five children with chronic ulcerative colitis: a statistical study based on comparison with a whole group of eight hundred and seventy-one patients. Am J Dis Child 59(3):459–467

25. Davidson M (1939) Infantilism in ulcerative colitis. Arch Intern Med (Chic) 64(6):1187–1195

26. Kirsner JB, Spencer JA (1963) Family occurrences of ulcerative colitis, regional enteritis, and ileocolitis. Ann Intern Med 59:133–144

27. Hewitt JH, Howard WT (1915) Chronic ulcerative colitis with polyps: a consideration of the so-called colitis polyposa (Virchow). Arch Intern Med (Chic) XV (5_1):714–723

28. Wangensteen OH, Toon RW (1948) Primary resection of the colon and rectum with particular reference to cancer and ulcerative colitis. Am J Surg 75(2):384–404

29. Gill AM (1946) Treatment of ulcerative colitis with intestinal mucosa. Proc R Soc Med 39:517–519

30. Burnford J (1930) Ulcerative colitis: its treatment by ionization: summary of twenty-eight cases. Br Med J 2(3641):640–641

31. Strauß H (1923) Ueber Kolitis-Probleme. Dtsch Med Wochenschr 49(52):1568–1570

32. Kirsner JB (2001) Historical origins of current IBD concepts. World J Gastroenterol 7(2):175–184

33. Neumann H (1943) Treatment of chronic ulcerative colitis by pneumoperitoneum. Br Med J 1(4278):9–10

34. Dennis C, Eddy FD (1947) Evaluation of vagotomy in chronic, non-specific ulcerative colitis. Proc Soc Exp Biol Med 65(2):306

35. Brown JY (1913) Value of complete physiological rest of large bowel in treatment of certain ulcerations and obstetrical lesions of this organ. Surg Gynecol Obstet 16:610–616

36. Corbett RS (1945) A review of the surgical treatment of chronic ulcerative colitis. Proc R Soc Med 38(6):277–290

37. Brooke BN (1952) The management of an ileostomy, including its complications. Lancet 2(6725):102–104

38. Turnbull RB Jr (1953) Management of the ileostomy. Am J Surg 86(5):617–624

39. Lilienthal H (1903) Extirpation of the entire colon, the upper portion of the sigmoid flexure, and four inches of the ileum for hyperplastic colitis. Ann Surg 37:616–617

40. Devine H (1943) A method of colectomy for desperate cases of ulcerative colitis. Surg Gynecol Obstet 76:136–138

41. Strauss AA, Strauss SF (1944) Surgical treatment of ulcerative colitis. Surg Clin N Am 24:211–224

42. Gardner CM, Miller GG (1951) Total colectomy for ulcerative colitis. AMA Arch Surg 63(3):370–372

43. Devine H, Devine J (1948) Subtotal colectomy and colectomy in ulcerative colitis. Br Med J 2(4567):127–131

44. Aylett SO (1966) Three hundred cases of diffuse ulcerative colitis treated by total colectomy and ileo-rectal anastomosis. Br Med J 1(5494):1001–1005

45. Parc YR, Radice E, Dozois RR (1999) Surgery for ulcerative colitis: historical perspective. A century of surgical innovations and refinements. Dis Colon Rectum 42(3):299–306

46. Svartz N (1942) Salazopyrin, a new sulfanilamide preparation. A. Therapeutic results in rheumatic polyarthritis. B. Therapeutic results in ulcerative colitis. C. Toxic manifestations in treatment with sulfanilamide preparations. Acta Med Scand 110(6):577–598

47. Svartz N (1948) The treatment of 124 cases of ulcerative colitis with salazopyrine. Attempts of desensibilization in cases of hypersensitiveness to sulfa. Acta Med Scand 130(Suppl 206):465–472

48. Baron JH, Connell AM, Lennard-Jones JE, Avery Jones F (1962) Sulphasalazine and salicylazosulphadimidine in ulcerative colitis. Lancet 279(7239):1094–1096

49. Azad Khan AK, Piris J, Truelove SC (1977) An experiment to determine the active therapeutic moiety of sulphasalazine. Lancet 310(8044):892–895

50. Campieri M, Lanfranchi GA, Bazzocchi G et al (1981) Treatment of ulcerative colitis with high-dose 5-aminosalicylic acid enemas. Lancet 318(8241):270–271

51. Caprilli R, Cesarini M, Angelucci E, Frieri G (2009) The long journey of salicylates in ulcerative colitis: the past and the future. J Crohns Colitis 3(3):149–156

52. Palmer WL, Kirsner JB (1954) Observations on the influence of corticotropins upon the course of chronic ulcerative colitis. Trans Am Clin Climatol Assoc 66:10–17

53. Truelove SC, Witts LJ (1955) Cortisone in ulcerative colitis: final report on a therapeutic trial. Br Med J 2(4947):1041–1048

54. Lennard-Jones JE, Baron JH, Connell AM, Avery Jones F (1962) A double blind controlled trial of prednisolone-21-phosphate suppositories in the treatment of idiopathic proctitis. Gut 3:207–210

55. Truelove SC, Jewell DP (1974) Intensive intravenous regimen for severe attacks of ulcerative colitis. Lancet 1(7866):1067–1070

56. Bean RH (1962) The treatment of chronic ulcerative colitis with 6-mercaptopurine. Med J Aust 49(2):592–593

57. Jewell DP, Truelove SC (1974) Azathioprine in ulcerative colitis: final report on a controlled therapeutic trial. Br Med J 4(5945):627–630

58. Lichtiger S, Present DH, Kornbluth A et al (1994) Cyclosporine in severe ulcerative colitis refractory to steroid therapy. N Engl J Med 330(26):1841–1845

59. Kock NG (1969) Intra-abdominal "reservoir" in patients with permanent ileostomy. Preliminary observations on a procedure resulting in fecal "continence" in five ileostomy patients. Arch Surg 99(2):223–231

60. Hochenegg J (1900) Meine Operationserfolge bei Rectumcarcinom. Wien Klin Wochenschr 13:399–404

61. Nissen R (1933) Demonstrationen aus der operativen Chirurgie. Zunächst einige Beobachtungen aus der plastischen Chirurgie. Zentralbl Chir 60:883

62. Ravitch M, Sabiston DC Jr (1947) Anal ileostomy with preservation of the sphincter; a proposed operation in patients requiring total colectomy for benign lesions. Surg Gynecol Obstet 84(6):1095–1099

63. Goligher JC (1951) The functional results after sphincter-saving resections of the rectum. Ann R Coll Surg Engl 8(6):421–438

64. Best RR (1952) Evaluation of ileoproctostomy to avoid ileostomy in various colon lesions. J Am Med Assoc 150(7):637–642

65. Valiente MA, Bacon HE (1955) Construction of pouch using "pantaloon" technic for pull-through of ileum following total colectomy. Am J Surg 90(5):742–750

66. Parks AG, Nicholls RJ, Belliveau P (1980) Proctocolectomy with ileal reservoir and anal anastomosis. Br J Surg 67(8):533–538

67. Utsunomiya J, Iwama T, Imajo M et al (1980) Total colectomy, mucosal proctectomy, and ileoanal anastomosis. Dis Colon Rectum 23(7):459–466

68. Fazio VW, Ziv Y, Church JM et al (1995) Ileal pouch-anal anastomoses complications and function in 1005 patients. Ann Surg 222(2):120–127

69. Franchini A, Possati L (1960) La colite ulcerosa. Editrice Capitol, Bologna

70. Sands BE, Tremaine WJ, Sandborn WJ et al (2001) Infliximab in the treatment of severe, steroid-refractory ulcerative colitis: a pilot study. Inflamm Bowel Dis 7(2):83–88

71. Sandborn WJ, van Assche G, Reinisch W et al (2012) Adalimumab induces and maintains clinical remission in patients with moderate-to-severe ulcerative colitis. Gastroenterology 142(2):257–265

72. Sandborn WJ, Feagan BG, Marano C et al (2014) Subcutaneous golimumab induces clinical response and remission in patients with moderate-to-severe ulcerative colitis. Gastroenterology 146(1):85–95

73. Feagan BG, Rutgeerts P, Sands BE et al (2013) Vedolizumab as induction and maintenance therapy for ulcerative colitis. N Engl J Med 369(8):699–710

第二章　溃疡性结肠炎的临床表现和自然病程

Gilberto Poggioli, Nicola Renzi

2

2.1　引言

溃疡性结肠炎(UC)是炎症性肠病(IBD)的一种,常于成年早期开始发病,为慢性疾病,可持续终生,严重时可致残。IBD 中 55% 是 UC,其余为克罗恩病(CD)以及未分类的炎症性肠病,发达国家发病率高。UC 的临床病程较难预测,疾病复发缓解交替进行。血便是其特征性表现之一[1]。

UC 的病因尚不明确,目前观点认为基因、环境因素和肠道微生态在 UC 的发病中发挥了重要作用。近年来,随着人们对疾病的病理生理学研究逐渐增多,对导致黏膜炎症的各因素间复杂的相互作用有了更深的理解。UC 的炎症主要局限于黏膜表面。疾病常开始于直肠,随着疾病进展可扩展到整个结肠;一些患有直肠炎或左侧结肠炎的患者可能同时患有盲肠斑片状炎症。UC 的发病率和患病率在发达家较稳定,如北欧和北美,但在东欧和亚洲以及大多数发展中国家近年来呈现上涨趋势。UC 的症状可对患者的生活质量及工作效率产生严重影响,同时也与会导致结直肠癌的发生风险增加。

2.2　定义和分类

UC 是一种终生发病、慢性、可致残的炎症性疾病,病变常累及直肠和结肠,表现为连续性黏膜炎症,这种炎症与肠道感染或者使用非甾体抗炎药物无关。炎症的主要特点是浅表性溃疡,溃疡表面呈现颗粒状,并可见变形的血管形态;组织学特征包括固有层广泛的炎症细胞浸润,出现隐窝脓肿,通常无瘘管或者肉芽组织形成(CD 的典型病理表现)[3]。炎症会反复发作,呈现发病和缓解交替,经常是直肠受累,并向近端结肠连续蔓延。

未分类的炎症性肠病是一组发生率较低的炎症性疾病,在不能确定为

UC、CD 或者其他原因导致的结肠炎时可认为是未分类的炎症性肠病。临床病理学家用"中间型肠炎"来描述那些既具有 UC 的病理改变也具有 CD 的病理改变的结肠切除标本。在这种类型中,疾病的诊断需依据病史、内镜下表现、多处组织病理学和恰当的影像学表现来综合判断[4]。

内镜检查可用于明确疾病病变范围,由于仅从内镜角度有可能低估疾病范围,因此活检对于明确肠道炎症的累及范围是必需的。溃疡性直肠炎或直肠乙状结肠炎是指局限于直肠或直肠乙状结肠的炎症;左侧结肠炎是指炎症延伸至脾曲,但不超过脾曲;广泛性结肠炎是指肠道炎症向近端延伸至脾曲或累及右半结肠(全结肠炎)。一般来说,大约一半的患者患有直肠乙状结肠炎,30% 的患有左侧结肠炎,20% 的患有全结肠炎,但是有很大一部分患者局限性病变范围可扩大(向近端延伸)[4]。

结肠炎的活动度可用不同的指标来评分,但是目前尚无完全准确的方法;此外,灵活的乙状结肠镜检查和活检可用于确认和评估疾病活动,临床特征(如血便、大便次数、体温和心率)和实验室标志物(即急性期 C 反应蛋白、红细胞沉降率、血清降钙素原、白蛋白水平、粪便钙卫蛋白和乳铁蛋白)是反映疾病严重程度的标志物[5]。但应该注意,由于上述指标仅代表炎症活动性,目前尚未发现对 UC 的诊断有特异性的指标。

疾病缓解定义为大便次数小于等于3次/d,无直肠出血,内镜下黏膜正常[4]。

2.3   流行病学和危险因素

2.3.1   流行病学

近几十年来,世界范围内成人和儿童 IBD 的患病率和发病率均有所增加,其中发展中国家发病率较发达国家低。此前认为,西方国家和发展中国家在疾病的认识、基因、环境因素等方面存在差异,从而导致两个地区 IBD 患病率不同。但近年来 IBD 发病率在初级工业化的国家快速增加。同样,研究者发现,UC 的发病率在发达国家较发展中国家要高,UC 的诊断在城市地区比在农村地区更常见。其中,相比于欠发达国家,发达国家可以享受更多的医疗服务,拥有更全面的医疗记录,这些可部分解释上述流行病学的差异。

UC 在北美、北欧和澳大利亚的发病率和患病率更高,而且这些地区的 UC 发病率和患病率也存在南北差异,并且高纬度地区发病率更高[2]。

世界范围内 UC 的发病率有 9~20/(10 万人·年),来自欧洲的前瞻性队列研究发现,欧洲的发病率为 11.3~14.0/(10 万人·年)。有研究报道,世界上 IBD

发病率最高的地区为 Faroe 岛：83/（10 万人·年）（在 2010 年发病率是 31.8/（10 万人·年）；2011 年发病率是 57.9/（10 万人·年））；该结果也被之后的回顾性研究所证实。上述的高发病率在 Faroe 岛是一种新现象，但目前尚未明确其具体原因。在世界范围内，UC 的患病率从 156~291/（10 万人·年）不等，患病率在南半球和东方国家最低[2,6-8]。

UC 的发病率在不同年龄中不同，形成了发病率双峰型[9]。年龄特异性的发病高峰约为 20 岁（15~30 岁间），第二个小高峰在 50 岁左右（50~70 岁）。

2.3.2 危险因素

目前大多数研究显示 UC 的发病无明显性别差异，少数研究也显示男性发患者数稍多。在美国，男性和女性发病率相当，但白种人和德系犹太人出现炎症性肠病的风险较普通人群更高[10]。炎症性肠病家族史是最重要的一个独立危险因素，特别是一级亲属患有炎症性肠病[11]。

UC 患者常是从不吸烟者或者当时不吸烟，吸烟被认为是疾病的保护因素。荟萃分析显示相比于无吸烟者，吸烟是 UC 的疾病保护因素[12]。相比于不吸烟的患者，吸烟的 UC 患者疾病病程更轻，而停止吸烟的患者疾病活动度会增加[13]。其他发挥重要保护作用的因素有阑尾切除术病史，尽管目前关于这一因素的保护机制尚未知。阑尾切除术作为 UC 的保护因素，主要是指那些在 20 岁以前因急性阑尾炎行阑尾切除术的患者，其 UC 发病率可减少[14]。荟萃分析显示阑尾切除术可降低 69% 的 UC 发病风险[15]。母乳喂养超过 3 个月也是 UC 发病的保护因素[16]。相反，既往肠道感染或使用非甾体抗炎药物是发病或者复发的危险因素。

2.4 发病机制

关于 IBD 的发病机制仍不明确。目前认为疾病的发生是由于存在 UC 基因易感性的机体对肠道菌群出现免疫应答失调，也就是说，疾病的发生由宿主遗传和外部环境的共同作用所致。近年来，新工业化国家发病率快速增长；研究还发现，由低发病率地区人群移民至高发病率地区后，其第二代发生 IBD 的风险增加，这些均说明，外部环境因素在疾病发病中发挥重要作用。另一方面，亲属中有 IBD 患者是机体发生 IBD 的最重要的危险因素，甚至在一些种族中，有家族史的个体发生 UC 的概率较普通人群高出 3~5 倍（如德系犹太人），这说明基因在疾病发病中的重要作用。目前基因研究已经发现了一些 UC 发病的易感基因，大多数基因与人白细胞抗原（HLA）单体有关。超过 47 个易感位点已被报道与 UC 发病有关,其中包括 20 个基因位点与 CD 重叠。

正常机体内,肠道免疫系统可耐受自身菌群以及食物抗原,并能够对肠道的致病菌产生充足应答。在 UC 患者中,由于肠上皮细胞间紧密连接的调节功能受损,肠道黏蛋白亚型合成改变,肠道上皮屏障可出现损伤,从而导致肠道通透性增加,进入肠道的抗原增加[18]。肠道黏膜固有层由巨噬细胞和树突状细胞将抗原呈递给淋巴细胞(B 细胞和 T 细胞),这样可激活适应性免疫应答。在 UC 患者中,已激活和成熟的树突状细胞增加,其接受抗原刺激的能力也增加。这可改变机体对于肠道抗原的易感性和对共生细菌的免疫耐受。所以,UC 的发病是机体黏膜免疫和肠道微生物间的稳态发生失衡,导致机体对非致病共生菌产生不恰当的免疫应答[19]。

需要特别关注的是,在 UC 患者中功能失调的调节性 T 细胞和效应性 T 细胞可激活不典型的 Th2 应答,这个免疫应答过程由自然杀伤性 T 细胞介导,自然杀伤性 T 细胞可产生白介素 13,从而诱导自噬,改变紧密连接的蛋白组成,最终对上皮细胞产生细胞毒性反应[18,20]。自然杀伤性 T 细胞在患者肠道固有层中数目增加,可产生更多 Th2 细胞因子,这可再次激活自然杀伤细胞的活性,加剧组织损伤[21]。

此外,趋化因子以及促炎因子可上调黏附分子在血管内皮的表达,从而加剧炎症应答。黏附分子和趋化因子募集循环中的白细胞通过黏附和渗透方法从循环系统进入到黏膜炎症处,从而使炎症持续存在[22]。针对这些黏附分子配体的抗体(维多珠单抗)可阻止淋巴细胞募集,降低肠道炎症的严重程度。

其他重要的炎症介质有抗肿瘤坏死因子 α(TNF-α),TNF-α 在 UC 患者的血液和黏膜中表达增加[23]。抗 TNF 药物治疗在临床的有效应用也证明了这一点。

2.5　临床特点、并发症及诊断

2.5.1　临床特点

UC 的诊断应在临床表现的基础上,依赖于肠镜表现和病理表现等客观证据确诊。但上述指标均无特征性改变,因此,UC 的诊断还需要根据病史,实验室检查和内镜下病检来排除引起肠道炎症的其他原因。

UC 患者常表现为腹泻,为黏液脓血便。肠道炎症可导致肠道蠕动加剧且体积变小。其他相关的症状还有腹痛、便急、里急后重或排便失禁。UC 的发病呈渐进性,症状会在几周内进展变化。症状的严重程度由轻到重,重型 UC 常表现为大便超过 10 次每天,伴有明显腹痛和严重的肠道出血。在临床表现上,中重度患者可伴发全身性反应:常为发热、乏力或体重下降。患者也可由于继发缺铁性贫血、失血、慢性病贫血或自身免疫性溶血性贫血而出现呼吸困难和心悸。

在体格检查时,UC 患者常表现正常,尤其是疾病程度轻的患者。中重度患者可有腹部压痛、发热、低血压、心动过速和脸色苍白等改变。直肠指诊可见血迹。重度肠炎患者或者长期腹泻患者可出现营养不良、肌肉萎缩、皮下脂肪减少、外周水肿及体重下降。大多数 UC 患者发病时为轻度,仅 1/3 左右的患者表现为中重度,其中重度患者较少。

疾病活动度可使用临床疾病活动度指数来客观评估。UC 的蒙特利尔评分是其中一种评分标准,将疾病炎症程度分为轻中重三种类型[24]。该评分方法采用每日大便次数、炎症的全身性表现(或缺乏),如发热,心动过速或实验室指标的异常来反映疾病严重程度。UC 患者的疾病严重程度对临床管理很重要,可预测远期疗效,该评分方法还将疾病的病变范围考虑在内(表 2-1)。

表 2-1　UC 蒙特利尔疾病活动度评分[24]

E1	溃疡性直肠炎(局限于直肠或者直肠与乙状结肠的连接处)
E2	左侧 UC(结肠脾曲的远端)
E3	广泛性 UC 或全结肠炎(涉及脾曲的近端)
临床缓解	无症状
轻度	大便次数小于 4 次 /d(伴或不伴血便)没有全身性症状,炎性指标正常(ESR 正常)
中度	大便次数大于 4 次 /d,有轻度全身性症状
重度	大便次数超过 6 次 /d,心率大于 90 次 /min;体温大于 37.5℃;血红蛋白小于 105g/L;ESR 大于 30mm/h

ESR,红细胞沉降率(erythrocyte sedimentation rate)。

在重度 UC 中,实验室检查可表现为贫血、红细胞沉降率加快(≥30mm/h)、低白蛋白血症以及由于腹泻和脱水所致的电解质异常;如果患者存在原发性硬化性胆管炎,还可出现血清碱性磷酸酶浓度的升高。患者还可出现粪便钙卫蛋白或者乳铁蛋白的升高[5]。

2.5.2　急性并发症

UC 的急性并发症包括:中毒性巨结肠、暴发性结肠炎以及严重的消化道出血和穿孔。UC 患者可发生暴发性结肠炎,表现为每天大便次数超过 10 次、消化道持续出血、腹痛、腹胀、发热和畏食。暴发性结肠炎患者因炎症病变延伸到黏膜以外,可累及结肠的肌层,发生中毒性巨结肠的风险高,易产生严重的全身中毒症状。中毒性巨结肠的特征是结肠直径≥6cm 或盲肠直径 >9cm,

并伴发严重毒血症。UC 患者发生大量消化道出血较少见,一旦发生,需要行急诊结肠切除术。结肠穿孔最常见于中毒性巨结肠或内镜检查期间的医源性损伤,也可在 UC 首次发作时出现。穿孔导致的腹膜炎与 UC 患者的高死亡率相关,需行急诊结肠切除术。

2.5.3　诊断

　　尽管放射学在 UC 确诊中不是必需的,但当 UC 患者出现新发症状或者原有症状加重时,需行影像学检查,可预防严重并发症的发生,如中毒性巨结肠和结肠穿孔。轻中度患者腹部放射学检查结果通常无异常,但在暴发性结肠炎和重症 UC 时可见到病变近端便秘、继发于水肿的黏膜增厚及可能出现的结肠扩张。疾病较轻的 UC 患者双重对比钡剂灌肠可无异常表现(该检查项目在结肠穿孔、伴有中毒性巨结肠的肠梗阻患者中禁用)。钡剂灌肠的特征性图像为弥漫的网状改变,钡剂进入微小溃疡可形成毛刺样改变。严重 UC 患者的影像学特征为深大溃疡、结肠缩短、结肠袋消失和肠腔变窄等改变,也可出现假性息肉和丝状息肉。计算机断层扫描(CT)和磁共振成像(MR)图像可表现为明显的肠壁增厚,但需要注意,肠壁增厚并不是 UC 的特异性改变。同样,在活动性 UC 患者中,多普勒超声可出现增厚的低回声黏膜层。更严重的患者可能出现穿透性肠壁增厚。

　　内镜检查和活检是诊断、评估和随访疾病的重要工具。但需要注意,由于存在穿孔和中毒性巨结肠的风险,不应对住院的重症 UC 患者行肠镜检查;对于这类患者,可行易操作的乙状结肠镜检查,其观察范围仅限于直肠和乙状结肠末端。在内镜下获取结肠标本行活组织检查可帮助确定肠道慢性炎症、排除其他类型肠炎。回结肠镜可帮助评估末端回肠的炎症,从而确定疾病范围及严重程度。UC 的炎症通常起自直肠并向邻近部位延展,呈连续性模式,可累及部分或者全部结肠。一些患有直肠炎或左侧结肠炎的患者可伴有"盲肠病变"(阑尾口周围的局灶性炎症,与结肠其他部位病变不相邻),而直肠的病变程度受药物灌肠的影响。回肠炎症(倒灌性回肠炎)可伴有活动性右半结肠炎。不同于 CD,UC 相关的倒灌性回肠炎是弥漫性分布的。

　　除了上述必要的检查方法外,UC 诊断的确立也需要通过排除其他导致肠炎的疾病史。其他导致肠炎的相关危险因素包括:近期前往寄生虫感染区,如阿米巴病;近期因艰难梭菌感染服用抗生素,性传播疾病的相关因素(如淋病奈瑟菌和单纯疱疹病毒)。此外,动脉粥样硬化性疾病或血管病变可提示慢性缺血性肠炎。也应注意询问患者的腹部/盆部放射史和 NSAID 药物使用史,这些同样可导致肠炎发生。

　　鉴别诊断包括引起慢性腹泻的其他疾病。其中最难鉴别的疾病是 CD(当疾病涉及结肠时),与 UC 具有相同的临床表现,甚至有时肠镜表现相似,一般而言,回肠炎、节段性肠炎、肉芽肿和肛周疾病(瘘管和脓肿)可提示 CD 改变。其他表现为慢性腹泻的疾病有:感染性肠炎、放射性结肠炎、转流性结肠炎、孤立性直肠溃疡、憩室病和药物相关性结肠炎。大便培养、血清学检查和影像学检查,特别是内镜及活组织检查有助于鉴别疾病。

2

2.6 自然病程、肠外表现和恶性肿瘤

2.6.1 自然病程

UC 患者可出现持续数周到数月的便血。UC 临床病程的主要特点是复发和缓解交替进行。但有一小部分患者不能达到疾病的完全缓解,在疾病缓解期仍会出现慢性症状。总体而言,首发症状表现为直肠炎的患者预后更好,对一线药物的反应更好,而疾病范围广的患者则需要系统性治疗,结肠切除的风险更高。

决定疾病病程的最重要因素是疾病累及的范围,对药物的应答情况及发病年龄[25]。一般来说,儿童 UC 的自然病程要较成人 UC 更严重。在儿童期发病的 UC,其主要特点是诊断时疾病累及范围广(60% 患者存在广泛性结肠炎)[26],疾病扩展速度快(儿童期发病伴有直肠炎或者左半结肠炎的患者,其疾病近端扩展速度明显高于成年期发病患者)[27]。成人 UC 患者中,病变从首发部位开始扩展的速度较儿童期患者慢[28]:相比于更早发病的患者,发病晚的 UC 患者出现非激素依赖的临床缓解的可能性更大。UC 的病变部位在大多数老年时期发病的患者中趋于稳定,与此相比,近一半儿童患者中 UC 病变部位出现扩展[27,28]。疾病的病变范围是确定疾病病程的重要影响因素;疾病病程更严重的患者,疾病的病变部位更广泛。此外,病变范围是预测结肠切除和结肠癌的重要因素[29,30]。药物治疗时的黏膜愈合应答也是预测长期病程的重要因素;已有研究表明英夫利昔单抗治疗的患者出现早期的黏膜愈合,与结肠切除的风险降低、症状缓解、非激素依赖的缓解有关[31,32]。虽然 UC 患者通常疾病表现较严重,但是与一般人群相比,UC 患者的死亡风险并无增加[33]。

2.6.2 肠外表现

UC 主要累及肠道,也会有肠道外表现[34]。UC 发病初期伴发肠外表现的患者很少,但研究统计,超过 50% 的 IBD 患者在 UC 病程中会出现至少一次肠外表现。UC 的肠外表现可影响患者生活质量,硬化性胆管炎或者静脉血栓栓塞可危及生命。除了强直性脊柱炎和葡萄膜炎,大多数肠外表现与肠道疾病的活动性一致。目前硬化性胆管炎和坏疽性脓皮病的活动性与肠道疾病活动度

的关系还不明确。肠外表现中关节病和关节炎最常见,包括外周型和中央型脊柱关节炎,均属于脊柱关节病。骶髂关节炎常根据放射学检查诊断,该疾病很少进展为强直性脊柱炎;在中央型病变中,HLA-B27 常为阳性。若 UC 患者出现这些改变,需咨询风湿免疫专家确定相关治疗方案。其他不典型的肠外表现包括眼部表现(葡萄膜炎、巩膜炎、虹膜炎和结膜炎)、皮肤表现(结节性红斑和坏疽性脓皮病)和凝血功能障碍(静脉血栓栓塞),这些患者存在发生深静脉血栓的风险,因此在药物治疗和手术治疗患者中出现肺栓塞和动脉栓塞的风险高。IBD患者常会伴发肝胆系统疾病,如原发性硬化性胆管炎、脂肪肝和自身免疫性肝脏疾病。原发性硬化性胆管炎患者的临床表现常不典型,仅可通过升高的血清碱性磷酸酶浓度来确定。患者可能出现疲劳、瘙痒、发热、发冷、盗汗和右上腹疼痛。原发性硬化性胆管炎是肝癌和结肠癌的危险因素,应定期严密监测。

2.6.3 慢性并发症:恶性肿瘤

UC 的远期并发症包括肠道狭窄、肠腔结构异常和结直肠癌(CRC)。良性的狭窄常因炎症的反复发作、水肿和黏膜肿胀导致。肠道狭窄最常见的发生部位是直肠乙状结肠,可导致患者出现肠梗阻症状。UC 患者出现肠腔狭窄时,需考虑恶性肿瘤的可能。因此伴有肠腔狭窄的 UC 患者,需行肠镜检查,并对病变部位取活检标本行病理检查明确诊断。持续存在梗阻症状或者不能完全排除恶性肿瘤的情况下,可行手术治疗。

UC 患者发生 CRC 的风险较普通人群高;在所有 IBD 患者中 UC 患者发生 CRC 的风险是 1.7%[35]。病变范围和病程是并发 CRC 最重要的危险因素。全结肠炎患者发生 CRC 的风险较直肠炎和直肠乙状结肠炎患者高,且与病程无关。其他与 CRC 发病风险增高有关的因素包括内镜及组织学中炎症的严重程度、出现肠道变形、有散发性 CRC 家族史、炎症后假性息肉及伴发原发性硬化性胆管炎[36]。

UC 相关的 CRC 患者更年轻。这些患者出现多发性肿瘤病变的可能性更大,在组织学上浅表型病变、侵袭性病变、黏液或印戒细胞组织型的比例更高[37,38]。所有 UC 患者应该坚持肠镜检查及肠道病变部位的治疗。虽然全直肠结肠切除术可降低了 CRC 发生风险,但是恶性肿瘤和 / 或新生息肉仍然可以在肛门过渡区发生。

参考文献

1. Latella G, Papi C (2012) Crucial steps in the natural history of inflammatory bowel disease.

World J Gastroenterol 18(29):3790–3799

2. Burisch J, Pedersen N, Čuković-Čavka S et al (2914) East-West gradient in the incidence of inflammatory bowel disease in Europe: the ECCO-EpiCom inception cohort. Gut 63(4):588–597

3. Farmer RG, Easley KA, Rankin GB (1993) Clinical patterns, natural history, and progression of ulcerative colitis: a long-term follow-up of 1116 patients. Dig Dis Sci 38(6): 1137–1146

4. Magro F, Gionchetti P, Eliakim R et al; European Crohn's and Colitis Organisation [ECCO] (2017) Third European evidence-based consensus on diagnosis and management of ulcerative colitis. Part 1: definitions, diagnosis, extra-intestinal manifestations, pregnancy, cancer surveillance, surgery, and ileo-anal pouch disorders. J Crohns Colitis 11(6):649–670

5. Sands BE (2015) Biomarkers of inflammation in inflammatory bowel disease. Gastroenterology 149(5):1275–1285

6. Loftus EV Jr, Silverstein MD, Sandborn WJ et al (2000) Ulcerative colitis in Olmsted County, Minnesota, 1940-1993: incidence, prevalence, and survival. Gut 46(3):336–343

7. Vegh Z, Burisch J, Pedersen N et al (2014) Incidence and initial disease course of inflammatory bowel diseases in 2011 in Europe and Australia: results of the 2011 ECCO-EpiCom inception cohort. J Crohns Colitis 8(11):1506–1515

8. Hammer T, Nielsen KR, Munkholm P et al (2016) The Faroese IBD Study: incidence of inflammatory bowel diseases across 54 years of population–based data. J Crohns Colitis 10(8):934–942

9. Loftus EV Jr, Sandborn WJ (2002) Epidemiology of inflammatory bowel disease. Gastroenterol Clin North Am 31(1):1–20

10. Birkenfeld S, Zvidi I, Hazazi R, Niv Y (2009) The prevalence of ulcerative colitis in Israel: a twenty-year survey. J Clin Gastroenterol 43(8):743–746

11. Orholm M, Munkholm P, Langholz E et al (1991) Familial occurrence of inflammatory bowel disease. N Engl J Med 324(2):84–88

12. Mahid SS, Minor KS, Soto RE et al (2006) Smoking and inflammatory bowel disease: a meta-analysis. Mayo Clin Proc 81(11):1462–1471

13. Beaugerie L, Massot N, Carbonnel F et al (2001) Impact of cessation of smoking on the course of ulcerative colitis. Am J Gastroenterol 96(7):2113–2116

14. Andersson RE, Olaison G, Tysk C, Ekbom A (2001) Appendectomy and protection against ulcerative colitis. N Engl J Med 344(11):808–814

15. Koutroubakis IE, Vlachonikolis IG (2000) Appendectomy and the development of ulcerative colitis: results of a meta-analysis of published case-control studies. Am J Gastroenterol 95(1):171–176

16. Klement E, Cohen RV, Boxman J et al (2004) Breastfeeding and risk of inflammatory bowel disease: a systematic review with meta-analysis. Am J Clin Nutr 80(5):1342–1352

17. Anderson CA, Boucher G, Lees CW et al (2011) Meta-analysis identifies 29 additional ulcerative colitis risk loci, increasing the number of confirmed associations to 47. Nat Genet 43(3):246–252

18. Heller F, Florian P, Bojarski C et al (2005) Interleukin-13 is the key effector Th2 cytokine in ulcerative colitis that affects epithelial tight junctions, apoptosis, and cell restitution. Gastroenterology 129(2):550–564

19. Frank DN, Robertson CE, Hamm CM et al (2011) Disease phenotype and genotype are associated with shifts in intestinal-associated microbiota in inflammatory bowel diseases. Inflamm Bowel Dis 17(1):179–184

20. Heller F, Fromm A, Gitter AH et al (2008) Epithelial apoptosis is a prominent feature of the epithelial barrier disturbance in intestinal inflammation: effect of pro-inflammatory interleukin-13 on epithelial cell function. Mucosal Immunol 1(Suppl 1):S58–S61

21. Steel AW, Mela CM, Lindsay JO et al (2011) Increased proportion of CD16(+) NK cells in

the colonic lamina propria of inflammatory bowel disease patients, but not after azathioprine treatment. Aliment Pharmacol Ther 33(1):115–126

22. Briskin M, Winsor-Hines D, Shyjan A et al (1997) Human mucosal addressin cell adhesion molecule-1 is preferentially expressed in intestinal tract and associated lymphoid tissue. Am J Pathol 151(1):97–110

23. Masuda H, Iwai S, Tanaka T, Hayakawa S (1995) Expression of IL-8, TNF-alpha and IFN-gamma m-RNA in ulcerative colitis, particularly in patients with inactive phase. J Clin Lab Immunol 46(3):111–123

24. Silverberg MS, Satsangi J, Ahmad T et al (2005) Toward an integrated clinical, molecular and serological classification of inflammatory bowel disease: Report of a Working Party of the 2005 Montreal World Congress of Gastroenterology. Can J Gastroenterol 19(Suppl A):5A –36A

25. Duricova D, Burisch J, Jess T et al; ECCO-EpiCom (2014) Age-related differences in presentation and course of inflammatory bowel disease: an update on the population-based literature. J Crohns Colitis 8(11):1351–1361

26. Gower-Rousseau C, Dauchet L, Vernier-Massouille G et al (2009) The natural history of pe-diatric ulcerative colitis: a population-based cohort study. Am J Gastroenterol 104(8):2080–2088

27. Langholz E, Munkholm P, Krasilnikoff PA, Binder V (1997) Inflammatory bowel diseases with onset in childhood. Clinical features, morbidity, and mortality in a regional cohort. Scand J Gastroenterol 32(2):139–147

28. Magro F, Rodrigues A, Vieira AI et al (2012) Review of the disease course among adult ulcerative colitis population-based longitudinal cohorts. Inflamm Bowel Dis 18(3):573–583

29. Hoie O, Wolters FL, Riis L et al; European Collaborative Study Group of Inflammatory Bowel Disease (2007) Low colectomy rates in ulcerative colitis in an unselected European cohort followed for 10 years. Gastroenterology 132(2):507–515

30. Jess T, Loftus EV Jr, Velayos FS et al (2006) Risk of intestinal cancer in inflammatory bowel disease: a population-based study from Olmsted county, Minnesota. Gastroenterology 130(4):1039–1046

31. Reinisch W, Sandborn WJ, Rutgeerts P et al (2012) Long-term infliximab maintenance therapy for ulcerative colitis: the ACT-1 and ACT-2 extension studies. Inflamm Bowel Dis 18(2):201–211

32. Rutgeers P, Sandborn WJ, Feagan BG et al (2005) Infliximab for induction and maintenance therapy for ulcerative colitis. N Engl J Med 353(23):2462–2476

33. Jess T, Gamborg M, Munkholm P, Sørensen TI (2007) Overall and cause-specific mortality in ulcerative colitis: meta-analysis of population-based inception cohort studies. Am J Gastroenterol 102(3):609–617

34. Harbord M, Annese V, Vavricka SR et al; European Crohn's and Colitis Organisation [ECCO] (2016) ECCO Guideline/Consensus Paper. The First European Evidence-based Consensus on Extra-intestinal Manifestations in Inflammatory Bowel Disease. J Crohns Colitis 10(3):239–254

35. Lutgens MW, van Oijen MG, van der Heijden GJ et al (2013) Declining risk of colorectal cancer in inflammatory bowel disease: an updated meta-analysis of population-based cohort studies. Inflamm Bowel Dis 19(4):789–799

36. Annese V, Beaugerie L, Egan L et al; European Crohn's and Colitis Organisation [ECCO] (2015) European Evidence-based Consensus: Inflammatory Bowel Disease and Malignan-cies. J Crohns Colitis 9(11):945–965

37. Watanabe T, Konishi T, Kishimoto J et al (2011) Ulcerative colitis-associated colorectal cancer shows a poorer survival than sporadic colorectal cancer: a nationwide Japanese study. Inflamm Bowel Dis 17(3):802–808

38. Hrabe JE, Byrn JC, Button AM et al (2014) A matched case-control study of IBD-associated colorectal cancer: IBD portends worse outcome. J Surg Oncol 109(2):117–121

第三章 影像学技术在溃疡性结肠炎诊断中的作用

Carla Serra, Chiara Praticò, Alberta Cappelli

3.1 引言

UC 的诊断是基于内镜、病理活检、影像学和生化指标的综合结果。

内镜结合病理活检是目前评估 UC 活动度和病变范围的金标准,也对监测 UC 相关性结肠癌起着重要的作用。当疾病复发时,重新利用内镜评估病情很有必要,可以通过内镜判断是糖皮质激素依赖型 UC,难治性 UC 还是需要手术切除的 UC[1]。然而,重度 UC 或出现肠腔狭窄的 UC 患者并不适合做传统的内镜检查。此外,患者常常会因清肠和肠镜操作过程中的不适而拒绝行肠镜检查,特别是年轻患者或者儿童患者。因此,许多研究探讨了评估急性期和慢性期 UC 患者病情的检查方法。

经腹超声和磁共振(magnetic resonance imaging,MRI)对评估克罗恩病(Crohn disease,CD)的活动度和严重程度有着较高的准确性,然而它们对 UC 的准确性目前尚不清楚。此外,计算机断层扫描(computed tomography,CT)对静止期和活动期结肠炎症的鉴别价值目前尚不明确[2]。以上这些影像学检查技术是对内镜评估疾病活动度的很好补充,然而无论是现有的指南还是在临床的实践中,解决影像学异常并非 UC 患者治疗的终点。影像学技术在诊断 UC 并发症中的作用应该更加重要,例如当疑诊患者为中毒性巨结肠时应该考虑腹部平片检查,当疑诊患者有结肠狭窄时应考虑腹部 CT 检查[1]。UC 的肠外并发症,如原发性硬化性胆管炎、肠系膜血栓形成、肾结石、胆石症和骶髂关节炎,它们的诊断也通常需要 CT 检查。此外,影像学技术在判断小肠有无受累和排除 CD 等方面也起着关键作用。

3.2　腹部平片

3.2.1　临床场景

当患者出现急性的结肠膨胀时,需要考虑行腹部平片检查。然而腹部平片并不能判断 UC 患者的疾病活动度,因此腹部平片无法对 UC 的病情进行评估。

3.2.2　影像学表现

对于急性重度结肠炎的患者,首先需要利用腹部平片评估患者有无并发急危重症 - 中毒性巨结肠。中毒性巨结肠是全身中毒症状的一种表现,可通过 Jalan 等制订的标准进行诊断,如发热、心动过速、脱水、意识改变、低血压、中性粒细胞增多症、电解质紊乱,有结肠膨胀的影像学表现,横结肠中段肠腔直径 >5.5cm (图 3-1)。中毒性的结肠膨胀主要是由于结肠的急性透壁性炎症,多见于横结肠,特别是仰卧位时的前部结肠。除了肠壁膨胀外,肠皱褶可能水肿,使肠壁显示出结节样的轮廓[3-5]。其他影像学表现,如小肠气体增多,小肠或胃扩张,黏膜岛(溃疡黏膜之间的正常结肠黏膜)、结肠扩张和深部溃疡都预示着患者对药物治疗的反应性差以及可能并发中毒性巨结肠[2]。

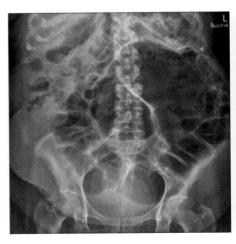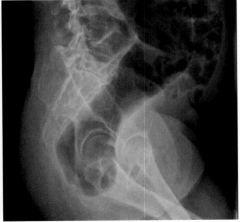

图 3-1　UC 合并中毒性巨结肠表现为前后和侧仰卧位的结肠异常扩张

3.3 超声

3.3.1 临床场景

超声检查是一种无创、无放射性且耐受性良好的检查方法,其检查结果的准确性很大程度依赖操作者的技术。在专业领域里肠道超声是评估炎症性肠病(inflammatory bowel disease,IBD)患者的首选检查方法。大量的研究已经探讨了超声在评估小肠受累的 CD 患者的活动度和病变范围的作用,特别是回肠末端,超声对发现狭窄性和穿孔性病变(瘘管、脓肿)有较高的准确性。对于结肠病变,肠道超声可以较准确地评估 CD 和 UC 的炎症程度,最近的 ECCO 指南已经将肠道超声联合内镜作为诊断结肠 IBD 的重要检查方法[2,6]。然而,肠道超声对评估结肠炎症的准确性主要取决于病变部位,比如超声对乙状结肠/降结肠的灵敏度很高,而对直肠的灵敏度很低,因为腹部超声直接检查直肠难度很高[7-9]。内镜很容易评估 UC 累及的肠管范围,尽管在评估 UC 病情方面超声并不能替代内镜,但是肠道超声可以减少随访过程中的内镜检查次数。

3.3.2 超声检查前的准备

为了减少肠腔气体,通常建议患者在超声检查前至少禁食 6h,常规超声检查并不需要患者服用清肠药[10]。超声扫描的位置包括上腹和下腹的左右两个象限。利用低频凸形传感器(1~6MHz)评估应结合高频线性阵列探头(10~18MHz)完成,以提高空间分辨率并可评估肠壁厚度、层次和肠腔的直径[11]。

3.3.3 影像学表现

UC 通常累及直肠及其近端结肠,其结肠病变往往是连续性的。因此,UC 的病变多位于左髂窝和下腹部,而全结肠炎则可累及整段结肠。局部治疗后可出现直肠病变好转。10%~25% 的 UC 患者会出现"倒灌性回肠炎",即结肠内容物反流入小肠,引起末端回肠的炎症[12]。UC 并发的"倒灌性回肠炎"与 CD 并发的回肠炎不同,后者预示着肠道广泛的溃疡和狭窄。

超声可以显示肠壁的病理改变。受累的结肠肠段在超声下表现不对称,局部肠壁增厚(≥3mm),并且蠕动也会相对减少(图 3-2 和图 3-3)。肠壁增厚的厚度取决于疾病活动度,活动期的肠壁比缓解期的肠壁要厚一些。由于 UC 的炎症主要累及黏膜层和黏膜下层,因此 UC 多不会表现出肠壁分层,而 CD 则会出现固有层消失的表现(图 3-4)[13,14]。重度活动性 UC 在低回声的模式

3

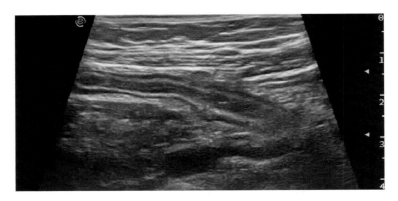

图 3-2　UC 的超声下表现。轻度左半结肠炎患者的降结肠纵切面。增强回声的模式下可见肠壁增厚,结肠袋消失,蠕动相对减少

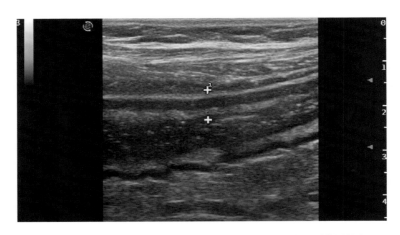

图 3-3　UC 患者的超声下表现:肠壁的连续性和非对称性增厚

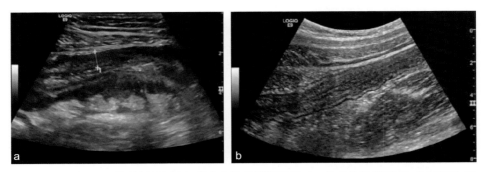

图 3-4　CD 和 UC 不同的超声学表现:(a)活动期降结肠 CD 表现为肠壁增厚、分层消失和肠壁瘘管形成(针尖状的低回声起自肠壁,并向增厚的肠系膜延伸)。(b)中度活动性左半结肠 UC 表现为肠壁的低回声模式,肠壁增厚和分层,皱襞消失使肠腔呈管状

下有时可出现分层消失、黏膜肿胀、黏膜下层水肿。UC 多次复发之后,缓解期和轻度活动期的患者,结肠肠壁在超声下表现为黏膜下层的高回声,由于黏膜下层脂肪堆积会出现固有层的低回声(图 3-5)[15]。肠壁有时会塌陷,超声下无法清楚显示肠腔,或者褶皱的黏膜和溃疡之间残留的气体可产生外部无明显低回声区的多发回声灶[16]。在早期的 UC 患者,每 3~5cm 处的肠壁可能会出现褶皱,在超声下表现为无回声区,可能由于炎症和水肿导致肠壁增厚(图 3-6)。由于 UC 是一种慢性疾病,褶皱会消失,结肠逐渐出现管样狭窄(图 3-7)[17]。

3

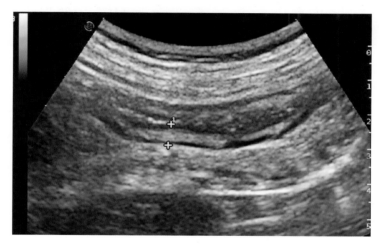

图 3-5　慢性活动性 UC 的超声学表现为肠壁轻度增厚,黏膜下层强回声,而黏膜内层和固有层肌层低回声

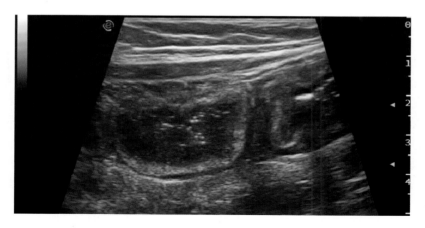

图 3-6　UC 的超声下表现。中度活动性全结肠 UC 的升结肠,皱襞增厚,肠壁分层强化

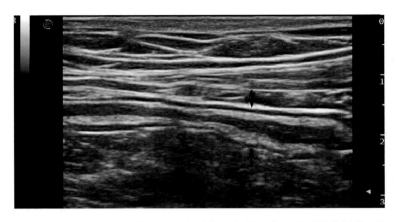

图 3-7　慢性活动性左半 UC,超声学表现为结肠袋消失呈管状结构,黏膜下层脂肪堆积呈现强回声(箭头所示)

彩色多普勒超声可以为 UC 疾病活动度的评估提供额外的信息。对于活动性 UC,多普勒彩超可以发现肠壁内部的血管信号,如血管增多[18-20]。活动性 UC 患者的平均血流量和肠系膜下动脉的收缩期及舒张末期平均峰值均高于非活动性 UC 患者[21]。

3.3.4　评分系统

尽管超声取决于操作者的熟练程度,其效果不能均一化,但 Parente 等人提出了一种可以评估重度 UC 短期治疗效果和预测患者 15 个月内治疗结局的超声评分系统。这种超声评分系统主要是基于肠壁的厚度和多能量多普勒所发现的内部的血流分级[8,19]。一项关于儿童 UC 患者的研究探讨了肠道超声对于评价 UC 程度和活动度的有效性,发现超声评分系统与临床和内镜下疾病活动度显著正相关[22]。

此外,Limberg 等研究表明内镜下表现和水结肠超声所发现的结肠病变严重程度存在很好的相关性,然而这些发现却很难得到重复。水结肠超声是将生理盐水逆行灌入结肠,再行经腹超声检查,这比传统的腹部超声检查可以发现更多肠壁和肠腔的具体表现[23,24]。Girlich 等提出增强对比超声(contrast-enhanced ultrasound,CEUS)和特定的定量化软件可以对超声学特征进行定量分析,他们利用这种方法评估了 UC 的组织学炎症程度并且得出比较理想的结果[25]。

在经腹超声全面应用于 UC 患者的治疗管理之前,以上这些典型的超声学特征还需进一步加以验证。

3.4　CT

3.4.1　临床场景

计算机断层扫描小肠成像（computed tomography enterography，CTE）和结肠成像技术（仿真结肠镜）都是通过静脉注射造影剂使肠壁强化进而评估肠壁的特征。CTE 有着很高的空间和瞬间分辨率，尤其对于小肠壁、肠腔和肠间组织的分辨率。尽管近年来 CT 技术的迅速发展使得辐射的剂量大为降低，但 CT 检查仍然存在射线辐射。

小肠 CD 是 CTE 的检查指征，它可以评估病变的具体部位、疾病活动度、炎症程度和纤维狭窄性并发症。而对于 UC，CTE 或者仿真结肠镜仅适用于肠腔狭窄不能通过结肠镜或者其他严重并发症而禁止做结肠镜的患者。CTE 也用于累及小肠的 CD 鉴别诊断，或者用于中间型结肠炎的诊断[1,2,26,27]。

当腹部平片不足以确诊中毒性巨结肠时（如服用大剂量糖皮质激素患者出现无症状的肠穿孔），可以选择无口服造影剂的 CT 进行确诊[28,29]。CTE 也可用于监测那些需要急诊手术处理的并发症（穿孔、脓肿、栓塞和缺血）[2]。

3.4.2　检查前的准备

患者在行 CT 检查前需要禁食 4h，中性的肠道造影剂也需分成多份备用。肠道造影剂（低对比度钡溶液、山梨醇、聚乙二醇电解质溶液、甲基纤维素溶液或水）使管腔充分扩张，在此期间，CT 可以获得肠壁的清晰图像并可视化，使得炎性肠段和肿块易于显像。CTE 检查不需要使用抑制胃肠动力的药物，如高血糖素或丁四醇胺等，因为 CT 采集图像的速度很快。目前，CT 扫描整个腹部和盆腔的时间不超过 20s，这取决于 CT 的参数。

除了应用肠道造影剂，通过静脉途径输注的静脉碘造影剂也可以使肠道显像。

3.4.3　影像学表现

与结直肠 CD 的 CT 表现一样，UC 肠道炎症最明显的 CT 表现是结肠壁增厚，常常伴有肠壁强化。UC 的炎症是从直肠连续性向近端延伸，而 CD 的炎症表现为间断性。结肠的系膜缘和对系膜缘肠壁受累程度相同（图 3-8）。当 UC 累及盲肠时可出现回盲瓣的轻度炎症，即倒灌性回肠炎，表现为回盲瓣的扩张，末段回肠壁轻度非对称性强化（图 3-9）[30]。UC 患者比 CD 患者更易出现黏膜下脂肪沉积，尤其是直肠部位，直肠壁增厚可导致肠腔狭窄。CT 也常常可以发现直肠周围纤维脂肪增生和骶前间隙的扩大（图 3-10）[31]。

3

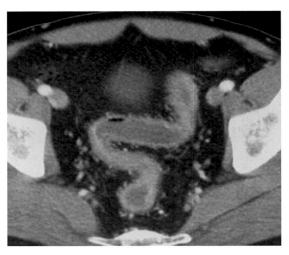

图 3-8　活动性 UC 的轴向增强 CT 表现为乙状结肠的增厚和高度强化

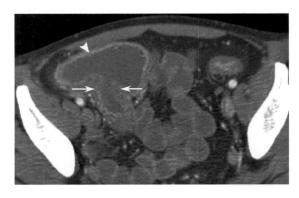

图 3-9　CTE。轴向对比增强 CT 成像可见倒灌性回肠炎：附壁扩张性回盲瓣（箭头）以及盲肠壁的高度强化（箭头）

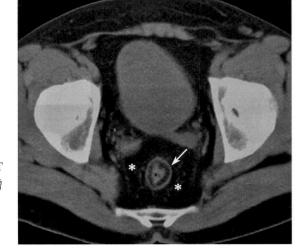

图 3-10　活动性 UC 的轴向 CT 表现为直肠周围纤维脂肪增生增厚和骶前间隙扩大（星号）

由于炎症迁延不愈,会出现结肠袋消失,结肠变短呈管状。结肠缩短的具体机制目前尚不明确,可能与黏膜肌层变薄和松弛,管腔变窄和肠腔狭窄,褶皱消失有关联[32]。假性息肉的出现(如炎症后息肉)是慢性炎症的辅助标记,表现为结肠息肉样充盈缺损,在对比增强序列上通常会强化(图 3-11)[33]。

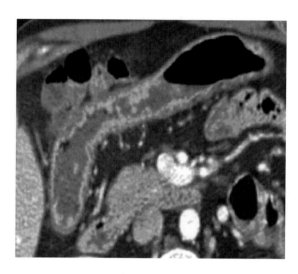

图 3-11 慢性活动性 UC 轴向位的增强对比 CT 表现为管状的结肠内可见假性息肉

中毒性巨结肠的 X 线表现为横结肠的扩张,褶皱水肿、变形或消失。积气预示着肠道的缺血以及坏死,由于中毒性巨结肠的最主要的并发症是肠道穿孔,而腹部 CT 或平片发现肠腔外气体即可确诊[34]。

3.4.4 评分系统

评价 CT 在判断 UC 疾病活动度方面准确性的研究较少,仅有的少量研究发现 CT 与内镜下结肠炎症存在中度的相关性(总体的敏感度为 74%)[35,36]。总而言之,目前关于 CT 或 CTE 的研究并不能表明他们在 UC 患者的临床管理中起着重要的诊断作用,结肠镜仍是诊断和评估 UC 的参考标准[1,37]。

3.5 磁共振

3.5.1 临床场景

与 CT 类似,磁共振(magnetic resonance imaging,MRI)是结肠镜的一种补充检查方式,用于评估 CD 病变范围,排除累及小肠的其他疾病[38,39]。此外,

MRI 不仅对评估小肠病变（MRE）的准确性较高,而且对评估结肠 CD 和 UC 的疾病活动度也有较高的灵敏度,特别是中重度 IBD 患者[40-42]。

与 CT 相比,MRI 检查小肠、结肠最主要缺点是时间较长,这一缺点降低了瞬时和空间分辨率,使得 MRI 在胃肠道方面的应用有所受限。而另一方面, MRI 较 CT 有更高的对比分辨率,最重要的一点是 MRI 完全无辐射。此外,研究者们开发了众多评估 MRI 判断 UC 和 CD 患者肠道疾病活动度和严重程度的客观评分体系[41-42]。

3.5.2　准备

患者在行肠道 MRI 检查之前需要空腹 4h 或者禁食一整晚。对于结肠的 MRI 检查,尽管有些研究认为弥散加权 MRI 不需要清肠,但通常还是需要和普通肠镜检查一样使用清肠剂。

每位患者行 MRI 检查的方案需要根据 MRI 的品牌及其场强进行个体化制订。大多数的患者是联合应用包括 T1、T2 加权序列,对比增强梯度回波序列和稳态自由进动序列的几种序列。近年来,弥散加权序列也逐渐被加入了 IBD 患者的 MRI 检查方案之中[41-43]。

结肠 MRI 检查通常需要仰卧位,而小肠 MRI 检查则需要患者采用俯卧位和仰卧位两种体位。结肠 MRI 检查是肠道 MRI 检查的一部分,除了口服造影剂进行小肠的 MRI 成像之外,还需要直肠灌肠以使结肠扩张并显像。通过从肛门置入一根柔性导管,输注 1.5~2.5L 的温水进行灌肠。温水灌肠可扩张肠腔,并排空部分肠腔的气体,使得肠壁更易显影。根据对肠腔信号强度的不同影响,肠道造影剂可分为阳性、阴性或双相造影剂。双相造影剂（即不可吸收的等渗溶液,如聚乙烯乙二醇、甘露醇或甲基纤维素）是最常用的造影剂。水是一种双相造影剂,就像其他的双相造影剂一样,在不同的序列中可发出不同的信号（T1 加权成像中的低信号强度和 T2 加权成像的高信号强度）。MRI 检查前可使用抑制胃肠蠕动的药物（如丁苯溴代海洛因）以尽量减少蠕动伪影,并增强结肠扩张的耐受性。钆特灵是目前常用的一种静脉注射的顺磁性钆类 MRI 造影剂[30]。

3.5.3　影像学表现

直肠和乙状结肠是 UC 最常累及的部位,并且病变向近端延伸。"倒灌性回肠炎"较少见,只发生在全结肠炎的患者。UC 的 CT 表现为肠壁均匀的增厚,平均厚度为 7~8mm,重度 UC 患者肠壁的厚度可超过 10mm（图 3-12）。UC 患者肠壁通常会出现分层的现象。结肠壁的外形通常规则平整,这与 CD 不规则的结肠外形相反（图 3-13）。在 CD 患者中,MRI 通常可以发现结肠壁血管充

3

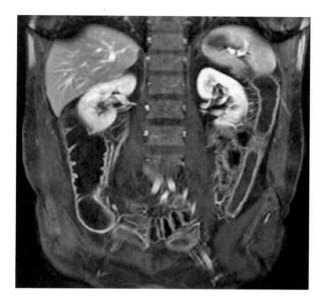

图 3-12　MRI 肠道成像。活动性 UC 的冠状位对比增强 T1 加权成像可发现肠壁增厚和降结肠的高度强化

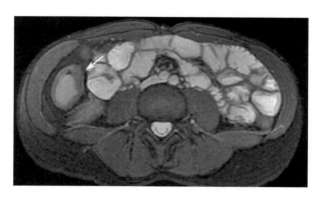

图 3-13　MRI 肠道成像。UC 患者的横断面 T2 加权成像可发现降结肠肠壁增厚

血（即所谓的"木梳征"）和黏膜高度强化，某些重度 CD 的结肠周围积液。长病程的患者由于黏膜肌层的增生肥厚，MRI 可表现为肠壁增厚，褶皱消失，肠腔狭窄呈管状（图 3-14 和图 3-15）。MRI 也能检测出直肠周围的肠系膜脂肪增生[44]。

3.5.4　评分系统

　　几项研究均表明，MRI 是评估 UC 活动度的很好方式，尤其是弥散加权成像模式对评估 UC 疾病活动度的敏感性（58.8%~68%）高于 CD（31.6%~40%）。此外，MRI 对评估中重度 UC 患者的准确性高于轻度的 UC 患者[41,45-49]。

　　目前已经开发出了两种评估 UC 患者结肠炎症的评分系统。第一种是简

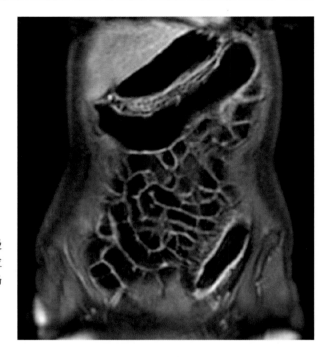

图 3-14　MRI 肠道成像。慢性活动性 UC 患者的冠状位 T1 加权成像可发现乙状结肠管状化以及横结肠扩张

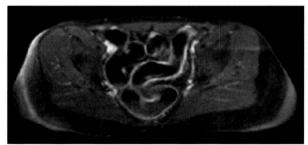

图 3-15　MRI 肠道成像。慢性活动性 UC 患者的横断面 T1 加权对比增强成像可发现乙状结肠管状化

化的结肠 MR 成像指数（MRC-S），基于口服造影剂、结肠壁水肿、肠道淋巴结肿大和木梳征等几个指标，评分指数与内镜吻合度很高。此外，当这个评分指数 ≥1 时，诊断活动性 UC 的灵敏度为 87%，特异度为 88%[42]。另外一种评分系统是基于 MRI 弥散加权的成像模式，不需要肠道准备。Oussalah 等研究表明 MR-S>1 时，诊断活动性 UC 的灵敏度为 89%，特异度为 86%。当与内镜评估肠道炎症的结果相比时，MR-S 评分指数对判断结肠炎症的准确性更高，而且对 UC 结肠炎症的诊断率显著高于 CD[41]。

　　以上结果表明结肠 MRI 检查在评估 UC 疾病活动度方面可以替代结肠镜检查，尤其是对于那些已经诊断明确而且有结肠镜检查禁忌证的 UC 患者。

MRI 检查除了上述的固有局限性(如可获得性、检查时间和费用等)之外,将来仍需大量的研究探讨 MRI 成像是否随着治疗方式的改变而变化。因此,目前的结肠镜仍然是 UC 患者管理的重要参考标准。

参考文献

1. Magro F, Gionchetti P, Eliakim R et al; European Crohn's and Colitis Organisation [ECCO] (2017) Third European evidence-based consensus on diagnosis and management of ulcerative colitis. Part 1: Definitions, diagnosis, extra-intestinal manifestations, pregnancy, cancer surveillance, surgery, and ileo-anal pouch disorders. J Crohns Colitis 11(6):649–670

2. Panes J, Bouhnik Y, Reinisch W et al (2013) Imaging techniques for assessment of inflammatory bowel disease: joint ECCO and ESGAR evidence-based consensus guidelines. J Crohns Colitis 7(7):556–585

3. Jalan KN, Sircus W, Card WI et al (1969) An experience of ulcerative colitis. I. Toxic dilation in 55 cases. Gastroenterology 57(1):68–82

4. Benchimol EI, Turner D, Mann EH et al (2008) Toxic megacolon in children with inflammatory bowel disease: clinical and radiographic characteristics. Am J Gastroenterol 103(6):1524–1531

5. Norland CC, Kirsner JB (1969) Toxic dilatation of colon (toxic megacolon): etiology, treatment and prognosis in 42 patients. Medicine (Baltimore) 48(3):229–250

6. Pascu M, Roznowski AB, Müller HP et al (2004) Clinical relevance of transabdominal ultrasonography and magnetic resonance imaging in patients with inflammatory bowel disease of the terminal ileum and large bowel. Inflamm Bowel Dis 10(4):373–382

7. Parente F, Greco S, Molteni M et al (2003) Role of early ultrasound in detecting inflammatory intestinal disorders and identifying their anatomical location within the bowel. Aliment Pharmacol Ther 18(10):1009–1016

8. Parente F, Molteni M, Marino B et al (2010) Are colonoscopy and bowel ultrasound useful for assessing response to short-term therapy and predicting disease outcome of moderate-to-severe forms of ulcerative colitis? A prospective study. Am J Gastroenterol 105(5):1150–1157

9. Maconi G, Ardizzone S, Parente F, Bianchi Porro G (1999) Ultrasonography in the evaluation of extension, activity, and follow-up of ulcerative colitis. Scand J Gastroenterol 34(11):1103–1107

10. Pinto PN, Chojniak R, Cohen MP et al (2011) Comparison of three types of preparations for abdominal sonography. J Clin Ultrasound 39(4):203–208

11. Nylund K, Maconi G, Hollerweger A et al (2017) EFSUMB Recommendations and guidelines for gastrointestinal ultrasound. Ultraschall Med 38(3):e1–e15

12. Eisenberg RL (1996) Gastrointestinal radiology: a pattern approach. Lippincott-Raven, Philadelphia

13. Strobel D, Goertz RS, Bernatik T (2011) Diagnostics in inflammatory bowel disease: ultrasound. World J Gastroenterol 17(27):3192–3197

14. Faure C, Belarbi N, Mougenot JF et al (1997) Ultrasonographic assessment of inflammatory bowel disease in children: comparison with ileocolonoscopy. J Pediatr 130(1):147–151

15. Dietrich CF (2009) Significance of abdominal ultrasound in inflammatory bowel disease. Dig Dis 27(4):482–493

16. Khaw KT, Yeoman LJ, Saverymuttu SH et al (1991) Ultrasonic patterns in inflammatory

bowel disease. Clin Radiol 43(3):171–175

17. Bartram CI, Thomson JPS, Price AB (1983) Radiology in inflammatory bowel disease. Marcel Dekker, New York

18. Heyne R, Rickes S, Bock P et al (2002) Non-invasive evaluation of activity in inflammatory bowel disease by power Doppler sonography. Z Gastroenterol 40(3):171–175

19. Parente F, Molteni M, Marino B et al (2009) Bowel ultrasound and mucosal healing in ulcerative colitis. Dig Dis 27(3):285–290

20. Parente F, Marino B, Ardizzoia A et al (2011) Impact of a population-based colorectal cancer screening program on local health services demand in Italy: a 7-year survey in a northern province. Am J Gastroenterol 106(11):1986–1993

21. Siğirci A, Baysal T, Kutlu R et al (2001) Doppler sonography of the inferior and superior mesenteric arteries in ulcerative colitis. J Clin Ultrasound 29(3):130–139

22. Civitelli F, Di Nardo G, Oliva S et al (2014) Ultrasonography of the colon in pediatric ulcerative colitis: a prospective, blind, comparative study with colonoscopy. J Pediatr 165(1):78–84

23. Limberg B, Osswald B (1994) Diagnosis and differential diagnosis of ulcerative colitis and Crohn's disease by hydrocolonic sonography. Am J Gastroenterol 89(7):1051–1057

24. Bru C, Sans M, Defelitto MM et al (2001) Hydrocolonic sonography for evaluating inflammatory bowel disease. AJR Am J Roentgenol 177(1):99–105

25. Girlich C, Schacherer D, Jung EM et al (2012) Comparison between quantitative assessment of bowel wall vascularization by contrast-enhanced ultrasound and results of histopathological scoring in ulcerative colitis. Int J Colorectal Dis 27(2):193–198

26. Deepak P, Bruining DH (2014) Radiographical evaluation of ulcerative colitis. Gastroenterol Rep (Oxf) 2(3):169–177

27. Neri E, Halligan S, Hellström M et al; ESGAR CT Colonography Working Group (2013) The second ESGAR consensus statement on CT colonography. Eur Radiol 23(3):720–729

28. Moulin V, Dellon P, Laurent O et al (2011) Toxic megacolon in patients with severe acute colitis: computed tomographic features. Clin Imaging 35(6):431–436

29. Imbriaco M, Balthazar EJ (2001) Toxic megacolon: role of CT in evaluation and detection of complications. Clin Imaging 25(5):349–354

30. Baumgart DC (ed) (2017) Crohn's disease and ulcerative colitis. From epidemiology and immunobiology to a rational diagnostic and therapeutic approach. Springer, Switzerland

31. Krestin GP, Beyer D, Steinbrich W (1986) Computed tomography in the differential diagnosis of the enlarged retrorectal space. Gastrointest Radiol 11(4):364–369

32. Gore RM (1992) Colonic contour changes in chronic ulcerative colitis: reappraisal of some old concepts. AJR Am J Roentgenol 158(1):59–61

33. Laghi A, Rengo M, Graser A, Iafrate F (2013) Current status on performance of CT colonography and clinical indications. Eur J Radiol 82(8):1192–1200

34. Kirsner JB (ed) (2000) Inflammatory bowel disease. WB Saunders Company, Philadelphia London Toronto Sydney

35. Johnson KT, Hara AK, Johnson CD (2009) Evaluation of colitis: usefulness of CT enterography technique. Emerg Radiol 16(4):277–282

36. Fletcher JC, Fidler JL, Bruining DH, Huprich JE (2011) New concepts in intestinal imaging for inflammatory bowel diseases. Gastroenterology 140(6):1795–1806

37. Yarur AJ, Mandalia AB, Dauer RM et al (2014) Predictive factors for clinically actionable computed tomography findings in inflammatory bowel disease patients seen in the emergency department with acute gastrointestinal symptoms. J Crohns Colitis 8(6):504–512

38. Horsthuis K, Bipat S, Bennink RJ, Stoker J (2008) Inflammatory bowel disease diagnosed with US, MR, scintigraphy, and CT: meta-analysis of prospective studies. Radiology 247(1):64–79

39. Panes J, Jairath V, Levesque BG (2017) Advances in use of endoscopy, radiology, and biomarkers to monitor inflammatory bowel diseases. Gastroenterology 152(2):362–373

40. Maccioni F, Colaiacomo MC, Parlanti S (2005) Ulcerative colitis: value of MR imaging. Abdom Imaging 30(5):584–592

41. Oussalah A, Laurent V, Bruot O et al (2010) Diffusion-weighted magnetic resonance without bowel preparation for detecting colonic inflammation in inflammatory bowel disease. Gut 59(8):1056–1065

42. Ordás I, Rimola J, García-Bosch O et al (2013) Diagnostic accuracy of magnetic resonance colonography for the evaluation of disease activity and severity in ulcerative colitis: a prospective study. Gut 62(11):1566–1572

43. Panes J, Bouzas R, Chaparro M et al (2011) Systematic review: the use of ultrasonography, computed tomography and magnetic resonance imaging for the diagnosis, assessment of activity and abdominal complications of Crohn's disease. Aliment Pharmacol Ther 34(2):125–145

44. Rimola J, Ordás I (2014) MR colonography in inflammatory bowel disease. Magn Reson Imaging Clin N Am 22(1):23–33

45. Schreyer AG, Gölder S, Scheibl K et al (2005) Dark lumen magnetic resonance enteroclysis in combination with MRI colonography for whole bowel assessment in patients with Crohn's disease: first clinical experience. Inflamm Bowel Dis 11(4):388–394

46. Ajaj WM, Lauenstein TC, Pelster G et al (2005) Magnetic resonance colonography for the detection of inflammatory diseases of the large bowel: quantifying the inflammatory activity. Gut 54(2):257–263

47. Langhorst J, Kühle CA, Ajaj W et al (2007) MR colonography without bowel purgation for the assessment of inflammatory bowel diseases: diagnostic accuracy and patient acceptance. Inflamm Bowel Dis 13(8):1001–1008

48. Paolantonio P, Ferrari R, Vecchietti F et al (2009) Current status of MR imaging in the evaluation of IBD in a pediatric population of patients. Eur J Radiol 69(3):418–424

49. Horsthuis K, de Ridder L, Smets AM et al (2010) Magnetic resonance enterography for suspected inflammatory bowel disease in a pediatric population. J Pediatr Gastroenterol Nutr 51(5):603–609

3

第四章 内镜在溃疡性结肠炎诊断中的作用

Gilberto Poggioli, Massimo P. Di Simone, Laura Vittori

4

4.1 引言

内镜对 UC 的确诊至关重要,对评估病变的程度及活动度,判断治疗的有效性和监测异型增生与癌变也起着重要的作用[1-3]。此外,内镜对术后随访和术后并发症的管理非常重要[4-5]。

4.2 诊断

4.2.1 UC 的内镜下特征

回结肠镜在诊断和评估肠道炎症程度方面要优于乙状结肠镜。回结肠镜可以清晰显示直肠、结肠、末端回肠的肠腔内情况,并且对病变组织可以随时取活检。临床医师在对 UC 患者进行一些治疗之前,须常规进行回结肠镜的检查。对于糖皮质激素依赖型的急性重度结肠炎患者,我们建议使用柔性的乙状结肠镜进行检查,以避免并发症的发生[3,5]。

UC 的内镜下改变始于近肛门直肠连接处,并以连续、融合和同心圆的方式向近端延伸。UC 内镜下的改变可以仅限于直肠(直肠炎),影响左半结肠(远端或左半结肠炎)或延伸至结肠脾曲以上,甚至影响横结肠或盲肠和升结肠(全结肠炎)。UC 患者的肠道炎症区域与正常部位界限清晰,而且病变可以骤然出现,尤其是远端型 UC[1,2]。

UC 肠道黏膜的早期病变主要是红斑、血管充血和血管形态消失。内镜下可见质脆的黏膜有轻微破损。随着炎症的逐步进展,小溃疡逐渐发展为大溃疡。这个疾病阶段往往会出现大量的渗出和大出血。此外,对于病程较长的患者,可以出现黏膜桥或息肉样病变(如假性息肉或炎性息肉)。在疾病的缓解期,可以出现正常的黏膜。但是对于那些经常复发的患者,可出现结肠肠腔的狭窄,褶皱消失,黏膜萎缩[1,3,5]。

4.2.2　UC 不连续性的炎症

- 直肠豁免和盲肠斑片接受局部或全身治疗的成年患者可出现直肠豁免或仅斑片状的病变。应用局部灌肠的患者最易出现直肠豁免的情况。儿童患者在治疗前也可出现肉眼可见和显微镜下的直肠无受累。左半结肠炎的患者易出现“盲肠斑片”,即盲肠斑片状的炎症。当新发的结肠炎患者出现肉眼可见和组织学的直肠不受累或盲肠的斑片时,除了完善回结肠镜检查外,还需评估小肠病变以鉴别 UC 和 CD[3,5]。
- 阑尾跳跃性病变 75% 的 UC 患者可出现阑尾跳跃性病变。这类患者对药物的反应性较好,但是在回肠储袋 - 肛管吻合术后易出现储袋炎[3]。
- 倒灌性回肠炎 20% 的全结肠炎型患者可出现镜下或组织学的炎症从盲肠连续地向末端回肠延伸现象,这类患者疾病呈难治性的可能性很大[3]。

4.2.3　黏膜活检

在黏膜活检的过程中,多点活检很有必要,有助于诊断 UC 并且排除其他类型的结肠炎。最新的欧洲克罗恩和结肠炎组织(European Crohn and Colitis Organisation,ECCO)指南推荐多点活检应该取材于 6 处肠段的组织(回肠末端、升结肠、横结肠、降结肠、乙状结肠和直肠)。多点活检要求每一处肠段至少取两处组织,其中也包括内镜下正常的肠段[3,5]。

4.2.4　鉴别诊断

- **克罗恩病**　鉴别 CD 和 UC 对 IBD 的药物治疗、手术方案的选择、肿瘤的监测和预后的判断有着重要的意义。在没有结肠外病变时,UC 或 CD 均缺乏特异性的内镜下表现。深部、星状、线状或丝状溃疡、多发性阿弗他溃疡和黏膜鹅卵石等内镜下表现可能更加倾向于 CD 的诊断,特别是内镜下发现大体病理和组织病理下定义的“跳跃性病变”。此外,回肠炎、肛周病变或可见的瘘管的发生均提示 CD 的可能性较大[1,3]。
- **缺血性结肠炎**　缺血性结肠炎的病变往往是分段的,通常累及结肠脾曲和降结肠,而直肠往往不受累及。缺血的黏膜和正常黏膜之间界限清晰。缺血性结肠炎的内镜下表现为点状出血、纵向溃疡、水肿和蓝黑色的气泡[1,3]。
- **憩室病相关节段性结肠炎**　憩室病相关节段性结肠炎(segmental colitis associated with diverticulosis,SCAD)越来越多地被视为一种具有特征性临床表现和病理特点的疾病。SCAD 的炎症仅仅累及乙状结肠,通常表现为直肠出血。

近年来的研究表明 SCAD 的发生率在 0.3%~2% 之间[3]。

- **放射性直肠炎** 放射性直肠炎有时很容易与 UC 相混淆,然而发病之前有前列腺癌或膀胱癌的放疗史,尽管放疗与发病间隔较久,但放疗史这一点确实有助于放射性直肠炎的诊断[1,3]。

- **药物所致结肠炎** 非甾体抗炎药、金制剂、甲基多巴和青霉胺有时可以引起弥漫性结肠炎[1,3]。

- **感染性肠炎** 1/3 因黏液血便而疑诊为 IBD 的患者为感染性肠炎。部分 IBD 患者合并细菌感染使得与感染性肠炎的鉴别更为困难。黄色渗出物、管腔黏膜和明显的黏膜红斑等内镜下表现均有助于感染性肠炎的诊断。沙门菌属、志贺菌属或弯曲杆菌属等引起的肠炎,其内镜特征与 UC 相似,而耶尔森菌属或巨细胞病毒引起肠炎的内镜下表现则与 CD 类似。在大多数情况下,病史、临床表现、血清学检测和大便培养均有助于鉴别感染性肠炎和 IBD[1,3]。有时病菌的重叠感染,如艰难梭状芽孢杆菌或巨细胞病毒的感染,使得鉴别诊断更为困难。虽然感染性肠炎缺乏特征性的表现,但一些内镜表现可以提示感染性肠炎,确诊需适当的病原学检查[3]。

4.2.5 UC 内镜下分型(病变范围和严重程度)

推荐使用基于病变范围的分类方法对 UC 进行分型。病变范围影响治疗方案的选择(口服还是局部给药)和预后的判断,因为广泛型的 UC 和结肠切除之间存在密切的相关性。此外,这种分型对决定和开始癌变随访监测的频率至关重要[2,6]。

临床常用基于病变范围的蒙特利尔分型:
- E1= 直肠炎(炎症的近端位于直肠乙状结肠交界处的远端)
- E2= 左半结肠炎(炎症到达结肠脾曲远端,引起远端结肠炎)
- E3= 广泛型结肠炎(炎症累及结肠脾曲近端,引起全结肠炎)

4.2.6 UC 的评分系统

各种量表通过临床参数和内镜下指标对 UC 的疾病活动度进行评估。评分量表的研发是为了全面评估患者对药物的治疗反应。尽管至 1960 年以来已经开发出了几种不同的评分系统,但是它们的临床实用性尚不清楚[2,8]。

1964 年 Baron 等提出了用于评估疾病活动度的 4 分(0~3)简易量表,这种量表主要基于黏膜出血严重程度,而非有无溃疡表现:

1. 正常黏膜
2. 轻度活动度,异常黏膜,但未见黏膜出血
3. 重度活动度,黏膜易脆,内镜下易出血

4. 重度活动度,自发性黏膜出血

在随访的过程中,Baron 评分≤1 定义为内镜下缓解,但这种量表的实用性并未正式验证过[9]。

Mayo 评分是一种公认的评估 UC 疾病活动度的临床量表,主要包括四个变量:大便次数,直肠出血,内科医生的总体评估和内镜下表现。Schroeder 等[10]在 1987 年提出了内镜下评分量表,即 eMayo 评分。内镜下评分量表包括黏膜红斑、血管型、易脆性、糜烂、溃疡和出血 5 项指标。炎症的严重程度基于 4 分的量表(0~3):

1. 正常

2. 红斑(血管型减少和轻度的黏膜易脆性)

3. 显著性的红斑(血管型消失,黏膜易脆性和糜烂)

4. 溃疡和自发性出血

eMayo 评分因计算简便而广泛用于临床试验中评估治疗的效果,即是否达到了内镜下缓解。黏膜愈合被定义为亚得分在 0~1 或者某一单项评分为 0 分。

目前只有 UC 严重程度内镜下指数(ulcerative colitis endoscopic index of severity,UCEIS)和 UC 严重程度结肠镜指数(ulcerative colitis colonoscopic index of severity,UCCIS)的临床适用性得到了充分验证。

UCEIS 是一种新型的内镜下评分系统,它将内镜下表现分为 3~4 个等级:①血管型;②出血;③糜烂 / 溃疡[11,12]。这个量表排除了黏膜易脆性,它将黏膜炎症程度划分为 3~11 分(更改版的为 0~8 分):

1. 血管型[正常(1),斑片状闭塞(2)或闭塞(3)]

2. 出血[无出血(1),黏膜出血(2),管腔轻度出血(3),管腔中或重度出血(4)]

3. 糜烂或溃疡[无糜烂或溃疡(1),糜烂(2)浅表溃疡(3)或深溃疡(4)]

研究发现 UCEIS 可以很准确地评估疾病活动度,因为它与急性重度 UC 的结局密切相关[13,14]。

UCCIS 是一种评估内镜下疾病严重程度的量表,主要包括四个变量:血管型、颗粒型、易脆性和溃疡。总的得分需要将每一项分别带入下列的公式[15]:

$$UCCIS=3.1 \times 血管型(每一肠段的总分)$$
$$+3.6 \times 颗粒型(每一肠段的总分)$$
$$+3.5 \times 溃疡(每一肠段的总分)$$
$$+2.5 \times 出血 / 易脆性(每一肠段的总分)$$

以上这些内镜下评分量表可以评估炎症的严重程度,但是评估不了病变范围,而病变范围对预后的判断和治疗方案的选择至关重要。最近的一项研究提出了全结肠改良的 Mayo 评分(panMayo),它同时可以评估 UC 病变的严重程度和病变范围。panMayo 主要计算 5 个结肠段的 eMayo 评分,当 eMayo 评分≥2,炎症常数(inflammatory constant,IC)将会乘以 3,总分将会在 0~45 分之间波动,这样可以更好地鉴别活动性和非活动性病变。一些研究者也发现了 UCEIS 和 Mayo 评分、临床表现以及实验室检查结果之间存在相关性[16,17]。

对于 UC 的患者,医生建议间断性评估患者的疾病分期,以明确疾病活动度或者是否达到了内镜下缓解。"黏膜愈合"是判断预后良好的一个重要指标。"黏膜愈合"定义从浅红斑、颗粒型和 / 或易脆性到更多具体的定义间变化:正常肠黏膜,未见溃疡(内镜下和显微镜下),乙状结肠镜下无黏膜易脆性的评分为 0。目前对于重新分级评估间隔的时间尚无统一规定,通常建议在疾病复发期,出现激素依赖型 UC 或者难治性 UC 或者需要考虑手术切除的时候进行[2,5]。

4

4.3　随访监测

目前的主流观点认为 UC 与结直肠癌(colorectal cancer,CRC)的发生密切相关。文献报道病程长达 10 年的 UC 患者癌变的风险在 0.2%~2% 之间,而病程长达 30 年的 UC 患者癌变风险在 3.1%~18%[18,19]。近年来,UC 恶变为 CRC 的发生率有降低的趋势,一项研究发现 10 年病程的 UC 癌变率为 0.1%,20 年病程的 UC 癌变率为 3%,30 年病程的 UC 癌变率为 7%,这些都得益于随访监测策略的不断完善,有效抗炎药物的应用,维持治疗或肠切除术的有效性[20,21]。

UC 癌变的风险取决于病程,结肠炎的病变范围,严重程度。8~10 年病程的 UC 患者并发结直肠癌的风险显著增加,尤其是那些广泛型结肠炎的患者[22-24]。原发性硬化性胆管炎(primary sclerosing cholangitis,PSC)、结直肠癌家族史和炎症后息肉被视为结直肠癌发生的其他危险因素[25-26]。

内镜可以在随访监测的过程中早期发现异型增生或 CRC,这样可降低 CRC 的发生率和死亡率[3-5]。对 IBD 患者、回肠储袋肛管吻合术后患者和未分型的结肠炎患者进行 CRC 的监测很有必要。UC 患者应该在确诊后的 8 年行第一次肠镜监测,但也需要根据患者个体的危险因素进行分层管理。对于那些并发 PSC、既往监测发现异型增生、广泛型结肠炎、活动性重度 UC 或并发肠腔狭窄的患者,他们内镜监测随访应该在确诊一年以后开始。尤其是并发 PSC 的 UC 患者,其内镜监测随访的频率应为每年一次。对于那些有中度危险因素的 UC 患者,如左半结肠炎,轻中度炎症,炎症后息肉或一级亲属中有 50 岁以下发生 CRC 者,需要每 2 或 3 年进行一次内镜监测随访。低危险因素或无危险因素的 UC 患者应该每 5 年进行一次内镜监测随访[27-29]。在疾病的缓解期也需要进行内镜的监测随访,并且建议患者作好高质量的肠道准备。

随访监测的主要技术是利用亚甲蓝或靛蓝胭脂红染色的色素内镜进行靶向活检,或者在白光内镜下每 10cm 进行随机象限活检[30,31]。目前这些可以评估黏膜炎症和异型增生检查的新型内镜技术(放大内镜、染色内镜、显微内镜和细胞内镜)正处于临床试验阶段,尚无证据表明它们可以应用于临床实践[32-34]。Subramanian 等研究发现高清肠镜可在 IBD 患者的随访监测中有效地检测出异型增生性病变[35]。然而,最近的一项荟萃分析表明色素内镜在异型增生性病变的检出率方面仍然高于白光内镜,甚至高于高清肠镜。然而,窄带成像(narrow band imaging,NBI)内镜在异型增生性病变的检出率方面,与色素内镜和白光内镜并无差异[36]。NBI 是一种基于滤光片增强黏膜和血管对比度的光学染色内视镜技术(图 4-1)。

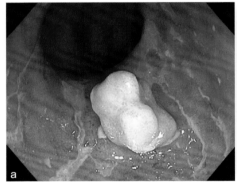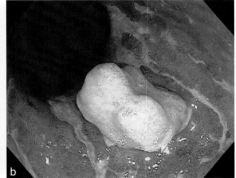

图 4-1　长病程 UC 患者直肠的炎性息肉:(a)白光内镜,(b)高清 NBI 内镜

2017 年 ECCO 发布了关于 UC 癌变随访监测的指南[5]。SCENIC 国际共识指出,要摒弃增生相关性病变或肿块、腺瘤样、非腺瘤样和扁平型病变等术语[37]。根据 Paris 分类法,增生应该分为息肉样、非息肉样或肉眼不可见的三种类型(图 4-2)。不管发育不良的程度如何,肉眼可见的界限清晰的息肉都应该在内镜下被切除,并且还需要对其邻近的正常黏膜取活检[5]。如果在异型增生病变部位的邻近组织未发现非典型增生,通常建议对患者进行持续的随访监测。因为这种患者发生其他部位异型增生的风险会增加 10 倍左右,所以对他们进行密切的内镜随访(通常是 3~6 个月)很有必要[38]。如果病变的部位及其邻近组织都发生了异型增生,通常建议这样的患者行全结肠切除术。

相反,非息肉样增生性病变的患者通常需要行全结肠切除术。因为非息肉样增生性病变与非同期或同期的结直肠癌和多灶性增生性病变的发生密切

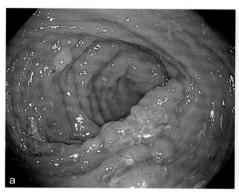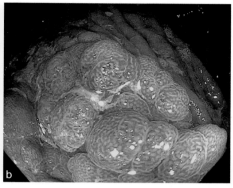

图 4-2　结肠肝曲可见一较大无蒂低级别增生的息肉（Paris I 型）组织病理学分析：(a)高清白光内镜；(b)NBI 内镜

相关[39]。随机活检漏诊镜下增生性病变的风险难以估计。基于此，我们建议在 IBD 的转诊中心对患者进行多次的内镜检查。如果第二次内镜发现了增生性病变，应该准确地对患者病变的增生级别进行判断。特别是对于高级别上皮内瘤变的患者，他们需要接受全结肠切除的外科手术治疗[40]。

　　对于那些术后想恢复正常生活质量的患者而言，结肠切除术可能比随访监测的方法要更加有效和经济[41]。最近，荷兰的一项全国性的队列研究报道了 IBD 患者合并低级别上皮内瘤变后并发晚期肿瘤的风险[42]。IBD 患者合并低级别上皮内瘤变 15 年后并发晚期肿瘤的累积发生率为 21.9%，而 20 年后的累积发生率为 29.9%。因此，对于低级别上皮内瘤变的患者，结肠切除术不失为一种不错的选择。如果患者拒绝行手术切除治疗，那么医生应该建议患者 3 个月之内多次行内镜检查，并进行随机活检。此外，这类患者还需要每年都进行内镜随访监测[3]。

　　准确地随访对保持 IBD 患者积极的生活期望至关重要[43]。

4.4　术后评估

4.4.1　回肠储袋内镜检查

　　回肠储袋 - 肛管吻合术（ileal pouch-anal anastomosis，IPAA）是肠切除后恢复肠道连续性的一种重要手术方式，并且可以恢复一定的肠道功能。内镜在监测疾病术后状态中起着重要的作用[5,44,45]。

医生应该仔细检查 IPAA 的各个部分(吻合口、封套口、储袋体、J 点顶端、输入襻和回肠造口吻合部位)。在 IPAA 的三期手术中,建议在第二期和第三期手术之间进行储袋内镜的检查,以确认储袋与肛管吻合口的正常愈合。储袋内镜的检查通常在直肠切除并重建后的 2 个月内进行。回肠造口闭合后内镜随访监测很有必要,它可以判断储袋功能、储袋黏膜愈合情况和诊断并发症。如果发生了并发症,内镜可以进行治疗,而且研究表明内镜下治疗对并发症也是安全有效的,允许绝大部分的患者保留储袋[46]。

4.4.2　手术相关的并发症

导致储袋失用的最主要原因是储袋漏和狭窄,其他的并发症包括出血和缺血。

4.4.2.1　储袋瘘

储袋瘘经常发生在 IPAA 的早期,瘘口最常发生在储袋 - 肛管吻合口和 J 点顶端[44]。

在做保护性造口的患者中,IPAA 储袋瘘的发生率为 4%,没做保护性造口者储袋瘘发生率可高达 15%。储袋瘘的发生可能与骶前存在腔隙有关,也可能与女性的储袋阴道瘘有关。当患者出现吻合口瘘等并发症时,需要排除其他的病因,比如缺血性损伤、隐窝腺脓肿和未确诊的 CD[4,5]。仔细的储袋内镜检查可以发现环状的储袋-直肠吻合口缺损。然而,为了详细地描述瘘管及其深度、骶前腔,并确定治疗的方案,对患者进行增强的储袋造影和盆腔 MRI 很有必要[44]。

内镜可用于积液引流,积液可能就在瘘口的附近,内镜还能使用夹闭系统关闭瘘口,或通过内镜 - 海绵负压吸引装置(贝朗医疗有限公司,德国)引流积液,促进小瘘口愈合。2008 年 Weidenhagen 研发了一种用于治疗直肠切除术后并发吻合口瘘和骶前脓肿的方法,即内镜 - 海绵装置[47]。它是一种多孔的聚氨酯海绵(连接到负压吸引瓶以维持恒定的负压),通过内镜将其放置于骶前腔。通过每周更换两次内镜 - 海绵装置,并调整海绵大小,使脓腔逐渐回缩至消失。基于这种成功的经验,Gardenbroek 等提出了通过内镜 - 海绵装置引流积液后早期手术闭合漏口治疗 IPAA 术后吻合口漏[48]。这种方式治疗的 15 例患者均在 48 天(25~103 天)后实现了吻合口漏的闭合,而传统疗法组只有 52% 的患者实现了吻合口漏的闭合(回肠袢式造口和骶前腔的间断引流)。

我们医院最近也引进并研究了这种引流装置。我们对 8 例 IPAA 术后发生吻合口漏的患者进行了负压吸引辅助疗法(图 4-3)。8 例患者漏口从开始放置负压吸引装置到完全愈合的平均时间为 60 天(24~90 天)[49]。

对于储袋 J 点漏的临床管理,Kochhar 和 Shen 等研发出了 OTSC 的内镜系统(Over-The-Scope Clipping,Ovesco Endoscopy USA,Cary,NC),这种新型的内

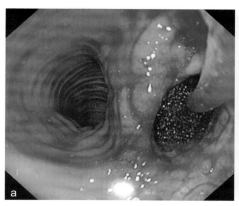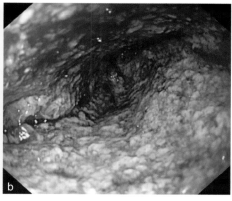

图 4-3　储袋 - 肛管吻合口漏。吻合口的缝隙之间放置内镜 - 海绵负压吸引装置（a）。拔除引流装置之后，肠腔未见漏液，表面被覆肉芽组织（b）

镜夹可以用来治疗非静脉曲张引起的消化道出血，消化道瘘和食管穿孔。在12 例罹患上述疾病的患者中，8 例（66.66%）患者用 OTSC 治疗成功，避免了外科手术[50]。

4.4.4.2　储袋窦道

储袋窦道是原发性吻合口漏的一种典型迟发型表现。储袋窦道最常发生的部位是储袋 - 肛管吻合口部，多位于骶前间隙。

内镜下治疗主要包括对感染的表浅储袋窦道间断地切开引流，以促进感染的愈合和漏的闭合[44]。然而，这种相对保守的疗法可能需要 12 个月左右的时间，才能彻底使储袋窦道愈合。在一些情况下，对储袋窦注射纤维蛋白胶可能会缩短愈合的时间[51]。

此外，近年来有学者提出利用内镜针刀疗法治疗单纯表浅（深度小于 5cm）的骶前窦。在一项临床研究中，65 例患者使用了内镜针刀疗法，部分患者未行保护性转流造口术，其中 84.6% 的单纯浅窦的患者已经完全或部分治愈[52,53]。

储袋阴道瘘是 IPAA 术后引起患者不适的最主要原因，可增加患者的并发症罹患率，并且导致储袋失用。储袋阴道瘘的诊断主要基于临床症状，但是内镜和影像学检查有助于排除鉴别诊断和指导治疗[54,55]。

4.4.2.3　储袋狭窄

IPAA 术后最常见的并发症之一是储袋狭窄，研究报道其发生率为 10%~17%[44]。储袋狭窄的最常见的部位是吻合口、储袋体部、输入襻及回肠造口的近端。在临床上区分医源性狭窄和漏诊的 CD 很重要。CD 患者肠道狭窄通常不会累及吻合口或其他吻合部位，而且其他的病变特征往往很明显（如节段性溃疡、结节和渗出）。

吻合口狭窄类型主要为自限性的网状狭窄,手指扩张术,糖皮质激素注射或条状扩张术均可很好地治疗这种狭窄[56-60]。

内镜可以治疗对充气扩张不敏感的长条状纤维性狭窄。85例原发性或继发性狭窄的IBD患者在内镜下实施了针刀狭窄切开术,其中只有13例(15.3%)的患者需要行手术治疗。这些IBD患者一共接受了272次内镜下针刀狭窄切开术,只有10例(3.7%)患者发生了不良反应(9例消化道出血和1例穿孔)[61]。

4.4.3　炎症性并发症

TPC+IPAA的远期炎性并发症主要包括储袋炎、"封套炎"、储袋近端回肠炎、储袋易激综合征和CD储袋形成,储袋失功的发生率为3.5%~15%[4,5,62,63]。

4.4.3.1　储袋炎

储袋炎是IPAA术后最常见的远期并发症之一。

储袋炎的内镜下表现为红斑、水肿,颗粒形成、质脆、自发性或接触性出血、糜烂和溃疡[5]。储袋炎不是病因单一的一种疾病。原发性或特发性储袋炎的病因不明确(菌群失调和黏膜免疫改变),而继发性储袋炎的病因相对比较明确,包括感染(如艰难梭杆菌、巨细胞病毒)、缺血、非甾体抗炎药、自身免疫相关性感染或CD。尤其是缺血性储袋炎的发生可能与储袋的外科重建有关,包括IPAA术中远端回肠的血供中断或肠系膜的破坏。缺血性储袋炎的黏膜受损通常是非对称性(如输入襻、储袋体或储袋体远端/缝合部受累)[64]。内镜和组织学评估有助于诊断储袋炎和排除其他疾病。

研究者开发了两种评分系统:储袋炎疾病活动指数和储袋炎活动评分。这两种评分系统(联合临床表现、内镜下表现和组织学特征)被用来诊断储袋炎和评估疾病严重程度[65,66]。

4.4.3.2　封套炎

封套炎是指残留直肠的炎症,常见于器械吻合时没做直肠黏膜剥除的IPAA手术患者。采用吻合器手术时,可能在储袋肛管吻合口和齿状线之间保留1~2cm的直肠黏膜环。直肠黏膜环发生炎症的风险很高,对这种患者监测异型增生很有必要[5]。

4.4.3.3　储袋前回肠炎

外科手术治疗的UC患者发生储袋输入襻的急性或慢性炎症并不是很常见。储袋镜下可见易脆的肠黏膜,颗粒型和溃疡,50%的患者可见需要扩张术处理的狭窄[67]。

4.4.4　肿瘤性并发症

最近发表的一项荟萃分析表明结直肠切除术后并发CRC的发生风险低

于 3%,接受 IPAA 手术患者并发 CRC 的风险低于 1%[68]。最近一项来自全国队列的研究表明接受 IPAA 手术治疗的 UC 患者并发 CRC 的风险为 0.12%[69]。

4

参考文献

1. Panagiotakopoulos D, Panos M (2006) Endoscopy in inflammatory bowel disease. Ann Gastroenterol 19(1):42–54
2. Dignass A, Eliakim R, Magro F et al (2012) Second European evidence-based consensus on the diagnosis and management of ulcerative colitis part 1: definitions and diagnosis. J Crohns Colitis 2012 6(10):965–990
3. Annese V, Daperno M, Rutter MD et al; European Crohn's and Colitis Organisation (2013) European evidence-based consensus for endoscopy in inflammatory bowel disease. J Crohns Colitis 7(12):982–1018
4. American Society for Gastrointestinal Endoscopy Standards of Practice Committee, Shergill AK, Lightdale JR, Bruining DH et al (2015) The role of endoscopy in inflammatory bowel disease. Gastrointest Endosc 81(5):1101–1121
5. Magro F, Gionchetti G, Eliakim R et al; European Crohn's and Colitis Organisation [ECCO] (2017) Third European evidence-based consensus on diagnosis and management of ulcerative colitis. Part 1: definitions, diagnosis, extra-intestinal manifestations, pregnancy, cancer surveillance, surgery, and ileo-anal pouch disorders. J Crohns Colitis 11(6):649–670
6. D'Haens G, Sandborn WJ, Feagan BG et al (2007) A review of activity indices and efficacy end points for clinical trials of medical therapy in adults with ulcerative colitis. Gastroenterology 132(2):763–786
7. Satsangi J, Silverberg MS, Vermeire S, Colombel JF (2006) The Montreal classification of inflammatory bowel disease: controversies, consensus, and implications. Gut 55(6):749–753
8. Mohammed Vashist N, Samaan M, Mosli MH et al (2018) Endoscopic scoring indices for evaluation of disease activity in ulcerative colitis. Cochrane Database Syst Rev 2009(1): CD011450
9. Baron JH, Connell AM, Lennard-Jones JE (1964) Variation between observers in describing mucosal appearances in proctocolitis. Br Med J 1(5375):89–92
10. Schroeder KW, Tremaine WJ, Ilstrup DM (1987) Coated oral 5-aminosalicylic acid therapy for mildly to moderately active ulcerative colitis. A randomized study. N Engl J Med 317(26):1625–1629
11. Travis SP, Schnell D, Krzeski P et al (2012) Developing an instrument to assess the endoscopic severity of ulcerative colitis: the Ulcerative Colitis Endoscopic Index of Severity (UCEIS). Gut 61(4):535–542
12. Travis SP, Schnell D, Feagan BG et al (2015) The impact of clinical information on the assessment of endoscopic activity: characteristics of the Ulcerative Colitis Endoscopic Index of Severity [UCEIS]. J Crohns Colitis 9(8):607–616
13. Ikeya K, Hanai H, Sugimoto K et al (2016) The Ulcerative Colitis Endoscopic Index of Severity more accurately reflects clinical outcomes and long-term prognosis than the Mayo Endoscopic Score. J Crohns Colitis 10(3):286–295
14. Arai M, Naganuma M, Sugimoto S et al (2016) The Ulcerative Colitis Endoscopic Index of Severity is useful to predict medium-to-long-term prognosis in ulcerative colitis patients with clinical remission. J Crohns Colitis 10(11):1303–1309
15. Samuel S, Bruining DH, Loftus EV Jr et al (2013) Validation of the Ulcerative Colitis

Colonoscopic Index of Severity and its correlation with disease activity measures. Clin Gastroenterol Hepatol 11(1):49–54

16. Lobatón T, Bessissow T, De Hertogh G et al (2015) The Modified Mayo Endoscopic Score (MMES): a new index for the assessment of extension and severity of endoscopic activity in ulcerative colitis patients. J Crohns Colitis 9(10):846–852

17. Bálint A, Farkas K, Szepes Z et al (2018) How disease extent can be included in the endoscopic activity index of ulcerative colitis: the panMayo score, a promising scoring system. BMC Gastroenterol 18(1):7

18. Eaden JA, Abrams KR, Mayberry JF (2001) The risk of colorectal cancer in ulcerative colitis: a meta-analysis. Gut 48(4):526–535

19. Kiran RP, Khoury W, Church JM et al (2010) Colorectal cancer complicating inflammatory bowel disease: similarities and differences between Crohn's and ulcerative colitis based on three decades of experience. Ann Surg 252(2):330–335

20. Jess T, Horváth-Puhó E, Fallingborg J et al (2013) Cancer risk in inflammatory bowel disease according to patient phenotype and treatment: a Danish population-based cohort study. Am J Gastroenterol 108(12):1869–1876

21. Choi CH, Rutter MD, Askari A et al (2015) Forty-year analysis of colonoscopic surveillance program for neoplasia in ulcerative colitis: an updated overview. Am J Gastroenterol 110(7):1022–1034

22. Winther KV, Jess T, Langholz E et al (2004) Long-term risk of cancer in ulcerative colitis: a population-based cohort study from Copenhagen County. Clin Gastroenterol Hepatol 2(12):1088–1095

23. Lutgens MW, Vleggaar FP, Schipper ME et al (2008) High frequency of early colorectal cancer in inflammatory bowel disease. Gut 57(9):1246–1251

24. Beaugerie L, Svrcek M, Seksik P et al; CESAME Study Group (2013) Risk of colorectal high-grade dysplasia and cancer in a prospective observational cohort of patients with inflammatory bowel disease. Gastroenterology 145(1):166–175

25. Bergeron V, Vienne A, Sokol H et al (2010) Risk factors for neoplasia in inflammatory bowel disease patients with pancolitis. Am J Gastroenterol 105(11):2405–2411

26. Jørgensen KK, Lindström L, Cvancarova M et al (2012) Colorectal neoplasia in patients with primary sclerosing cholangitis undergoing liver transplantation: a Nordic multicenter study. Scand J Gastroenterol 47(8–9):1021–1029

27. Befrits R, Ljung T, Jaramillo E, Rubio C (2002) Low-grade dysplasia in extensive, long-standing inflammatory bowel disease: a follow-up study. Dis Colon Rectum 45(5):615–620

28. Soetikno RM, Lin OS, Heidenreich PA et al (2002) Increased risk of colorectal neoplasia in patients with primary sclerosing cholangitis and ulcerative colitis: a meta-analysis. Gastrointest Endosc 56(1):48–54

29. Jess T, Loftus EV Jr, Velayos FS et al (2006) Incidence and prognosis of colorectal dysplasia in inflammatory bowel disease: a population-based study from Olmsted County, Minnesota. Inflamm Bowel Dis 12(8):669–676

30. Hlavaty T, Huorka M, Koller T et al (2011) Colorectal cancer screening in patients with ulcerative and Crohn's colitis with use of colonoscopy, chromoendoscopy and confocal endomicroscopy. Eur J Gastroenterol Hepatol 23(8):680–689

31. Watanabe T, Ajioka Y, Mitsuyama K et al (2016) Comparison of targeted vs random biopsies for surveillance of ulcerative colitis-associated colorectal cancer. Gastroenterology 151(6):1122–1130

32. Bojarski C (2009) Malignant transformation in inflammatory bowel disease: prevention, surveillance and treatment – new techniques in endoscopy. Dig Dis 27(4):571–575

33. Goetz M (2011) Colonoscopic surveillance in inflammatory bowel disease: state of the art reduction of biopsies. Dig Dis 29(Suppl 1):36–40

34. Rath T, Tontini GE, Neurath MF, Neumann H (2015) From the surface to the single cell: novel endoscopic approaches in inflammatory bowel disease. World J Gastroenterol

21(40):11260–11272

35. Subramanian V, Ramappa V, Telakis E et al (2013) Comparison of high definition with standard white light endoscopy for detection of dysplastic lesions during surveillance colonoscopy in patients with colonic inflammatory bowel disease. Inflamm Bowel Dis 19(2):350–355

36. Har-Noy O, Katz L, Avni T et al (2017) Chromoendoscopy, narrow-band imaging or white light endoscopy for neoplasia detection in inflammatory bowel diseases. Dig Dis Sci 62(11):2982–2990

37. Laine L, Kaltenbach T, Barkun A et al; SCENIC Guideline Development Panel (2015) SCENIC international consensus statement on surveillance and management of dysplasia in inflammatory bowel disease. Gastroenterology 148(3):639–651

38. Wanders LK, Dekker E, Pullens B et al (2014) Cancer risk after resection of polypoid dysplasia in patients with longstanding ulcerative colitis: a meta-analysis. Clin Gastroenterol Hepatol 12(5):756–764

39. Choi CH, Ignjatovic-Wilson A, Askari A et al (2015) Low-grade dysplasia in ulcerative colitis: risk factors for developing high-grade dysplasia or colorectal cancer. Am J Gastroenterol 110(10):1461–1467

40. Van Assche G, Dignass A, Bokemeyer B et al; European Crohn's and Colitis Organisation (2013) Second European evidence-based consensus on the diagnosis and management of ulcerative colitis part 3: special situations. J Crohns Colitis 7(1):1–33

41. Parker B, Buchanan J, Wordsworth S et al (2017) Surgery versus surveillance in ulcerative colitis patients with endoscopically invisible low-grade dysplasia: a cost-effectiveness analysis. Gastrointest Endosc 86(6):1088–1099

42. de Jong M, van Tilburg S, Nissen L et al (2018) OP036 Long-term risk of advanced neoplasia after colonic low-grade dysplasia in patients with inflammatory bowel disease: a nationwide cohort study. J Crohn Colitis 12 (Suppl 1):S026

43. Cole EB, Shah Y, McLean LP et al (2018) Frequency of surveillance and impact of surveillance colonoscopies in patients with ulcerative colitis who developed colorectal cancer. Clin Colorectal Cancer 17(2):e289–e292

44. Shen B (2010) Diagnosis and management of postoperative ileal pouch disorders. Clin Colon Rectal Surg 23(4):259–268

45. Shen B (2016) The evaluation of postoperative patients with ulcerative colitis. Gastrointest Endosc Clin N Am 26(4):669–677

46. Modha K, Navaneethan U (2014) Advanced therapeutic endoscopist and inflammatory bowel disease: dawn of a new role. World J Gastroenterol 20(13):3485–3494

47. Weidenhagen R, Gruetzner KU, Wiecken T et al (2008) Endoscopic vacuum-assisted closure of anastomotic leakage following anterior resection of the rectum: a new method. Surg Endosc 22(8):1818–1825

48. Gardenbroek TJ, Musters GD, Buskens CJ et al (2015) Early reconstruction of the leaking ileal pouch-anal anastomosis: a novel solution to an old problem. Colorectal Dis 17(5):426–432

49. Rottoli M, Di Simone MP, Vallicelli C et al (2018) Endoluminal vacuum-assisted therapy as treatment for anastomotic leak after ileal pouch-anal anastomosis: a pilot study. Tech Coloproctol 22(3):223–229

50. Kochhar GS, Shen B (2017) Endoscopic treatment of leak at the tip of the "J" ileal pouch. Endosc Int Open 5(1):E64–E66

51. Swain BT, Ellis CN (2004) Fibrin glue treatment of low rectal and pouch-anal anastomotic sinuses. Dis Colon Rectum 47(2):253–255

52. Lian L, Geisler D, Shen B (2010) Endoscopic needle knife treatment of chronic presacral sinus at the anastomosis at an ileal pouch-anal anastomosis. Endoscopy 42(Suppl 2):E14

53. Wu XR, Wong RC, Shen B (2013) Endoscopic needle-knife therapy for ileal pouch sinus: a novel approach for the surgical adverse event (with video). Gastrointest Endosc 78(6):875–885

4

54. Shah NS, Remzi F, Massmann A et al (2003) Management and treatment outcome of pouch-vaginal fistulas following restorative proctocolectomy. Dis Colon Rectum 46(7):911–917

55. Mallick IH, Hull TL, Remzi FH, Kiran RP (2014) Management and outcome of pouch-vaginal fistulas after IPAA surgery. Dis Colon Rectum 57(4):490–496

56. Shen B, Lian L, Kiran RP et al (2011) Efficacy and safety of endoscopic treatment of ileal pouch strictures. Inflamm Bowel Dis 17(12):2527–2535

57. Bharadwaj S, Shen B (2017) Medical, endoscopic, and surgical management of ileal pouch strictures (with video). Gastrointest Endosc 86(1):59–73

58. Prudhomme M, Dozois RR, Godlewski G et al (2003) Anal canal strictures after ileal pouch-anal anastomosis. Dis Colon Rectum 46(1):20–23

59. Shen B, Fazio VW, Remzi FH et al (2004) Endoscopic balloon dilation of ileal pouch strictures. Am J Gastroenterol 99(12):2340–2347

60. Lucha PA Jr, Fticsar JE, Francis MJ (2005) The strictured anastomosis: successful treatment by corticosteroid injections – report of three cases and review of the literature. Dis Colon Rectum 48(4):862–865

61. Lan N, Shen B (2017) Endoscopic stricturotomy with needle knife in the treatment of strictures from inflammatory bowel disease. Inflamm Bowel Dis 23(4):502–513

62. Shen B, Lashner BA (2008) Diagnosis and treatment of pouchitis. Gastroenterol Hepatol (NY) 4(5):355–361

63. Zezos P, Saibil F (2015) Inflammatory pouch disease: the spectrum of pouchitis. World J Gastroenterol 21(29):8739–8752

64. Shen B, Plesec TP, Remer E et al (2010) Asymmetric endoscopic inflammation of the ileal pouch: a sign of ischemic pouchitis? Inflamm Bowel Dis 16(5):836–846

65. Sandborn WJ, Tremaine WJ, Batts KP et al (1994) Pouchitis After Ileal Pouch-Anal Anastomosis: A Pouchitis Disease Activity Index. Mayo Clin Proc 69(5):409–415

66. Heuschen UA, Allemeyer EH, Hinz U et al (2002) Diagnosing pouchitis: comparative validation of two scoring systems in routine follow-up. Dis Colon Rectum 45(6):776–786

67. Rottoli M, Vallicelli C, Bigonzi E et al (2018) Prepouch ileitis after ileal pouch-anal anastomosis: patterns of presentation and risk factors for failure of treatment. J Crohns Colitis12(3):273–279

68. Derikx LAAP, Nissen LHC, Smits LJT et al (2016) Risk of neoplasia after colectomy in patients with inflammatory bowel disease: a systematic review and meta-analysis. Clin Gastroenterol Hepatol 14(6):798–806

69. Mark-Christensen A, Erichsen R, Brandsborg S et al (2018) Long-term risk of cancer following ileal pouch-anal anastomosis for ulcerative colitis. J Crohns Colitis 12(1):57–62

4

第五章　溃疡性结肠炎的诊断：形态学和组织病理学特征

Antonietta D'Errico, Deborah Malvi

5.1　组织学的作用

　　病理医生需要在临床工作中对炎症性肠病（infammatory bowel disease，IBD）进行诊断和分类，并明确结肠黏膜的炎症状态（急性或慢性），确定是否存在异型增生并排除其他并发症[1,2]。

　　与内镜检查不同的是，组织学可以提供 IBD 的分期信息和黏膜炎症状态。此外，内镜评估结果可能与组织学评估结果有所差异[3]，内镜下黏膜愈合（mucosal healing，MH）程度并不能完全反映组织学中所观察到的黏膜愈合情况[4,5]。因此，指南认为组织学评估才是 IBD 诊疗的金标准[6]。

　　一些研究已经证实，在多数具有微小或轻微黏膜炎症的情况下，组织学才是反映结肠黏膜炎症状态的最佳指标。据 Truelove 等人报道，40%~60% 内镜检查未提示 UC 的患者，组织学结果会显示轻中度黏膜炎症[7]。据 Thomas 等人报道，UC 临床状态、内镜检查和组织学诊断三者之间的一致性较低。Rosenberg 等研究显示，超过 50% 临床症状消失的 UC 患者仍可以在组织学上观察到炎症，这一结果与使用的治疗方案无关[8,9]。随后另一项研究显示病变范围仅位于结肠远端的 UC 患者，在内镜检查后，还可发现右半结肠的活动性病变区域（如盲肠补丁型（cecal patch）UC），这表明只有结合内镜检查和活检才可对 UC 做出全面诊断[9]。

　　组织学上，UC 缓解的定义为黏膜完全愈合[10,11]或仅有慢性炎性改变[12,13]，隐窝基底的浆细胞增生不明显，固有层的淋巴、单核细胞浸润可增加。

　　已有研究证实，患者黏膜愈合程度越高，其缓解阶段（无病复发时间）越长，住院和手术可能性越小[14]。此外，黏膜愈合也与癌症发病风险和癌症相关死亡率的降低有关[14]，这表明活动性炎症的持续存在可能在 IBD 相关的癌变过程中发挥重要作用[15,16]。

除此之外,在 UC 的缓解期中隐窝基底浆细胞增生与缓解期时间长短有关[17],而固有层内炎性细胞的持续浸润与疾病复发风险的增加[9,17-19]和结肠切除率[20,21]的增高有关。Tanaka 等人还提出了一些组织学指标来预测 UC 治疗效果。此外,治疗效果较差的 UC 患者,固有层可见较多的嗜酸性粒细胞浸润,这种组织学改变提示患者既往有激素治疗失败的情况[22-24]。

一些研究分析了 UC 患者需要手术治疗的预测因素:如 Daperno 等[25]报道 UC 患者在接受激素治疗时,有些患者对激素治疗敏感,有些患者对激素治疗不敏感。Molnár 等[26]在 2011 年证明激素治疗无应答的 UC 患者,其结肠切除率较高,研究还发现,尽管有些患者对二线治疗应答良好,但仍有约 40% 的患者在治疗后第二年需要接受结肠切除术。

2001 年 Bitton 等人对儿童 UC 的研究发现直肠活检时基底浆细胞增生对疾病预后有较好预测价值[17],研究者们将临床、生物学和组织学参数与临床复发相关联,并发表多篇学术文章。

尽管组织学评估对于评估 UC 患者黏膜改变有关键作用,但仍存在一些局限性,这主要是由于在临床中内镜结果和临床治疗效果的评估过程中缺乏标准的组织学结果以及有效的组织学评分系统[27],特别是缺乏统一有效的黏膜愈合标准[28]。

5.2　组织学特征

UC 是一种累及大肠和直肠的特发性炎症性疾病,其诊断主要依据于病史、临床症状、内镜改变、典型的组织学改变以及血清学标志物[29]。

典型的 UC 切除标本,肉眼显示从直肠到近端结肠的黏膜呈连续性炎性改变,严重程度会逐渐降低,正常黏膜和病变黏膜之间有明显的分界。典型的 UC 镜下表现为黏膜质脆、表面颗粒状及出现浅表溃疡(图 5-1)。在更严重的情况下,病变可以破坏邻近的黏膜并深入穿透黏膜肌层[30,31],如出现暴发性结肠炎,患者可出现裂隙样溃疡,严重时可出现肠瘘,从而引起所谓的克罗恩样结肠炎外观[32,33]。

如患者存在黏膜广泛性溃疡,在正常 / 愈合的黏膜岛中会形成假性息肉(图 5-2),典型病变常见于除直肠以外的左半结肠。

慢性非活动性 UC 的特征为同时存在萎缩性和肥厚性黏膜,且典型的结肠袋结构消失。

一些不常见的 UC 肉眼表现还包括直肠豁免型(rectal sparing)(特别是在

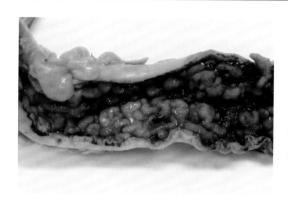

图 5-1　左半结肠切除标本，UC 典型改变：具有黏膜浅表溃疡和鹅卵石样颗粒状外观

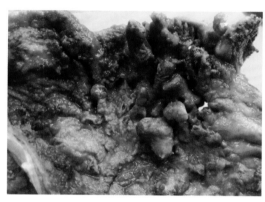

图 5-2　左半结肠切除标本，存在广泛的黏膜溃疡，并可见假性息肉

患有暴发性结肠炎或接受局部治疗的 UC 患者中，这些患者的直肠常未见明显病变)[32,34-37]、盲肠补丁型(病变累及左半结肠，但阑尾开口处的盲肠常有活动性炎症)[36-40]及倒灌性回肠炎。20% 无盲肠受累的弥漫性 UC 患者可发现倒灌性回肠炎[41-43]。在少数病例中，UC 患者可因黏膜和黏膜下纤维化而出现肠腔狭窄[44]。

　　组织学检查是患者临床诊疗的关键步骤。它不仅用于确诊疾病，还有助于在随访中确定炎症活动程度和黏膜愈合等级，帮助预测疾病复发风险[4,17,45]。为获得准确的组织学诊断结果，临床医生应该从至少五个部位(包括回肠末端和直肠)进行取材送样用于活检，样品数量应足够，取材方向必须正确，每个活检样本需放在一个单独的活检盒中。提供给病理科的临床资料应包括疾病发作时间、持续时间、治疗过程和在这个过程中患者的各种表现[46]。

　　研究表明，组织学检查比内镜检查能更好地预测黏膜愈合状态[47,48]。此外，研究者还发现黏膜的完全愈合与较低的免疫抑制剂使用、较低的住院率、较少的结肠切除手术和较低的恶性肿瘤发生相关[21,49]。UC 的典型组织学特征是腺体出现分支、组织结构变形和基底隐窝浆细胞增生，并出现弥漫性全黏膜层炎症。UC 活动期的表现包括隐窝炎、隐窝脓肿以及黏蛋白的缺失和腺体再生[50-52]。通常情况下,炎症细胞呈现弥漫性和连续性浸润[44,53,54],而不是"跳跃性病变"。此外,直肠通常为病变最为严重部位(图 5-3)。

UC 静止期的表现包括黏膜萎缩、Paneth 细胞化生、炎症性假性息肉和黏膜肌层的肥大[55]。肉芽肿不是 UC 特有的病理改变(图 5-4)。在活动性 UC 中,

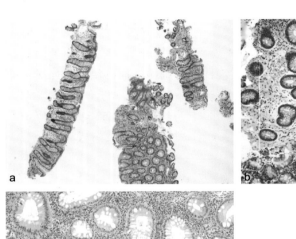
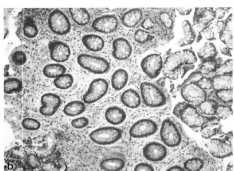
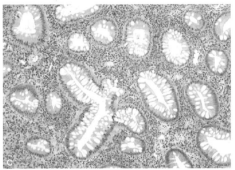

图 5-3 结肠活检(a 右半结肠,b 横结肠,c 直肠):典型的 UC 组织学图片,可见炎症细胞在固有层内呈弥漫性、连续性浸润,其中炎症严重程度最重的部位为直肠(c)。苏木精 - 伊红染色;放大倍数分别为 4 倍(a),10 倍(b、c)

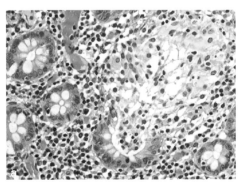
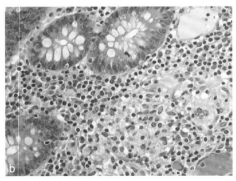

图 5-4 结肠活检中的肉芽肿。(a)在 UC 的活动期,可见与黏蛋白外渗相关的肉芽肿并伴有隐窝炎和腺体破裂。(b)在克罗恩病中,典型的肉芽肿可见巨细胞,但这种肉芽肿的形成与腺体破坏无关。苏木精 - 伊红染色;放大倍数为 40 倍(a、b)

很少发现肉芽肿与黏蛋白外渗、隐窝炎和腺体的破裂相关[56]。

UC 的组织学改变具有较大差异,这不仅取决于疾病的进展阶段(即慢性活动性、慢性无活动性或单纯活动性结肠炎),还与患者病程和所接受的治疗方案有关。

在疾病的最开始阶段,组织学改变可能不典型,仅 20% 的患者具有隐窝扭曲。仅有不到 50% 的 UC 患者出现基底浆细胞增生(IBD 的最强预测因子之一)、淋巴细胞和浆细胞增多以及腺体扭曲。即使患者存在上述改变,其病变范围也较为局限[18]。另一方面,UC 长期存在的诊断依据通常包括腺体结构扭曲,黏膜萎缩,隐窝数量减少和黏膜慢性炎症细胞浸润的增加。由于治疗会促进黏膜愈合(MH),从而出现"正常外观样"的黏膜岛,导致结肠呈现斑片状的外观[18,37,53],尤其是在直肠(直肠豁免型)。随着病程延长,UC 患者的病变形态会发生变化,比如从弥漫性和连续性病变转变为非弥漫性和不连续性病变[37,53]。

UC 的组织学在治疗后会发生变化,在新的指南中将黏膜完全愈合确定为治疗有效的主要指标[57,58]。结肠的炎症分布也会随着治疗发生改变,若患者出现不连续和斑片状外观常需与其他疾病进行鉴别诊断,尤其是克罗恩结肠炎(特别是在没有充分的临床证据的情况下)。

组织学可以用来区分慢性活动性、慢性无活性结肠炎(两者都可见慢性病变的迹象)以及单纯性活动性结肠炎(未发现任何慢性黏膜损伤迹象)。

炎症活动的迹象(图 5-5)包括:

- 固有层中出现中性粒细胞浸润、隐窝炎、隐窝脓肿和腺体破坏(图 5-6)
- 上皮糜烂 / 溃疡

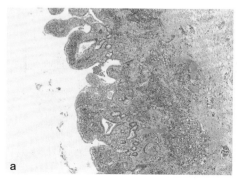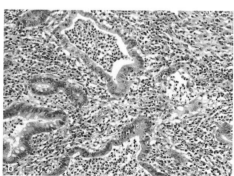

图 5-5　活动性 UC:可见正常组织结构变形、腺体扭曲、黏膜层出现弥漫性炎症以及基底隐窝浆细胞增生。活动性炎症的主要证据包括隐窝炎、隐窝脓肿、黏蛋白缺失和腺体再生。值得注意的是存在实质性地嗜酸性成分。苏木精 - 伊红染色;放大倍数为 4 倍(a);20 倍(b)

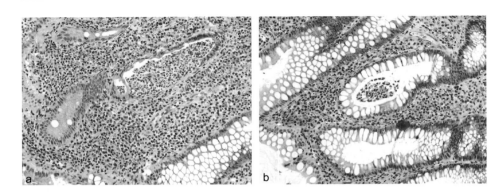

图 5-6 隐窝脓肿：左图是伴有腺体破坏的隐窝脓肿；右图是腺体非破坏性的隐窝脓肿。苏木精 - 伊红染色；放大倍数为 40 倍（a、b）

5

- 腺体细胞再生、黏液细胞减少以及黏蛋白产生减少

慢性炎症的迹象（图 5-7）：

- 包括腺体分支、腺体平行度丧失、隐窝扩张 / 缩短和 / 或腺体萎缩以及腺体密度降低在内的结构扭曲
- 固有层纤维化
- 黏膜肌层增厚
- 慢性炎症细胞增生，包括基底浆细胞增生（沿着隐窝基底区域的浆细胞浸润增加）和 / 或存在基底集合淋巴小结（在隐窝基底部和黏膜肌层之间的具有生发中心的集合淋巴滤泡）
- Paneth 细胞化生，尤其是在左半结肠

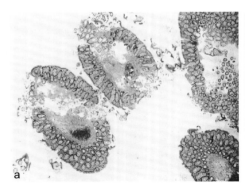
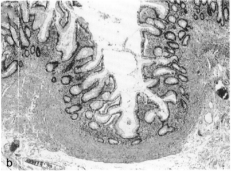

图 5-7 慢性非活动性 UC：图像显示组织结构扭曲，伴有腺体分支、隐窝扩张或缩短以及腺体萎缩。可见固有层纤维化和黏膜肌层增厚。慢性炎症细胞轻度浸润（伴有典型的基底浆细胞增生和局灶性 Paneth 细胞化生）也是依据之一。苏木精 - 伊红；放大倍数 2 倍（a），4 倍（b）

　　研究者研发了多种评分系统来分析和比较 UC 的组织学。这些评分系统不仅基于患者的临床管理,还基于临床试验的需求[49]。其中最常用的组织学分类系统(表 5-1)是 Truelove 和 Richards 指数(基于三等级的分类系统)[59],Riley 指数(涉及六个组织学参数,每个参数评分均为四分制)[45]和 Geboes 量表(涉及六个组织学特征,每个评分为 0~3 或 0~4 等级)[60]。

表 5-1　三种广泛使用的组织学活动指数评分

指数	评分系统	评估参数
Truelove 和 Richards 活动指数[59]	三级分类系统	炎症细胞在固有层内的浸润分级为从无到严重
Riley 活动指数[45]	六个参数,每个参数分为四个等级(无、轻度、中度、重度)	• 固有层内中性粒细胞浸润 • 隐窝脓肿 • 黏蛋白缺失 • 表面糜烂 • 固有层中的慢性炎症细胞浸润 • 隐窝结构扭曲
Geboes 活动指数[60]	六个参数(等级),每个参数分为 0~3 或 0~4 个等级(亚级)	0 级:结构改变 1 级:慢性炎症性浸润 2 级:固有层出现中性粒细胞(2A)和嗜酸性粒细胞(2B)浸润 3 级:上皮细胞中的中性粒细胞 4 级:隐窝破坏 5 级:糜烂或溃疡

　　目前,很少有研究表明 UC 患者的组织学改变和治疗效果相关,但这些研究中,只有少数涉及生物制剂治疗后的改变,可能由于该类药物被批准应用于 UC 治疗的时间较晚[5]。

5.3　鉴别诊断

5.3.1　克罗恩病和不确定性结肠炎

　　累及结肠的最常见的 IBD 类型是 UC 和克罗恩病(Crohn disease,CD)。当具有典型的临床症状、内镜特点和组织学特征时,不同类型的 IBD 之间是容易区分的。UC 的特征是从直肠到近端结肠(在未治疗的 UC 中直肠病变较多)

可见黏膜弥漫性连续性溃疡[61],CD 的特征是存在节段性肠炎,存在深层透壁性裂隙、溃疡、肠瘘、鹅口疮样黏膜糜烂和肉芽肿反应[62]。

然而,部分 UC 和 CD 患者的临床表现和病理改变存在一定重叠性,有时很难区分,尤其是活检样品。因此病理医生有时会暂时诊断为"不确定性结肠炎"。这种定义最初被用于描述暴发性结肠炎伴结肠扩张(即中毒性巨结肠)以及近端结肠受累伴黏膜广泛溃疡的病例,有时也被用于描述整个肠壁弥漫性炎症细胞浸润并伴有裂隙状溃疡的病例[63]。这种组织学改变易与右侧病理性疾病混淆。虽然裂隙状溃疡和透壁性结肠炎症通常被认为是 CD 的诊断特征,但上述描述也可见于急性重症 UC[62,64-67]。

尽管如此,病理医生还是应该尽量减少使用"不确定性结肠炎"的诊断,尤其对于术前活检病例。2013 年欧洲共识指南提出了"IBD 未分类"的定义,即根据临床病史考虑患者患有炎症性肠病,但肉眼观和 / 或内镜活检显示没有 UC 或克罗恩病的明确特征,并强调这是该疾病的暂时分类[6]。由于 UC 和 CD 的内科治疗及外科手术方式不同,因此应尽可能明确诊断,减少不确定性肠炎的诊断。举例来说,在有些情况下,UC 患者需要接受 IPAA 相关的全结肠切除术,但这种手术在 CD 患者中发生并发症的风险较高,因此是 CD 患者的一种禁忌手术[68]。而另一些研究表明,绝大多数不确定性结肠炎病例是非典型 UC 病例,大约 10%~40% 的为克罗恩病[69-71]。对于不确定性结肠炎,在急诊情况下,接受 IPAA 手术的患者中有 20% 的会发生并发症,介于典型 UC 患者(10%)和 CD 患者(30%~40%)之间[72,73]。

然而,最近的研究表明一些 UC 患者可以出现类似 CD 的特征,如节段性改变,裂隙状溃疡和在左侧 UC 病变患者出现阑尾 / 右侧结肠受累[61]。另一方面,一些研究也描述了病变局限于结肠的 CD 病例,这类病例的组织学和临床特征都类似于 UC(溃疡样 CD)。其临床表现包括全结肠炎 / 次全结肠炎(更常见于溃疡样结肠炎患者的左半结肠病变中),这些患者管腔狭窄和增厚的比例较低,发病年龄较小。组织学显示局限于黏膜和黏膜下层的浅表炎症,但可发现其他更典型的 CD 特征(即肛周疾病、跳跃性病变和肉芽肿)[61,74]。

另一种情况是急性重度 UC 中存在所谓的"倒灌性回肠炎"。回盲瓣允许结肠内容物逆行流入远端回肠,引起炎症,这可能被错误地视为 CD 中的远端回肠炎[75,76]。大多数病理检查可发现在固有层中存在斑片状和轻度炎症(浅表炎性浸润),存在隐窝炎和再生细胞,但没有 CD 的其他特征,即黏膜下层的中重度炎性浸润、肉芽肿形成、黏膜深部溃疡和幽门腺化生。

综上所述,UC 的不典型表现形式有以下几种:

• 局部治疗有效的长期结肠炎患者或直肠豁免型患者,以及某些对局部治疗有良好效果或作为初始表现的患者,病变常呈现不连续性的表现,这主要

见于儿童患者[74]

• 左半结肠 UC 伴有盲肠补丁型和 / 或阑尾炎常呈跳跃式病变形式[77]。一项研究显示阑尾炎的严重程度是储袋黏膜炎症进展的预测因素[78]

• 鹅口疮样溃疡和 CD 样特征[61]

• 倒灌性回肠炎,主要见于急性全结肠炎。Haskell 等人于 2005 年提出了这种病变的定义[41]:他们在 200 例结肠切除术的标本中,发现有 17% 的患者有回肠炎症,这种炎症主要局限于回盲瓣前的最后几厘米(有时可能会稍长,但不会超过 5cm)。倒灌性回肠炎的有无与右半肠炎症程度或活动性全结肠炎有关。其他可诱导回肠炎症的因素包括药物(最常见的是非甾体抗炎药,NSAID)和一些肠道清洁剂[77]

• 具有 CD 样特征的 UC

• 感染可能使 UC 的临床和组织学表现更为复杂化,有可能会掩盖 UC 临床表现。巨细胞病毒(CMV)可引起节段性病变和重度活动性病变复发,这主要发生在右半结肠;艰难梭菌(*Clostridium diffcile*)也会导致病变活动性加重,组织学表现多样,从水肿到伪膜性结肠炎各不相同。出现典型的伪膜性结肠炎并不是疾病诊断的标准[79]。在 CMV 感染的情况下,使用免疫组化可帮助诊断。但需要注意的是,组织学不是识别细菌感染的有效方法(图 5-8)

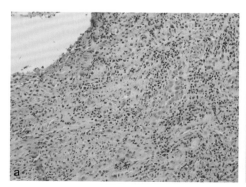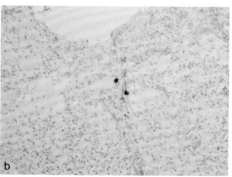

图 5-8　取自对治疗无反应的 UC 的活组织检查:肉芽组织中的内皮细胞明显肿胀,出现核深染。针对巨细胞病毒抗原的特异性免疫组织化学是一项更加灵敏的检查方法,甚至能够检测出单个感染的细胞。苏木精 - 伊红染色;放大倍数为 20 倍(a);巨细胞病毒抗原的免疫组化,放大倍数为 20 倍(b)

　　UC 的定义一直以来只累及结肠。然而,最近文献表明 UC 也可以引起上消化道炎症(GI)[80-83],从而导致与 CD(可累及整个肠道的一种炎症性肠病)的鉴别诊断更加困难。UC 在上消化道中的实际发生率在 3%~7.6% 之间[84,85],

并且最早是在儿童患者中发现(因为儿童接受完整内镜检查的频率一般高于成人患者)。组织学特征包括弥漫性黏膜炎症、基底浆细胞增生、隐窝扭曲和隐窝脓肿。Rubenstein 等人[83]最近的一项研究提出"UC 相关性肠炎"(ulcerative colitis-associated enteritis,UCAE)。他们的研究结果很有意思,结肠切除术和回肠储袋(ileal pouch)的存在使上消化道的炎症变得更加明显,并且全结肠炎患者的炎症程度高于仅有远端 UC 的患者[86]。

在大多数情况下,需考虑的其他类型的结肠炎主要包括急性自限性结肠炎、显微镜下结肠炎和药物诱发的结肠炎。

5.3.2　感染性结肠炎

病原微生物有时会导致结肠黏膜损伤,这种损伤在内镜下的表现和 IBD 类似。感染性结肠炎的临床表现包括血便和腹部压痛,并伴有发热[87,88],这些症状的持续时间通常较短,并在 2~4 周内消退。仅在 40%~60% 的患者粪便中可检出细菌。因此,粪便检查的阴性结果不能排除感染性结肠炎存在的可能性[87,89]。

许多病原微生物是可以鉴定的:如溶组织阿米巴、沙门菌属、耶尔森菌属、志贺菌属、大肠埃希菌和空肠弯曲杆菌。结肠黏膜损伤的大体表现差异较大,可以呈现出血性、颗粒状或黏膜脆性增强等黏膜损伤改变。一些严重情况下,病变会累及大片范围,但通常不会累及整个结肠黏膜。在 UC 患者中,一般右半结肠比左侧远端节段更易累及。

在疾病的起始阶段,活检显示黏膜组织学结构完整,通常没有腺体扭曲,黏膜固有层水肿或急性炎症细胞浸润,没有隐窝炎和上皮表面糜烂,没有隐窝脓肿和黏蛋白缺失,以及没有基底浆细胞增生和基底淋巴组织聚集(图 5-9)。肉芽肿通常不是典型的特征,但当有破损的腺体存在时,可看到肉芽肿。基底浆细胞增生已被证明是预测长期黏膜损伤(慢性结肠炎)的最重要特征之一,因此它可以成为急性黏膜损伤(即感染性结肠炎)和慢性黏膜损伤之间鉴别诊断的可靠特征[51,90]。

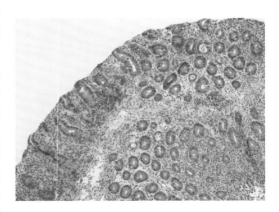

图 5-9　活检显示黏膜结构完整,没有腺体扭曲、固有层水肿和混合性炎症细胞浸润、轻度隐窝炎和上皮表面局灶性糜烂。轻微的黏蛋白缺失也是证据之一。苏木精 - 伊红染色;放大倍数为 10 倍

但在临床工作中,活组织检

查通常不是在疾病急性期完成(有时在治疗后会行内镜检查),因此组织学形态可能仅显示小而局灶的黏膜炎症、上皮表面糜烂或轻度上皮内淋巴细胞增多。

5.3.3　憩室病相关性结肠炎

憩室病和结肠憩室炎症或憩室病相关性结肠炎(diverticular disease associated colitis,DAC)的临床表现类似于 IBD 的早期阶段,表现为疼痛、腹泻和直肠便血[91]。在组织学上,IBD 和 DAC 非常相似,几乎无法区分。肠道炎症的分布区域(即,节段性区域和直肠保留型)、炎症区域以及憩室的相邻关系等特征有助于鉴别诊断。此外,老年患者经常发现憩室病和 DAC;因此,某些情况下这两种疾病可以同时发生。

5.3.4　转流性结肠炎

转流性结肠炎的定义通常是指因粪便转流而引起的肠腔内细菌环境的改变,从而导致结肠远端部分(乙状结肠和/或直肠)出现炎症[92]。在组织学水平上,患者有可能无改变,也可能存在病理变化。在转流性结肠炎中,最突出的病理改变通常包括具有生发中心的淋巴组织增生和轻度隐窝扭曲,炎症细胞的增生在黏膜的上部更加明显。

5.3.5　急性缺血性结肠炎

患者出现腹痛、腹泻和便血。25% 的非闭塞性缺血性结肠炎患者可能缺乏疼痛。肠道受影响最大的部位是左半结肠、脾区结肠和右半结肠。大体外观显示出表浅黏膜溃疡(溃疡沿着肠轴纵向分布),并且可以存在假性息肉。在组织学上,早期阶段可见水肿、出血伴固有层不等数量的炎症细胞浸润、存在坏死及表浅腺体出现变性和部分的缺失(图 5-10)。在进展阶段,上皮显示再生性改变,增生的慢性炎症细胞逐渐替代早期的中性粒细胞。在慢性非闭塞性病变的情况下,可以发现慢性黏膜损伤的所有典型改变。

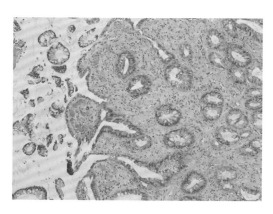

图 5-10　具有缺血特征的结肠黏膜的组织学图像:特征包括纤维化、固有层的轻度炎症性浸润和浅表上皮的丢失。腺体表现出轻微的萎缩和再生改变。苏木精-伊红染色;放大倍数为 10 倍

5.3.6 放射性结肠炎

在放射性结肠炎的急性期,主要表现为水肿、毛细血管扩张和小血管的纤维素样坏死。黏膜损伤的特征在于出现隐窝脓肿以及固有层的急性炎性细胞浸润,腺体和产生黏蛋白的细胞的缺失。还可以观察到明显的核多形性和核/浆比例的改变。

在慢性期,主要的改变是肠腔狭窄和伴有表浅溃疡的肠瘘,组织学特征包括正常腺体结构丧失、Paneth 细胞化生、黏膜萎缩和血管改变(动脉坏死和肌内膜增生)。

IBD/CD 的鉴别诊断主要基于临床情况、患者既往病史和组织学特征,如基底淋巴、浆细胞增生常见于 IBD 和非缺血型黏膜溃疡中。

5.3.7 显微镜下结肠炎

显微镜下结肠炎是在 1980 年提出的,用于描述临床上具有慢性腹泻,但内镜下结肠黏膜正常的患者[93]。它将两个不同的实体联系在一起:淋巴细胞性结肠炎(LC)和胶原性结肠炎(CC)。当发现上皮内淋巴细胞(IEL)的数量(>20IEL/100 肠细胞)出现弥散性增加时,诊断为前者,后者会出现不规则且较厚(>10μm)的胶原基底层,以及炎症细胞和小型血管[94,95]。

1/3 的病例可以显示与 IBD 相似的组织学改变,通常程度较 IBD 轻。44%以上的病例可见隐窝炎、隐窝脓肿、微小的腺体扭曲,Paneth 细胞化生和表面溃疡等[96]。然而,通常不存在基底浆细胞增生和基底淋巴样聚集体,并且炎性浸润通常局限于固有层的上半部分。

5.3.8 药物及肠道清洁引起的结肠炎

内镜检查前需要服用的清肠剂(磷酸钠和不太常用的枸橼酸镁)可以诱导黏膜发生改变,例如主要发生在远端结肠的鹅口疮样溃疡[97]。组织学显示表浅和局灶性黏膜糜烂伴轻中度急性炎症细胞浸润和轻度黏蛋白缺失。位于隐窝基底内的凋亡小体有时可能与隐窝炎的一些特征并存,但这类患者通常没有腺体的破坏[98-100]。

药物也可以诱发类似 IBD/UC 的黏膜改变和结肠炎,最常见的药物是NSAID。与 IBD/UC 相比,NSAID 诱导的结肠炎不具有弥漫性和连续性黏膜损伤的特点,在分布上更多的是呈不均匀的斑片状,在组织学上固有层内具有较少的急性炎症细胞浸润以及较轻程度的隐窝炎。

5.4　溃疡性结肠炎与肿瘤

5.4.1　腺癌和异型增生相关的病变或肿块

UC 患者的腺癌发病率为 3.5%，其发生与 UC 疾病持续时间和程度相关[101-104]，表明与溃疡性直肠炎或仅左半结肠炎相比，广泛型 UC 具有更高的风险发展为腺癌。其他需要考虑的因素包括 UC 的活动程度、发病年龄、是否伴随原发性硬化性胆管炎（primary sclerosing cholangitis，PSC）和 CRC 家族史[16,105-108]。

但由于 UC 诊断受到许多其他因素的影响，UC 中腺癌的实际发病率并不容易评估，例如采样活检方案、内镜及组织学可疑区域的识别、医院之间内科治疗和外科手术方案的不同（如对药物治疗无反应的患者的早期结肠切除术）和用于检测肿瘤方法的不同均可影响 UC 中腺癌的检出率。而近年来一些新型内镜技术，如染色内镜，高分辨率放大内镜和激光共聚焦显微内镜，可以提高 UC 患者异型增生 / 腺癌检出的灵敏度[6]。

UC 发病 8~10 年后，CRC 发生风险会增加，每年增速约为 0.5%~1%[101]。因此，有必要在 8 年后制订适当的随访监测计划[109]。

世界卫生组织（WHO）2010 指南[110]将异型增生定义为上皮内瘤变，是一般人群发生 CRC 的癌前病变。在 UC 中，异型增生可分为四类：无异型增生（其中腺体只具有再生而发生的细胞学改变），不能确定的异型增生（其中细胞结构和腺体改变不能明确归因于再生。除此之外，还可见活动性炎症的背景）和低级别异型增生和高级别异型增生。另一种分类是"维也纳分类"[111]，所提出的分级系统是相同的，但他们使用"非侵袭性"瘤变而不是"上皮内"瘤变。

从组织学的角度，UC 患者可以识别的异型增生包括：肠道"腺瘤性"异型增生，黏液性 / 绒毛状异型增生，锯齿状异型增生，而多数情况下是这些类型的混合[91]。

肠型异型增生的特征包括黏膜增厚、结构腺体拥挤、肠腺细胞伸长呈雪茄状、核 / 浆比例改变、核深染、核重叠、核分裂增加和黏蛋白缺失[112]。黏液型异型增生通常具有绒毛状图案，具有富含黏蛋白的上皮，细胞核位于基底部，几乎没有细胞学异型性。锯齿状异型增生类似于一般人群中发现的无蒂锯齿状腺瘤，腺体呈锯状外观，无杯状细胞，明显地嗜酸性胞质，核增大，核仁明显[91]。

病理学家对于无异型增生和高级别异型增生这两类的鉴别诊断准确性很高，但对于不确定性和低级别异型增生的识别鉴定仍存在一定分歧。根据

2013年欧洲共识指南,第17条,"建议异型增生的诊断需要由独立的消化道病理专家来完成"[6]。P53和α-甲基酰基辅酶A解旋酶(AMACR)的免疫组织化学可帮助病理学家进行诊断:P53在异型增生的腺体和上皮细胞中会有过度表达[113,114],从低级别异型增生到腺癌的发展过程中,AMACR在结肠腺体中表达呈递增趋势[115,116]。

根据欧洲共识指南(第19条),UC患者的监测随访应包括"除肉眼可见的非典型病变的活组织检查之外,还应在整个结肠内,每隔10cm取4块活检标本"。

在UC中,可以检测到两种异型增生模式(图5-11):平坦型异型增生和隆起型异型增生(所谓的异型增生相关的病变或肿块(dysplasia-associated lesion or mass,DALM))。前者通常在内镜下不可见,只是在随机活组织检查中被诊

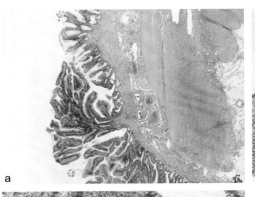
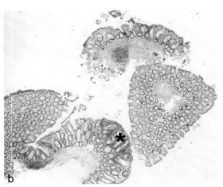
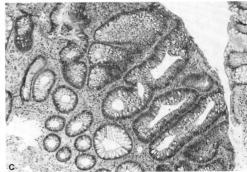

图5-11 UC伴异型增生。(a)结肠切除标本中的DALM(异型增生相关性病变或肿块),一种非腺瘤样病变的结肠切除标本。由于存在内镜下难以切除的一些黏膜斑块,有些患者需要结肠切除。(b)在随访期间随机活组织检查中偶然发现的平坦型异型增生。在高倍镜下,肠型异型增生的区域显示出典型(星号)特征,即黏膜增厚、腺体结构拥挤、肠腺细胞伸长呈雪茄形状、核/浆比例改变、核深染、重叠和分层以及黏蛋白缺失。苏木精-伊红染色;(a、b)放大倍数为2倍,(c)放大倍数为20倍

断出来;后者包括腺瘤样病变和非腺瘤样病变[117,118]。

从形态学的角度来看,腺瘤样与非腺瘤样病变不同。与腺瘤样病变相比,非腺瘤样病变具有更大的异质性,这种异质性包括非异型增生性病变和肿瘤性病变的混合,以及在平坦黏膜周围分布的局灶性异型增生[118-120]。腺瘤样病变分界明确,邻近黏膜无异型增生,类似于一般人群中发现的散发性腺瘤(图5-12)。这两种形式之间的区别很重要,因为患者的治疗是不同的(欧洲共识指南中的第19条)。

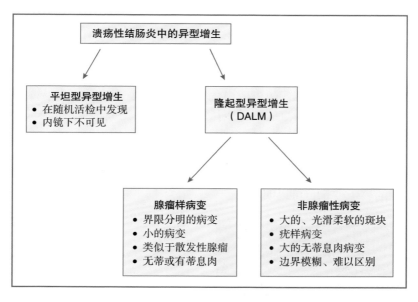

图 5-12 UC 中发现的异型增生

平坦型病变中的高级别异型增生已被证实与 CRC 相关,并且在 42%~67% 的平坦型高级别异型增生患者中可发现 CRC[102,119]。但是目前尚未达成关于低级别异型增生治疗的一般共识。目前临床工作中,需要与患者沟通后才可决定下一步的治疗方案,个性化选择结肠切除术[102]。研究表明,低级别异型增生的 CRC 发病风险比无异型增生者高 9 倍;另一方面,其他研究表明,尽管进展风险增加,但在平均随访 10 年后,低级别异型增生的患者均未演变为高级别异型增生或 CRC[121,122]。事实证明,左半结肠发生的低级别异型增生发展为 CRC 的速度快于近端结肠发生的低级别异型增生[123]。

UC 中的腺瘤样病变可以用息肉切除术治疗,与一般人群中散发性腺瘤切除方案相同。相反,UC 患者的非腺瘤样病变恶变风险更高,因此应考虑结肠切除术[119,124]。

5.4.2　淋巴瘤和溃疡性结肠炎

与普通人群相比,淋巴细胞增生性病变在 UC 患者中的发病率没有增加;研究发现发病率在 3%~15% 之间不等[125,126]。在所有这些病例中,临床表现为症状持续恶化和对治疗无反应性,临床上较易确定诊断[127]。在 UC 患者中,淋巴组织增生性病变常为多灶性,病变部位常位于结肠远端有活动性结肠炎症的部位[128,129]。而在一般人群中,淋巴组织增生性病变在盲肠和升结肠中更常见。

5.4.3　卡波西肉瘤

卡波西肉瘤(Kaposi sarcoma,KS)由人疱疹病毒 -8(HHV8)感染引起,并且在文献中仅报道了与 UC 相关的少数病例,这些病例主要存在于需要激素治疗的难治性 UC 中。临床上,KS 呈现出类似 UC 急性期的体征和症状(腹泻和直肠出血)[130],并且偶尔也可能出现皮肤病变。若患者缺乏皮肤损伤,诊断会更困难。糖皮质激素治疗的剂量或持续时间与 KS 之间的关系尚未明确[131],UC 持续时间与 KS 之间的关联也未明确[132]。

大体观上,KS 表现为具有凸起的紫斑的血管性病变。组织学上,它由梭形细胞增生组成,具有轻度细胞学异型性,形成含有红细胞外渗的血管区域。HHV8 强的核免疫着色可以明确诊断(图 5-13)。

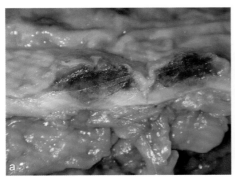
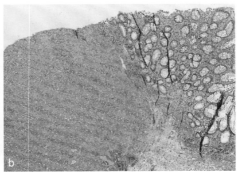
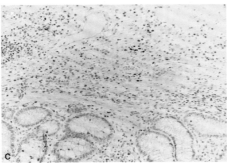

图 5-13　发生在结肠的卡波西肉瘤的大体观:明显地黏膜凸起的紫色斑块(a)。组织学上,病变显示存在梭形细胞增殖,伴有红细胞外渗的血管区域,且对 HHV8 具有免疫反应。苏木精 - 伊红染色;(b)放大倍数为 4倍。(c)HHV8 免疫组化,放大倍数 20 倍

5.5 并发症

5.5.1 储袋炎

全结肠切除术是 UC 的常用外科手术，该手术涉及用回肠储袋 - 肛管吻合术进行肠道重建。在这种情况下，回肠储袋的黏膜在新的肠道微生态环境下会发生相应改变。组织学改变包括急性炎症细胞（中性粒细胞和嗜酸性粒细胞）在黏膜固有层中的浸润增加，出现轻度绒毛萎缩、Paneth 细胞增生、部分回肠细胞逐渐倾向形成结肠中的黏液表型[133]。因此，储袋炎的诊断必须依赖于特定的临床背景和内镜特征，并进一步结合这些组织学改变，才可明确。

UC 患者术后可以出现储袋炎，其发病率随着随访时间的延长而增加（在超过 10 年的随访中，手术后前 5 年内的发生率是 60%~80%）[134-136]。Yantiss 等人的研究结果显示，在结肠切除术后第一年，约 50% 的患者至少发生过一次储袋炎[137]；尽管如此，只有不到 1% 的患者需要切除储袋[138]。

这种回肠黏膜炎症的病因尚不清楚，一般认为不是由外科手术导致的，通常不会出现在非 IBD 患者（如患有家族性腺瘤性息肉病的全结肠切除术的患者）中[91]，并且与倒灌性回肠炎无明显关系[139]。患者的临床症状差异较大，可能出现排便次数增加（偶尔伴有血性腹泻、不适和发烧）、里急后重或大便失禁。患者还可能发生肛瘘或肛周脓肿。

大体观察，储袋的黏膜可呈颗粒状，容易出血，黏膜脆性增加，常伴有溃疡和表浅糜烂。组织学特征是炎性浸润增加，主要为急性或慢性活动性的中性粒细胞，或出现淋巴单核细胞。回肠黏膜可显示不同程度的萎缩、糜烂和溃疡。黏膜结构出现扭曲，幽门腺化生，Paneth 细胞数量增加，而固有层纤维化主要见于慢性过程和复发病例（图 5-14）。

回肠黏膜可呈现"结肠化"特征，这是一种适应性变化，可使回肠腺体表现出更"结肠表型"的变化[140]。这些变化可以分为三种图像[141]：

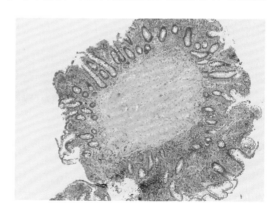

图 5-14 回肠储袋炎：回肠黏膜显示"结肠化"的特征，具有不同程度的腺体萎缩，上皮糜烂和溃疡。炎症性浸润和轻度黏膜结构扭曲增加。苏木精 - 伊红染色；放大倍数为 4 倍

1. 回肠黏膜保留其典型的绒毛结构
2. 固有层的慢性炎性浸润伴黏膜扁平
3. 炎性黏膜的活动期与恢复期交替

有时可观察到与黏液腺破裂相关的肉芽肿,有些患者可出现透壁性炎症。所有这些炎症改变都可能导致狭窄和瘘管,可能与 CD 相混淆。但需要注意的是肉芽肿不是 CD 特有的标志,因为他们也可能与体内异物(缝合线)或感染有关,在对抗生素治疗无反应的储袋炎中也可出现透壁炎症[91]。

研究表明,组织学在储袋炎评级中的敏感性低于内镜检查或临床活动指数。1994 年 Sandborn 等人开发了一种目前临床上并不常用的储袋炎评分系统[142]。然而,它与内镜相结合后,广泛用于评估伴随事件,例如合并感染或缺血。

致病菌是导致储袋炎的最常见原因,最常见的病原体是艰难梭菌、志贺菌属、大肠埃希菌和 CMV[91]。但是感染引起的储袋炎没有典型的病理特征,与非 IBD 患者的炎症相似,其固有层具有中度急性炎症细胞浸润,伴有腺体和表面上皮糜烂和侵袭。在大多数情况下,粪便细菌培养阳性即可确诊。与缺血的鉴别诊断较为容易;缺血性储袋的组织学特征与在肠道的任何其他区域中观察到的相同,通常破坏黏膜肌层的肌细胞并出现固有层纤维化。

用储袋标本进行 CD 的诊断目前仍有困难;若组织学上观察到非干酪样肉芽肿(与破裂的隐窝或腺体不相关)和 / 或深穿透性的瘘管时,还是需要考虑到 CD 的可能性。若诊断未明确或者结合临床资料需要修改诊断时,一定要重新复阅结肠切除标本和 / 或先前相关的活检标本的病理切片。

5.5.2　封套炎

封套炎是 IPAA 外科手术过程中未完全切除而残留的"封套"状直肠柱状黏膜发生的炎症,常位于肛管近端。约 13% 的患者可发生封套炎[143]。患者的症状类似于储袋炎,因发生炎症的部位是封套的黏膜而不是回肠储袋的黏膜,因此可通过内镜检查区分。

5.5.3　储袋前回肠炎

储袋前回肠炎(pre-pouch ileitis)是指伴或不伴回肠储袋炎的 IPAA 患者在回肠靠近新的储袋处出现的慢性炎症[144]。组织学变化与在储袋炎中观察到的小肠腺体出现结肠化的外观表现相同(具有黏蛋白和表型改变)。

5.5.4　储袋发生的克罗恩病样并发症

一种新发现的 IPAA 术后 UC 出现的储袋炎症性并发症,称为克罗恩病样储袋炎,约 13% 的患者会出现这种情况,发生在储袋近端回肠末端(储袋前),为非吻合口狭窄或非吻合口肛周瘘管[145,146]。在组织学上,可以观察到固有层的弥漫性急性炎症细胞浸润,可能存在糜烂、溃疡和黏膜结构扭曲。在手术切除的储袋中,可以看到深层淋巴聚集体和由肉芽组织排列构成的瘘管[147]。

Huguet 等人最近的一项研究[148]显示使用抗肿瘤坏死因子(TNF)治疗克罗恩病样并发症的效果好于慢性难治性储袋炎,这表明维持两种炎症状态的发生因素和机制是不同的。有研究者[149,150]认为,克罗恩病样并发症可能与"储袋经典 CD"有关,难治性储袋炎与"微生物群介导的"炎症更为相关[151,152]。难治性储袋炎对抗生素更有效果,而对抗 TNF 治疗的反应较差,这也进一步的证实了上述观点[153,154]。

5.6　感染

5.6.1　巨细胞病毒

巨细胞病毒(cytomegalovirus)是一种双链 DNA 病毒,可引起免疫功能低下患者出现急性感染或潜伏感染的再激活。根据 2013 欧洲指南[6],UC 患者比 CD 患者更容易发生巨细胞病毒感染[155];患者所用药物和治疗方案可能会极大地影响被感染的风险以及"激素难治性"UC 的发生。巨细胞病毒过度感染导致 UC 疾病的严重程度增加,并且发病率和住院率更高;当 UC 对药物治疗无反应时,无论如何,在开始更积极的免疫抑制治疗之前,必须排除 CMV 感染[156-158]。一些研究已经证明了抗 CMV 治疗对患者有效,从而减少了结肠切除术 / 直肠结肠切除术的需求,并促进了临床缓解[159]。

从组织学的角度来看,CMV 感染会引起一系列形态学改变,例如细胞肿胀、核深染及核内包涵体,这种变化主要见于内皮细胞[160]。然而,这些发现并不总是存在于简单的苏木精 - 伊红染色切片上;针对 CMV 抗原的特异性免疫组织化学染色是一种更灵敏的检查方法,甚至能够检测单个感染细胞(图 5-8)。

5.6.2　艰难梭菌

艰难梭菌(Clostridium difficile)是一种可形成孢子的细菌。艰难梭菌的临床表现多变,如水样腹泻、腹痛、中毒性巨结肠和穿孔等。在接受回肠造口术的患者中,艰难梭菌感染可能引起肠炎,在 IPAA 的患者中,感染可导致储袋炎(高达 10.7% 的病例)[161]。UC 患者中,艰难梭菌的发病率在 2.8%~11% 之间[162],并且激素、免疫调节剂和抗生素的长期使用可增加艰难梭菌感染的风险[163,164]。但最近引入的生物制剂的应用与艰难梭菌感染风险的增加无相关性[165]。

根据 Navaneethan 等人的研究,UC 患者艰难梭菌感染的危险因素包括内镜下显示的活动性病变、3 个月内频繁就诊、住院后 1 年内住院治疗次数增加以及治疗药物的升级。此外,与非感染患者相比,感染患者在感染后一年内就医次数更多,接受结肠切除术的比例也更高[166]。

艰难梭菌感染的组织学特征在大多数情况下并非特异,常显示为活动性结肠炎,内镜检查时只有 13% 的 UC 患者存在假膜[91]。

5.7　儿童溃疡性结肠炎

大约 10%~15% 的 UC 患者不满 18 岁[167]。诊断的金标准是内镜评估下消化道和上消化道,并进行活组织检查[168-170]。目前,儿童 UC 多见于伴有倒灌性回肠炎和阑尾周围炎特征的广泛性结肠炎(全结肠或次全结肠炎),也见于没有严重盲肠受累 UC 的病例[6]。然而,明确儿童 UC 的组织学图像可能比成人更具挑战性;结肠黏膜可能表现出较小程度的扭曲,在高达 31% 的病例中保留了完整结构。大约 21% 的病例中炎症可以是轻微、斑片状的,约 30%病例可检测到直肠豁免型,特别是在 10 岁以下的儿童更常见[34,35,171,172]。

据一些研究报道,与成人 UC(58%)相比,基底浆细胞增生在儿童中并不常见。然而,一旦存在,即使在幼儿中也代表了 UC 的早期发病[35,172]。高达75% 的儿科患者可出现上消化道炎症[173-175],包括非特异性食管炎或胃炎,但十二指肠黏膜炎症并不常见[175,176]。

参考文献

1. Stange EF, Travis SPL, Vermeire S et al; European Crohn's and Colitis Organisation (ECCO) (2008) European evidence-based Consensus on the diagnosis and management of ulcerative colitis: definitions and diagnosis. J Crohns Colitis 2(1):1–23
2. Mowat C, Cole A, Windsor A et al; IBD Section of the British Society of Gastroenterology (2011) Guidelines for the management of inflammatory bowel disease in adults. Gut 60(5):571–607
3. Delpre G, Avidor I, Steinherz R et al (1989) Ultrastructural abnormalities in endoscopically and histologically normal and involved colon in ulcerative colitis. Am J Gastroenterol 84(9):1038–1046
4. Geboes K, Dalle I (2002) Influence of treatment on morphological features of mucosal inflammation. Gut 50 (Suppl 3):III37–III42

5. Wiernicka A, Szymanska S, Cielecka-Kuszyk J et al (2015) Histological healing after infliximab induction therapy in children with ulcerative colitis. World J Gastroenterol 21(37):10654–10661

6. Magro F, Langner C, Driessen A et al; European Society of Pathology (ESP); European Crohn's and Colitis Organisation (ECCO) (2013) European consensus on the histopathology of inflammatory bowel disease. J Crohns Colitis 7(10):827–851

7. Truelove SC, Hambling MH (1958) Treatment of ulcerative colitis with local hydro-cortisone hemisuccinate sodium: a report on a controlled therapeutic trial. Br Med J 2(5104):1072–1077

8. Thomas SJ, Walsh A, Von Herbay A et al (2009) How much agreement is there between histological, endoscopic and clinical assessments of remission in ulcerative colitis? Gut 58(S1):A101

9. Rosenberg L, Nanda KS, Zenlea T et al (2013) Histologic markers of inflammation in patients with ulcerative colitis in clinical remission. Clin Gastroenterol Hepatol 11(8):991–996

10. Moum B, Ekbom A, Vatn MH, Elgjo K (1999) Change in the extent of colonoscopic and histological involvement in ulcerative colitis over time. Am J Gastroenterol 94(6):1564–1569

11. Levine TS, Tzardi M, Mitchell S et al (1996) Diagnostic difficulty arising from rectal recovery in ulcerative colitis. J Clin Pathol 49(4):319–323

12. Rubio CA, Johansson C, Uribe A, Kock Y (1984) A quantitative method of estimating inflammation in the rectal mucosa. IV. Ulcerative colitis in remission. Scand J Gastroenterol 19(4):525–530

13. Price AB, Morson BC (1975) Inflammatory bowel disease: the surgical pathology of Crohn's disease and ulcerative colitis. Hum Pathol 6(1):7–29

14. Mazzuoli S, Guglielmi FW, Antonelli E et al (2013) Definition and evaluation of mucosal healing in clinical practice. Dig Liver Dis 45(12):969–977

15. Gupta RB, Harpaz N, Itzkowitz S et al (2007) Histologic inflammation is a risk factor for progression to colorectal neoplasia in ulcerative colitis: a cohort study. Gastroenterology 133(4):1099–1105

16. Rutter M, Saunders B, Wilkinson K et al (2004) Severity of inflammation is a risk factor for colorectal neoplasia in ulcerative colitis. Gastroenterology 126(2):451–459

17. Bitton A, Peppercorn MA, Antonioli DA et al (2001) Clinical, biological, and histologic parameters as predictors of relapse in ulcerative colitis. Gastroenterology 120(1):13–20

18. Schumacher G, Kollberg B, Sandstedt B (1994) A prospective study of first attacks of inflammatory bowel disease and infectious colitis. Histologic course during the 1st year after presentation. Scand J Gastroenterol 29(4):318–332

19. Azad S, Sood N, Sood A (2011) Biological and histological parameters as predictors of relapse in ulcerative colitis: a prospective study. Saudi J Gastroenterol 17(3):194–198

20. Korelitz BI, Sultan K, Kothari M et al (2014) Histological healing favors lower risk of colon carcinoma in extensive ulcerative colitis. World J Gastroenterol 20(17):4980–4986

21. Hefti MM, Chessin DB, Harpaz NH et al (2009) Severity of inflammation as a predictor of colectomy in patients with chronic ulcerative colitis. Dis Colon Rectum 52(2):193–197

22. Tanaka M, Saito H, Kusumi T et al (2002) Biopsy pathology predicts patients with ulcerative colitis subsequently requiring surgery. Scand J Gastroenterol 37(2):200–205

23. Tanaka M, Kusumi T, Oshitani N et al (2003) Validity of simple mucosal biopsy criteria combined with endoscopy predicting patients with ulcerative colitis ultimately requiring surgery: a multicenter study. Scand J Gastroenterol 38(6):594–598

24. Zezos P, Patsiaoura K, Nakos A et al (2014) Severe eosinophilic infiltration in colonic biopsies predicts patients with ulcerative colitis not responding to medical therapy. Colorectal Dis 16(12):O420–O430

5

25. Daperno M, Sostegni R, Scaglione N et al (2004) Outcome of a conservative approach in severe ulcerative colitis. Dig Liver Dis 36(1):21–28

26. Molnár T, Farkas K, Nyári T et al (2011) Response to first intravenous steroid therapy determines the subsequent risk of colectomy in ulcerative colitis patients. J Gastrointestin Liver Dis 20(4):359–363

27. Travis SPL, Higgins PDR, Orchard T et al (2011) Review article: defining remission in ulcerative colitis. Aliment Pharmacol Ther 34(2):113–124

28. Bryant RV, Winer S, Travis SP, Riddell RH (2014) Systematic review: histological remission in inflammatory bowel disease. Is 'complete' remission the new treatment paradigm? An IOIBD initiative. J Crohns Colitis 8(12):1582–1597

29. Conrad K, Roggenbuck D, Laass MW (2014) Diagnosis and classification of ulcerative colitis. Autoimmun Rev 13(4–5):463–466

30. Geboes K, Desreumaux P, Jouret A et al (1999) Histopathologic diagnosis of the activity of chronic inflammatory bowel disease. Evaluation of the effect of drug treatment. Use of histological scores. Gastroenterol Clin Biol 23(10):1062–1073 [Article in French]

31. Sanders DS (1998) The differential diagnosis of Crohn's disease and ulcerative colitis. Baillieres Clin Gastroenterol 12(1):19–33

32. Swan NC, Geoghegan JG, O'Donoghue DP et al (1998) Fulminant colitis in inflammatory bowel disease: detailed pathologic and clinical analysis. Dis Colon Rectum 41(12): 1511–1515

33. Palnaes Hansen C, Hegnhøj J, Møller A et al (1990) Ulcerative colitis and Crohn's disease of the colon. Is there a macroscopic difference? Ann Chir Gynaecol 79(2):78–81

34. Glickman JN, Bousvaros A, Farraye FA et al (2004) Pediatric patients with untreated ulcerative colitis may present initially with unusual morphologic findings. Am J Surg Pathol 28(2):190–197

35. Washington K, Greenson JK, Montgomery E et al (2002) Histopathology of ulcerative colitis in initial rectal biopsy in children. Am J Surg Pathol 26(11):1441–1449

36. Joo M, Odze RD (2010) Rectal sparing and skip lesions in ulcerative colitis: a comparative study of endoscopic and histologic findings in patients who underwent proctocolectomy. Am J Surg Pathol 34(5):689–696

37. Kim B, Barnett JL, Kleer CG, Appelman HD (1999) Endoscopic and histological patchiness in treated ulcerative colitis. Am J Gastroenterol 94(11):3258–3262

38. D'Haens G, Geboes K, Ponette E et al (1997) Healing of severe recurrent ileitis with azathioprine therapy in patients with Crohn's disease. Gastroenterology 112(5):1475–1481

39. Ladefoged K, Munck LK, Jorgensen F, Engel P (2005) Skip inflammation of the appendiceal orifice: a prospective endoscopic study. Scand J Gastroenterol 40(10):1192–1196

40. Yang SK, Jung HY, Kang GH et al (1999) Appendiceal orifice inflammation as a skip lesion in ulcerative colitis: an analysis in relation to medical therapy and disease extent. Gastrointest Endosc 49(6):743–747

41. Haskell H, Andrews CW Jr, Reddy SI et al (2005) Pathologic features and clinical significance of "backwash" ileitis in ulcerative colitis. Am J Surg Pathol 29(11):1472–1481

42. Koukoulis GK, Ke Y, Henley JD, Cummings OW (2002) Detection of pyloric metaplasia may improve the biopsy diagnosis of Crohn's ileitis. J Clin Gastroenterol 34(2):141–143

43. Goldstein N, Dulai M (2006) Contemporary morphologic definition of backwash ileitis in ulcerative colitis and features that distinguish it from Crohn disease. Am J Clin Pathol 126(3):365–376

44. Yamagata M, Mikami T, Tsuruta T et al (2011) Submucosal fibrosis and basic-fibroblast growth factor-positive neutrophils correlate with colonic stenosis in cases of ulcerative colitis. Digestion 84(1):12–21

45. Riley SA, Mani V, Goodman MJ et al (1991) Microscopic activity in ulcerative colitis: what does it mean? Gut 32(2):174–178

46. Villanacci V, Manenti S, Antonelli E et al (2011) Non-IBD colitides: clinically useful histopathological clues. Rev Esp Enferm Dig 103(7):366–372

47. Baars JE, Nuij VJ, Oldenburg B et al (2012) Majority of patients with inflammatory bowel disease in clinical remission have mucosal inflammation. Inflamm Bowel Dis 18(9):1634–1640

48. Bessissow T, Lemmens B, Ferrante M et al (2012) Prognostic value of serologic and histologic markers on clinical relapse in ulcerative colitis patients with mucosal healing. Am J Gastroenterol 107(11):1684–1692

49. Mosli MH, Feagan BG, Sandborn WJ et al (2014) Histologic evaluation of ulcerative colitis: a systematic review of disease activity indices. Inflamm Bowel Dis 20(3):564–575

50. Surawicz CM, Meisel JL, Ylvisaker T et al (1981) Rectal biopsy in the diagnosis of Crohn's disease: value of multiple biopsies and serial sectioning. Gastroenterology 80(1):66–71

51. Surawicz CM, Haggitt RC, Husseman M, McFarland LV (1994) Mucosal biopsy diagnosis of colitis: acute self-limited colitis and idiopathic inflammatory bowel disease. Gastroenterology 107(3):755–763

52. McCormick DA, Horton LW, Mee AS (1990) Mucin depletion in inflammatory bowel disease. J Clin Pathol 43(2):143–146

53. Kleer CG, Appelman HD (1998) Ulcerative colitis: patterns of involvement in colorectal biopsies and changes with time. Am J Surg Pathol 22(8):983–989

54. Cross SS, Harrison RF (2002) Discriminant histological features in the diagnosis of chronic idiopathic inflammatory bowel disease: analysis of a large dataset by a novel data visualisation technique. J Clin Pathol 55(1):51–57

55. Gramlich T, Petras RE (2007) Pathology of inflammatory bowel disease. Semin Pediatr Surg 16(3):154–163

56. Mahadeva U, Martin JP, Patel NK, Price AB (2002) Granulomatous ulcerative colitis: a re-appraisal of the mucosal granuloma in the distinction of Crohn's disease from ulcerative colitis. Histopathology 41(1):50–55

57. Odze R, Antonioli D, Peppercorn M, Goldman H (1993) Effect of topical 5-aminosalicylic acid (5-ASA) therapy on rectal mucosal biopsy morphology in chronic ulcerative colitis. Am J Surg Pathol 17(9):869–875

58. Kornbluth A, Sachar DB; Practice Parameters Committee of the American College of Gastroenterology (2004) Ulcerative colitis practice guidelines in adults (update): American College of Gastroenterology, Practice Parameters Committee. Am J Gastroenterol 99(7): 1371–1385

59. Truelove SC, Richards WC (1956) Biopsy studies in ulcerative colitis. Br Med J 1(4979): 1315–1318

60. Geboes K, Riddell R, Ost A et al (2000) A reproducible grading scale for histological assessment of inflammation in ulcerative colitis. Gut 47(3):404–409

61. Soucy G, Wang HH, Farraye FA et al (2012) Clinical and pathological analysis of colonic Crohn's disease, including a subgroup with ulcerative colitis-like features. Mod Pathol 25(2):295–307

62. Odze RD (2003) Diagnostic problems and advances in inflammatory bowel disease. Mod Pathol 16(4):347–358

63. Odze RD (2004) Pathology of indeterminate colitis. J Clin Gastroenterol 38(5 Suppl 1): S36–S40

64. Geboes K (2001) Crohn's disease, ulcerative colitis or indeterminate colitis – how important is it to differentiate? Acta Gastroenterol Belg 64(2):197–200

65. Goldman H (1998) Ulcerative colitis and Crohn's disease. In: Ming S, Goldman H (eds) Pathology of the gastrointestinal tract. Williams & Wilkins, Baltimore, pp. 673–694

66. Yantiss RK, Farraye FA, O'Brien MJ et al (2006) Prognostic significance of superficial fissuring ulceration in patients with severe 'indeterminate' colitis. Am J Surg Pathol 30(2): 165–170

67. Guindi M, Riddell RH (2004) Indeterminate colitis. J Clin Pathol 57(12):1233–1244

5

68. Braveman JM, Schoetz DJ Jr, Marcello PW et al (2004) The fate of the ileal pouch in patients developing Crohn's disease. Dis Colon Rectum 47(10):1613–1619

69. Yu CS, Pemberton JH, Larson D (2000) Ileal pouch-anal anastomosis in patients with indeterminate colitis: long-term results. Dis Colon Rectum 43(11):1487–1496

70. Farmer M, Petras RE, Hunt LE et al (2000) The importance of diagnostic accuracy in colonic inflammatory bowel disease. Am J Gastroenterol 95(11):3184–3188

71. Meucci G, Bortoli A, Riccioli FA et al (1999) Frequency and clinical evolution of indeterminate colitis: a retrospective multi-centre study in northern Italy. GSMII (Gruppo di Studio per le Malattie Infiammatorie Intestinali). Eur J Gastroenterol Hepatol 11(8):909–913

72. Panis Y, Poupard B, Nemeth J et al (1996) Ileal pouch/anal anastomosis for Crohn's disease. Lancet 347(9005):854–857

73. Peyrègne V, Francois Y, Gilly FN et al (2000) Outcome of ileal pouch after secondary diagnosis of Crohn's disease. Int J Colorectal Dis 15(1):49–53

74. Feakins RM (2014) Ulcerative colitis or Crohn's disease? Pitfalls and problems. Histopathology 64(3):317–335

75. McCready FJ, Bargen JA, Dockerty MB et al (1949) Involvement of the ileum in chronic ulcerative colitis. N Engl J Med 240(4):119–127

76. Saltzstein SL, Rosenberg BF (1963) Ulcerative colitis of the ileum, and regional enteritis of the colon: a comparative histopathologic study. Am J Clin Pathol 40:610–623

77. Yantiss RK, Odze RD (2007) Pitfalls in the interpretation of nonneoplastic mucosal biopsies in inflammatory bowel disease. Am J Gastroenterol 102(4):890–904

78. Yantiss RK, Sapp HL, Farraye FA et al (2004) Histologic predictors of pouchitis in patients with chronic ulcerative colitis. Am J Surg Pathol 28(8):999–1006

79. Yantiss RK, Odze RD (2006) Diagnostic difficulties in inflammatory bowel disease pathology. Histopathology 48(2):116–132

80. Lin J, McKenna BJ, Appelman HD (2010) Morphologic findings in upper gastrointestinal biopsies of patients with ulcerative colitis: a controlled study. Am J Surg Pathol 34(11): 1672–1677

81. Vidali F, Di Sabatino A, Broglia F et al (2010) Increased CD8+ intraepithelial lymphocyte infiltration and reduced surface area to volume ratio in the duodenum of patients with ulcerative colitis. Scand J Gastroenterol 45(6):684–689

82. Endo K, Kuroha M, Shiga H et al (2012) Two cases of diffuse duodenitis associated with ulcerative colitis. Case Rep Gastrointest Med 2012:396521 doi:10.1155/2012/396521

83. Rubenstein J, Sherif A, Appelman H, Chey WD (2004) Ulcerative colitis associated enteritis: is ulcerative colitis always confined to the colon? J Clin Gastroenterol 38(1): 46–51

84. Hisabe T, Matsui T, Miyaoka M et al (2010) Diagnosis and clinical course of ulcerative gastroduodenal lesion associated with ulcerative colitis: possible relationship with pouchitis. Dig Endosc 22(4):268–274

85. Hori K, Ikeuchi H, Nakano H et al (2008) Gastroduodenitis associated with ulcerative colitis. J Gastroenterol 43(3):193–201

86. Honma J, Mitomi H, Murakami K et al (2001) Nodular duodenitis involving CD8+ cell infiltration in patients with ulcerative colitis. Hepatogastroenterology 48(42):1604–1610

87. Nostrant TT, Kumar NB, Appelman HD (1987) Histopathology differentiates acute self-limited colitis from ulcerative colitis. Gastroenterology 92(2):318–328

88. Surawicz CM (2008) What's the best way to differentiate infectious colitis (acute self-limited colitis) from IBD? Inflamm Bowel Dis 14(Suppl 2):S157–S158

89. Kumar NB, Nostrant TT, Appelman HD (1982) The histopathologic spectrum of acute self-limited colitis (acute infectious-type colitis). Am J Surg Pathol 6(6):523–529

90. Seldenrijk CA, Morson BC, Meuwissen SG et al (1991) Histopathological evaluation of

colonic mucosal biopsy specimens in chronic inflammatory bowel disease: diagnostic implications. Gut 32(12):1514–1520

91. Odze RD, Goldblum JR (2015) Surgical pathology of the GI tract, liver, biliary tract and pancreas (3rd edn). Elsevier Saunders, Philadelphia

92. Morson BC, Dawson IMP (1972) Gastrointestinal pathology. Blackwell, Oxford-London

93. Read NW, Krejs GJ, Read MG et al (1980) Chronic diarrhea of unknown origin. Gastroenterology 78(2):264–271

94. Lazenby AJ, Yardley JH, Giardiello FM et al (1989) Lymphocytic ("microscopic") colitis – a comparative histopathologic study with particular reference to collagenous colitis. Hum Pathol 20(1):18–28

95. Bo-Linn GW, Vendrell DD, Lee E, Fordtran JS (1985) An evaluation of the significance of microscopic colitis in patients with chronic diarrhea. J Clin Invest 75(5):1559–1569

96. Ayata G, Ithamukkala S, Sapp H et al (2002) Prevalence and significance of inflammatory bowel disease-like morphologic features in collagenous and lymphocytic colitis. Am J Surg Pathol 26(11):1414–1423

97. NASPGHAN/CCFA Working Group (2007) Differentiating ulcerative colitis from Crohn disease in children and young adults: report of a working group of the North American Society for Pediatric Gastroenterology, Hepatology, and Nutrition and the Crohn's and Colitis Foundation of America. J Pediatr Gastroenterol Nutr 44(5):653–674

98. Driman DK, Preiksaitis HG (1998) Colorectal inflammation and increased cell proliferation associated with oral sodium phosphate bowel preparation solution. Hum Pathol 29(9):972–978

99. Watts DA, Lessells AM, Penman ID, Ghosh S (2002) Endoscopic and histologic features of sodium phosphate bowel preparation induced colonic ulceration: case report and review. Gastrointest Endosc 55(4):584–587

100. Wong NA, Penman ID, Campbell S, Lessells AM (2000) Microscopic focal cryptitis associated with sodium phosphate bowel preparation. Histopathology 36(5):476–478

101. Bergeron V, Vienne A, Sokol H et al (2010) Risk factors for neoplasia in inflammatory bowel disease patients with pancolitis. Am J Gastroenterol 105(11):2405–2411

102. Farraye FA, Odze RD, Eaden J, Itzkowitz SH (2010) AGA technical review on the diagnosis and management of colorectal neoplasia in inflammatory bowel disease. Gastroenterology 138(2):746–774

103. Lashner BA (2002) Colorectal cancer surveillance for patients with inflammatory bowel disease. Gastrointest Endosc Clin N Am 12(1):135–143

104. Ullman T, Odze R, Farraye FA (2009) Diagnosis and management of dysplasia in patients with ulcerative colitis and Crohn's disease of the colon. Inflamm Bowel Dis 15(4):630–638

105. Broomé U, Löfberg R, Veress B, Eriksson LS (1995) Primary sclerosing cholangitis and ulcerative colitis: evidence for increased neoplastic potential. Hepatology 22(5):1404–1408

106. Mooiweer E, Baars JE, Lutgens MW et al (2012) Disease severity does not affect the interval between IBD diagnosis and the development of CRC: results from two large, Dutch case series. J Crohns Colitis 6(4):435–440

107. Nuako KW, Ahlquist DA, Mahoney DW et al (1998) Familial predisposition for colorectal cancer in chronic ulcerative colitis: a case-control study. Gastroenterology 115(5):1079–1083

108. Askling J, Dickman PW, Karlén P et al (2001) Family history as a risk factor for colorectal cancer in inflammatory bowel disease. Gastroenterology 120(6):1356–1362

109. Rutter MD, Saunders BP, Wilkinson KH et al (2006) Thirty-year analysis of a colonoscopic surveillance program for neoplasia in ulcerative colitis. Gastroenterology 130(4):1030–1038

5

110. Bosman FT, Carneiro F, Hruban RH, Theise ND (2010) WHO classification of tumours of the digestive system (4th edn). WHO Press, Lyon

111. Schlemper RJ, Riddell RH, Kato Y et al (2000) The Vienna classification of gastrointestinal epithelial neoplasia. Gut 47(2):251–255

112. Riddell RH, Goldman H, Ransohoff DF et al (1983) Dysplasia in inflammatory bowel disease: standardized classification with provisional clinical applications. Hum Pathol 14(11):931–968

113. Gerrits MM, Chen M, Theeuwes M et al (2011) Biomarker-based prediction of inflammatory bowel disease-related colorectal cancer: a case-control study. Cell Oncol (Dordr) 34(2):107–117

114. Pozza A, Scarpa M, Ruffolo C et al (2011) Colonic carcinogenesis in IBD: molecular events. Ann Ital Chir 82(1):19–28

115. Dorer R, Odze RD (2006) AMACR immunostaining is useful in detecting dysplastic epithelium in Barrett's esophagus, ulcerative colitis, and Crohn's disease. Am J Surg Pathol 30(7):871–877

116. van Schaik FD, Oldenburg B, Offerhaus GJ et al (2012) Role of immunohistochemical markers in predicting progression of dysplasia to advanced neoplasia in patients with ulcerative colitis. Inflamm Bowel Dis 18(3):480–488

117. Odze RD (1999) Adenomas and adenoma-like DALMs in chronic ulcerative colitis: a clinical, pathological, and molecular review. Am J Gastroenterol 94(7):1746–1750

118. Torres C, Antonioli D, Odze RD (1998) Polypoid dysplasia and adenomas in inflammatory bowel disease: a clinical, pathologic, and follow-up study of 89 polyps from 59 patients. Am J Surg Pathol 22(3):275–284

119. Rutter MD, Saunders BP, Wilkinson KH et al (2004) Most dysplasia in ulcerative colitis is visible at colonoscopy. Gastrointest Endosc 60(3):334–339

120. Vieth M, Behrens H, Stolte M (2006) Sporadic adenoma in ulcerative colitis: endoscopic resection is an adequate treatment. Gut 55(8):1151–1155

121. Lim CH, Dixon MF, Vail A et al (2003) Ten year follow up of ulcerative colitis patients with and without low grade dysplasia. Gut 52(8):1127–1132

122. Befrits R, Ljung T, Jaramillo E, Rubio C (2002) Low-grade dysplasia in extensive, long-standing inflammatory bowel disease: a follow up study. Dis Colon Rectum 45(5): 615–620

123. Goldstone R, Itzkowitz S, Harpaz N, Ullman T (2011) Progression of low-grade dysplasia in ulcerative colitis: effect of colonic location. Gastrointest Endosc 74(5):1087–1093

124. Blackstone MO, Riddell RH, Rogers BH, Levin B (1981) Dysplasia associated lesion or mass (DALM) detected by colonoscopy in long-standing ulcerative colitis: an indication for colectomy. Gastroenterology 80(2):366–374

125. Fan CW, Changchien CR, Wang JY et al (2000) Primary colorectal lymphoma. Dis Colon Rectum 43(9):1277–1282

126. Shepherd NA, Hall PA, Coates PJ, Levison DA (1988) Primary malignant lymphoma of the colon and rectum. A histopathological and immunohistochemical analysis of 45 cases with clinicopathological correlations. Histopathology 12(3):235–252

127. Holubar SD, Dozois EJ, Loftus EV Jr et al (2011) Primary intestinal lymphoma in patients with inflammatory bowel disease: a descriptive series from the prebiologic therapy era. Inflamm Bowel Dis 17(7):1557–1563

128. Lenzen R, Borchard F, Lübke H, Strohmeyer G (1995) Colitis ulcerosa complicated by malignant lymphoma: case report and analysis of published works. Gut 36(2):306–310

129. Wong NA, Herbst H, Herrmann K et al (2003) Epstein-Barr virus infection in colorectal neoplasms associated with inflammatory bowel disease: detection of the virus in lymphomas but not in adenocarcinomas. J Pathol 201(2):312–318

130. Querido S, Sousa HS, Pereira TA et al (2015) Gastrointestinal bleeding and diffuse skin thickening as Kaposi sarcoma clinical presentation. Case Rep Transplant 2015:424508

131. Anderson LA, Lauria C, Romano N et al (2008) Risk factors for classical Kaposi sarcoma in a population-based case-control study in Sicily. Cancer Epidemiol Biomarkers Prev 17(12):3435–3443

132. Rodríguez-Peláez M, Fernández-García MS, Gutiérrez-Corral N et al (2010) Kaposi's sarcoma: an opportunistic infection by human herpesvirus-8 in ulcerative colitis. J Crohns Colitis 4(5):586–590

133. Cremonini F, Talley NJ (2005) Irritable bowel syndrome: epidemiology, natural history, health care seeking and emerging risk factors. Gastroenterol Clin North Am 34(2): 189–204

134. Ikeuchi H, Nakano H, Uchino M et al (2004) Incidence and therapeutic outcome of pouchitis for ulcerative colitis in Japanese patients. Dig Surg 21(3):197–201

135. Suzuki H, Ogawa H, Shibata C et al (2012) The long-term clinical course of pouchitis after total proctocolectomy and IPAA for ulcerative colitis. Dis Colon Rectum 55(3):330–336

136. Meier CB, Hegazi RA, Aisenberg J et al (2005) Innate immune receptor genetic polymorphisms in pouchitis: is CARD15 a susceptibility factor? Inflamm Bowel Dis 11(11):965–971

137. Yantiss RK, Sapp HL, Farraye FA et al (2004) Histologic predictors of pouchitis in patients with chronic ulcerative colitis. Am J Surg Pathol 28(8):999–1006

138. Rotimi O, Rodrigues MG, Lim C (2004) Microscopic colitis with giant cells: is it really a distinct pathological entity? Histopathology 44(5):503–505

139. Araki T, Hashimoto K, Okita Y et al (2018) Colonic histological criteria predict development of pouchitis after ileal pouch-anal anastomosis for patients with ulcerative colitis. Dig Surg 35(2):138–143

140. Biancone L, Palmieri G, Lombardi A et al (2003) Tropomyosin expression in the ileal pouch: a relationship with the development of pouchitis in ulcerative colitis. Am J Gastroenterol 98(12):2719–2726

141. Fruin AB, El-Zammer O, Stucchi AF et al (2003) Colonic metaplasia in the ileal pouch is associated with inflammation and is not the result of long-term adaptation. J Gastrointest Surg 7(2):246–253

142. Le Berre N, Heresbach D, Kerbaol M et al (1995) Histological discrimination of idiopathic inflammatory bowel disease from other types of colitis. J Clin Pathol 48(8):749–753

143. Thompson-Fawcett MW, Mortensen NJ, Warren BF (1999) "Cuffitis" and inflammatory changes in the columnar cuff, anal transitional zone, and ileal reservoir after stapled pouch-anal anastomosis. Dis Colon Rectum 42(3):348–355

144. Bell AJ, Price A, Forbes A et al (2006) Pre-pouch ileitis: a disease of the ileum in ulcerative colitis after restorative proctocolectomy. Colorectal Dis 8(5):402–410

145. Shen B, Fazio VW, Remzi FH, Lashner BA (2005) Clinical approach to diseases of ileal pouch-anal anastomosis. Am J Gastroenterol 100(12):2796–2807

146. Samaan MA, de Jong D, Sahami S et al (2016) Incidence and severity of prepouch ileitis: A distinct disease entity or a manifestation of refractory pouchitis? Inflamm Bowel Dis 22(3):662–668

147. Warren BF, Shepherd NA, Bartolo DC, Bradfield JW (1993) Pathology of the defunctioned rectum in ulcerative-colitis. Gut 34(4):514–516

148. Huguet M, Pereira B, Goutte M et al (2018) Systematic review with meta-analysis: anti-TNF therapy in refractory pouchitis and Crohn's disease-like complications of the pouch after ileal pouch-anal anastomosis following colectomy for ulcerative colitis. Inflamm Bowel Dis 24(2):261–268

149. Goldstein NS, Sanford WW, Bodzin JH (1997) Crohn's-like complications in patients with ulcerative colitis after total proctocolectomy and ileal pouch-anal anastomosis. Am J Surg Pathol 21(11):1343–1353

150. Deutsch AA, McLeod RS, Cullen J, Cohen Z (1991) Results of the pelvic-pouch procedure in patients with Crohn's disease. Dis Colon Rectum 34(6):475–477

5

151. Cheifetz A, Itzkowitz S (2004) The diagnosis and treatment of pouchitis in inflammatory bowel disease. J Clin Gastroenterol 38(5 Suppl 1):S44–S50

152. Angriman I, Scarpa M, Castagliuolo I (2014) Relationship between pouch microbiota and pouchitis following restorative proctocolectomy for ulcerative colitis. World J Gastroenterol 20(29):9665–9674

153. Colombel JF, Sandborn WJ, Rutgeerts P et al (2007) Adalimumab for maintenance of clinical response and remission in patients with Crohn's disease: the CHARM trial. Gastroenterology 132(1):52–65

154. Holubar SD, Cima RR, Sandborn WJ, Pardi DS (2010) Treatment and prevention of pouchitis after ileal pouch-anal anastomosis for chronic ulcerative colitis. Cochrane Database Syst Rev 2010(6):CD001176

155. Pillet S, Pozzetto B, Jarlot C et al (2012) Management of cytomegalovirus infection in inflammatory bowel diseases. Dig Liver Dis 44(7):541–548

156. Kim JJ, Simpson N, Klipfel N et al (2010) Cytomegalovirus infection in patients with active inflammatory bowel disease. Dig Dis Sci 55(4):1059–1065

157. Kim YS, Kim YH, Kim JS et al; IBD Study Group of the Korean Association for the Study of Intestinal Diseases(KASID), Korea (2012) Cytomegalovirus infection in patients with new onset ulcerative colitis: a prospective study. Hepatogastroenterology 59(116):1098–1101

158. Roblin X, Pillet S, Oussalah A et al (2011) Cytomegalovirus load in inflamed intestinal tissue is predictive of resistance to immunosuppressive therapy in ulcerative colitis. Am J Gastroenterol 106(11):2001–2008

159. Kambham N, Vij R, Cartwright CA, Longacre T (2004) Cytomegalovirus infection in steroid-refractory ulcerative colitis: a case-control study. Am J Surg Pathol 28(3):365–373

160. Sinzger C (2008) Entry route of HCMV into endothelial cells. J Clin Virol 41(3):174–179

161. Li Y, Qian J, Queener E, Shen B (2013) Risk factors and outcome of PCR-detected Clostridium difficile infection in ileal pouch patients. Inflamm Bowel Dis 19(2):397–403

162. D'Aoust J, Battat R, Bessissow T (2017) Management of inflammatory bowel disease with Clostridium difficile infection. World J Gastroenterol 23(27):4986–5003

163. Rodemann JF, Dubberke ER, Reske KA et al (2007) Incidence of Clostridium difficile infection in inflammatory bowel disease. Clin Gastroenterol Hepatol 5(3):339–344

164. Issa M, Vijayapal A, Graham MB et al (2007) Impact of Clostridium difficile on inflammatory bowel disease. Clin Gastroenterol Hepatol 5(3):345–351

165. Schneeweiss S, Korzenik J, Solomon DH et al (2009) Infliximab and other immunomodulating drugs in patients with inflammatory bowel disease and the risk of serious bacterial infections. Aliment Pharmacol Ther 30(3):253–264

166. Navaneethan U, Mukewar S, Venkatesh PG et al (2012) Clostridium difficile infection is associated with worse long term outcome in patients with ulcerative colitis. J Crohns Colitis 6(3):330–336

167. Kugathasan S, Judd RH, Hoffmann RG et al; Wisconsin Pediatric Inflammatory Bowel Disease Alliance (2003) Epidemiologic and clinical characteristics of children with newly diagnosed inflammatory bowel disease in Wisconsin: a statewide population-based study. J Pediatr 143(4):525–531

168. Dubinsky M (2008) Special issues in pediatric inflammatory bowel disease. World J Gastroenterol 14(3):413–420

169. Gupta SK, Fitzgerald JF, Croffie JM et al (2004) Comparison of serological markers of inflammatory bowel disease with clinical diagnosis in children. Inflamm Bowel Dis 10(3):240–244

170. Kim SC, Ferry GD (2004) Inflammatory bowel diseases in pediatric and adolescent patients: clinical, therapeutic, and psychosocial considerations. Gastroenterology 126(6):1550–1560

171. Markowitz J, Kahn E, Grancher K et al (1993) Atypical rectosigmoid histology in children

with newly diagnosed ulcerative colitis. Am J Gastroenterol 88(12):2034–2037

172. Robert ME, Tang L, Hao LM, Reyes-Mugica M (2004) Patterns of inflammation in mucosal biopsies of ulcerative colitis – perceived differences in pediatric populations are limited to children younger than 10 years. Am J Surg Pathol 28(2):183–189

173. Abdullah BA, Gupta SK, Croffie JM et al (2002) The role of esophagogastroduodenoscopy in the initial evaluation of childhood inflammatory bowel disease: a 7-year study. J Pediatr Gastroenterol Nutr 35(5):636–640

174. Ruuska T, Vaajalahti P, Arajärvi P, Mäki M (1994) Prospective evaluation of upper gastrointestinal mucosal lesions in children with ulcerative colitis and Crohn's disease. J Pediatr Gastroenterol Nutr 19(2):181–186

175. Sharif F, McDermott M, Dillon M et al (2002) Focally enhanced gastritis in children with Crohn's disease and ulcerative colitis. Am J Gastroenterol 97(6):1415–1420

176. Kundhal PS, Stormon MO, Zachos M et al (2003) Gastral antral biopsy in the differentiation of pediatric colitides. Am J Gastroenterol 98(3):557–561

5

第六章　溃疡性结肠炎的药物治疗：传统疗法还有效吗？

Fernando Rizzello, Marco Salice, Carlo Calabrese, Marta Mazza,
Andrea Calafiore, Lucia Calandrini, Hana Privitera Hrustemovic,
Massimo Campieri, Paolo Gionchetti

6.1　介绍和定义

6

　　UC 是一种慢性炎症性疾病，其病变从直肠开始并逐渐地累及整个结肠黏膜。UC 的病因仍然未知，尽管众多研究已经阐明了炎症性肠病的发病机制，并帮助研制了新型的靶向药物。正确的药物治疗需要综合评估疾病范围、疾病活动度和疾病行为[1]。

　　蒙特利尔分类将 UC 分为三类：直肠炎（当炎症仅限于直肠时）、左侧结肠炎（结肠脾区远端）和广泛结肠炎（病变超过结肠脾区近端）[2]。根据疾病范围选择药物配方：直肠炎栓剂、左侧结肠炎灌肠剂和大面积结肠炎片剂。此外，广泛结肠炎患者结肠切除术或发展成结直肠癌的风险更高，需要对其进行严格的疾病控制和组织学监测[3-5]。

　　目前已提出了许多疾病活动指数，但没有一个得到充分验证；Truelove 和 Witts 临床指数、Mayo 综合评分是临床试验中使用最多的评分方法。在临床实践中，Truelove 及 Witts 临床指数主要用于评估疾病的复发风险，而 Mayo 评分用于评估轻中度疾病（表 6-1 和表 6-2）[6,7]。

　　Truelove 和 Witts 严重程度指数的限制主要在于其不能有效地区别并监测疾病活动度的变化。

　　Mayo 评分是一个从 0~12 分的综合量化指标，该评分包括 3 个临床项目加内镜检查结果评定。缓解、有应答和恶化的定义在不同的研究中并不一致，且这些定义都没有得到正式验证。在研究评估生物制剂在活动性 UC 中的作用中定义如下：临床缓解的 Mayo 评分 ≤2 分并且没有单项得分 >1 分；临床应

表 6-1 Truelove 和 Witts 指数

	轻度	中度*	重度
血便次数 /d	<4	4~6	≥6
脉搏	<90 次 /min	≤90 次 /min	>90 次 /min
体温	<37.5℃	≤37.8℃	>37.8℃
血红蛋白	>11.5g/dl	≥10.5g/dl	<10.5g/dl
ESR	<20mm/h	≤30mm/h	>30mm/h

* 中度:介于轻度和重度之间。
ESR,红细胞沉降率。

表 6-2 Mayo 评分

	大便频率	直肠出血	内镜下表现	全球医生评估
0	正常的大便次数	无出血	正常或非活动性病变	正常
1	比正常多 1~2 次	血便次数少于大便次数的一半	红斑,正常血管形态减少,轻度脆性	轻度病变
2	比正常多 3~4 次	大多数的大便为明显的血便	显著红斑,缺乏正常血管形态,脆性,糜烂性病变	中度病变
3	比正常多 5 次及 5 次以上	全部血便	自发性出血,溃疡	重度病变

答的 Mayo 评分≥3 分、基线下降≥30%、直肠出血次数减少≥1 分或直肠出血绝对值下标 0 或 1;黏膜愈合为内镜检查下评分 0 或 1 分[8-12]。

无反应性的定义对于避免药物的副作用、过度治疗和疾病控制被延迟至关重要。治疗无反应性必须在检查核实正确的药物剂量、持续时间、配方、患者的依从性和并发症后才可确定。通过以下治疗后仍处于活动期的患者将定义为难治性患者:

- 使用正确剂量和配方的美沙拉嗪 2~4 周后
- 口服泼尼松或甲泼尼龙 0.75~1mg/kg 2 周后[13]
- 静脉注射氢化可的松 400mg 或甲泼尼龙 1mg/kg 3~5 天后[13]
- 硫唑嘌呤 2.5mg/kg 或 6- 巯嘌呤 1.5mg/kg 治疗 3 个月后[13]
- 环孢素 2mg/kg 静脉注射 4~7 天后[13]
- 英夫利昔单抗(infiximab,IFX)、阿达木单抗(adalimumab,ADA)、戈利木单抗(golimumab,GOLI)、维多丽珠单抗(vedolizumab,VEDO)治疗 4~10 周后[8-12]。

将类固醇依赖定义为在剂量逐渐减少的 3 个月期间或停用类固醇 3 个月内疾病复发[13]。

6.2　轻度至中度活动的疾病管理

　　5- 氨基水杨酸(5-ASA)，也称为美沙拉嗪，是柳氮磺吡啶的有效抗炎症部分，是轻度至中度活动性 UC 的一线治疗方法，在 20 世纪 30 年代，Nana Svartz 用它来治疗炎症性肠病(infammatory bowel disease, IBD)[14]。美沙拉嗪有不同的制剂，如栓剂、灌肠剂和片剂，以及不同的剂量和释放机制，可将药物直接给到患病区域，优化疗效并减少副作用[15]。

　　传统上，类固醇可以口服和局部给药[16]。引入了口服和低局部生物利用度的类固醇如二丙酸倍氯米松(beclomethasone dipropionate, BDP)或布地奈德(budesonide, BUDE)，提高了药物安全性同时保持了药物有效性[17-25]。已证明美沙拉嗪和 BDP 联合治疗比任何一个单独的治疗方法更有效[26]。然而，类固醇主要用于美沙拉嗪无效或不耐受的情况。

6.2.1　直肠炎

　　轻中度活动性直肠炎的一线治疗包括美沙拉嗪栓剂 1g，每天一次，持续 6~8 周[27]。众多的研究和系统综述阐述了美沙拉嗪栓剂有效性与耐受性：

- 比安慰剂或口服美沙拉嗪制剂更有效[28]
- 比灌肠剂耐受性更好[29]
- 单次给药具有与分剂量给药相似的效果且患者更易耐受[30]

局部类固醇不如局部美沙拉嗪有效，推荐用于对美沙拉嗪耐药的患者[31]。

　　口服联合局部美沙拉嗪制剂或局部美沙拉嗪联合局部类固醇比单独使用一种药物更有效，但尽管如此，联合治疗仅推荐用于难治性患者[32]。

　　在美沙拉嗪和类固醇局部联合治疗无效的情况下，全身皮质类固醇、生物制剂和 / 或免疫抑制剂可用于治疗[33]。

6.2.2　左侧和广泛结肠炎

　　口服加局部美沙拉嗪是治疗轻中度左侧 UC 的一线疗法。联合用药比单独口服或局部用药更有效[32]，后两者都优于安慰剂[31,32,34]。

　　目前还没有数据来比较局部使用美沙拉嗪和局部使用类固醇的效果，但美沙拉嗪似乎优于传统类固醇[31]，效果等同于局部 BDP[35]。

　　据报道，不同局部美沙拉嗪剂量(1、2 或 4g)的药效无明显差异[36]；然而，尽管没有比较不同灌肠量、液体或泡沫灌肠剂间的疗效差异，在临床实践中建议使药物能够覆盖整个病变范围。

　　每日口服 2g 以上美沙拉嗪的剂量比低剂量的更有效[34]，而中等活动度的患者,推荐较高剂量为 4.8g/d[37]。

美沙拉嗪和柳氮磺吡啶一样有效,但在高剂量时耐受性更好[3]。柳氮磺吡啶在伴有脊椎关节病患者的治疗中发挥着重要作用。每日一次的剂量比分剂量更有效,且患者依从性更好,副作用相似[38-40]。

在临床实践中,在治疗 2 周后,如果临床无获益,需开始额外治疗,需要 4~8 周的治疗才能达到完全的临床和内镜缓解[40,41]。

如前所述,在美沙拉嗪治疗失效的情况下,建议局部美沙拉嗪加局部类固醇联合治疗[32]。对美沙拉嗪耐药的患者,采用口服 BDP 5mg/d,连续 4 周代替全身皮质类固醇可能是有效的补充治疗方法[19,42]。

在两次对照临床试验中,给予左侧轻度活动性广泛 UC 患者口服为期 8 周的 BUDE 9mgMMX 制剂。两项研究中 BUDE 的疗效都明显优于安慰剂,但不优于美沙拉嗪 2.4g/d 和非 MMX BUDE 9mg/d[43,44]。当 BUDE 用于每日 2.4g 美沙拉嗪不能充分控制病情的患者的附加治疗时,其疗效明显优于安慰剂[45]。

在临床实践中,BDP 和 BUDE 可用于美沙拉嗪难治性患者的替代药物以及在使用全身类固醇以防多重耐药之前使用。

全身类固醇在广泛结肠炎患者中的疗效优于美沙拉嗪[46,47]。Baron 在 20 世纪 60 年代的一项小型研究中提出类固醇的使用剂量,该研究比较了三种不同剂量的泼尼松龙:每天 40mg 的疗效与每日 60mg 疗效相当且安全性更好,其安全性类似于每天 20mg[48]。

6.3 严重活动期患者的管理

严重活动期 UC 患者的管理与病变范围无关。过去,严重活动期 UC 有近 30% 的死亡率,危及生命。直到 20 世纪 70 年代 Truelove 引入静脉类固醇冲击疗法,严重活动期 UC 才得到有效缓解[49]。

入院后,必须仔细收集患者的病史并排除任何感染。强烈建议进行联合诊疗和手术评估。静脉给类固醇(氢化可的松 400mg/d 或甲泼尼龙 0.75~1mg/(kg·d)),通过静脉注射[50]是治疗严重活动性 UC 的主要方法,但是必须评估急诊结肠切除术的可能性(即穿孔,脓毒性并发症,中毒性巨结肠或反复发作的严重活动度疾病)[49]。

目前尚无关于类固醇正确剂量或类固醇类型的数据;仅一项荟萃分析提及结肠切除术风险与类固醇使用剂量无相关[51]。

其他治疗措施有:
- 按需补充液体和电解质

- 营养支持主要针对营养不良的患者,通过肠内营养而不是肠外营养支持。肠道休息的最初概念已经被取代[52],肠内营养比肠外营养副作用小[53]
- 局部使用美沙拉嗪或皮质类固醇,或者两者联合使用[49]
- 广谱抗生素,因不能改善疾病结局,故主要在怀疑全身感染时使用[54-56]
- 输血或输白蛋白
- 预防性皮下注射低分子肝素,以减少血栓栓塞风险[57]

Travis 等人证明在糖皮质激素治疗 3 天后,每天超过 8 次便血或每天 3~8 次便血、C 反应蛋白 >45mg/L 的患者有 85% 的结肠切除术风险[58]。基于这些被称为牛津标准的数据显示,应该积极早期进行抢救治疗。

Lichtiger 首次提出对静脉注射皮质类固醇无效的活动性重症 UC 患者进行抢救治疗。一项非盲研究观察了静脉注射环孢素 4mg/kg 的疗效,由于结果呈强阳性,该研究提前结束[59]。随后的两项研究表明,静脉注射环孢素 4mg/(kg·d) 与静脉注射环孢素 2mg/(kg·d) 同等有效[60],并且静脉注射环孢素 4mg/(kg·d) 与静脉注射甲泼尼龙 40mg/d 同等有效[61]。许多小型非盲研究证实了环孢素的疗效,但也报告了存在导致患者死亡的感染性并发症。综合这些研究的数据,环孢素对 76%~85% 的患者有效,可以暂时避免结肠切除术。环孢素治疗的主要问题是无法维持疾病缓解[62-64]。将其与硫唑嘌呤联合使用可改善其维持缓解期的效果[65],逐渐减少类固醇用量,并改用口服环孢素 5~8mg/(kg·d),直至硫嘌呤生效。联合使用三种免疫抑制剂,如类固醇、环孢素和硫唑嘌呤,发生严重和危及生命的感染风险的概率高于使用单一药物。

在生物学时代,已证明 IFX 在难治性重度活动性 UC 患者的抢救治疗中与类固醇一样有效。Jarnerot 已经证明,单剂量 IFX 5mg/kg 比安慰剂更能有效避免 3 个月的结肠切除术[66]。其他研究表明,三次剂量的诱导在预防结肠切除术中更有效[67],主要是缩短诱导期的持续时间[68]。比较 IFX 和环孢素时发现两种药物同样有效、快速和安全[69,70],但是 IFX 在维持缓解[71]方面更有效。根据汇集 10 项关于三线抢救疗法的研究结果,Narula 等人最近提出,三次剂量的诱导方法是可行的(3 个月时结肠切除术率为 28.3%,12 个月时为 42.3%),存在可接受的风险(6.7% 的严重感染和 1% 的死亡率)[72,73]。然而,这种治疗手段应该仅限于三级转诊中心并经过高度选择的患者[74]。

6

6.4　维持缓解

维持治疗的主要目的是不使用类固醇的情况下达到临床和黏膜缓解。每日至少口服一次 2g 美沙拉嗪是在诱导期的对美沙拉嗪有反应患者的一线治疗方法[34]。选定的直肠炎或左侧结肠炎患者可单独局部使用美沙拉嗪(分别为栓剂或灌肠剂),每周 3g,或在局部使用无效的情况下与口服美沙拉嗪联合使用[33]。硫唑嘌呤的给药剂量为 2~2.5mg/(kg·d),或推荐对美沙拉嗪难治或不耐受的患者及经历过中到重度复发、需要类固醇和 / 或环孢素或他克莫司以及类固醇依赖患者使用硫嘌呤 1~1.5mg/(kg·d)。支持使用硫嘌呤作为 UC 维持治疗的证据大多质量较差且多为回顾性研究。在硫嘌呤治疗中存在的主要问题是耐受性差、起效缓慢,需要 3 个月才可判断其疗效,需要使用类固醇或环孢素作为过渡治疗[75-78]。

6.5　特殊情况

　　肿瘤坏死因子(tumor necrosis factor,TNF)是认识炎症过程和引入单克隆抗体的关键。单克隆抗体也称为"生物制剂",由体内生化反应产生,可作为治疗慢性炎症性疾病的一种方法,并对 UC 的治疗方法产生了重要影响。

　　事实上,患有难治或不耐受类固醇的慢性活动性中度 UC 患者也可以用 IFX 治疗(第 0、2 和 6 周静脉注射 5mg/kg)或 ADA(第 0 周皮下注射 160mg,第 2 周皮下注射 80mg)或 GOLI(第 0 周皮下注射 200mg,第 2 周皮下注射 100mg)[8-13]。所有这些单克隆抗体在诱导和维持临床反应上比安慰剂更有效,但没有"头对头研究"来帮助识别最好的单克隆抗体。此外,生物制剂可维持不同给药方案下的缓解(表 6-3)。

表 6-3　生物制剂的给药时间表

	给药方式	诱导	维持
英夫利昔单抗	静脉注射	在 0、2、6 周给药 5mg/kg	每 8 周 5mg/kg 或每 4~8 周 10mg/kg*
阿达木单抗	皮下注射	每周 160mg,第 2 周 0~80mg	每隔一周 40mg 或每周 40mg*
戈利木单抗	皮下注射	每周 200mg,第 2 周 0~100mg	体重 <80kg,50mg/4 周,体重 >80kg,100mg/4 周
维多丽珠单抗	静脉注射	在 0、2、6 周,每周 300mg	每 8 周 300mg 或每 4 周 300mg*

* 以防 2 次治疗失败。

　　首次抗肿瘤坏死因子治疗无效的患者被定义为"原发性失败",应考虑使用 VEDO 治疗。

　　失去临床应答的患者,主要是因为他们产生了中和作用的抗药物抗体,可以通过优化使用剂量(10mg/kg,而不是 5mg/kg)[79]或减少注射间隔时间(每 4 周而不是每 8 周)重新获得反应,在 IFX 治疗期间或在 ADA 治疗期间,减少计划的时间间隔(每周治疗)[80]。在 GOLI 治疗期间未使用剂量优化的情况下,改用 VEDO 也是有可能的[81]。在有过敏反应或其他与药物相关副作用的情况下(即类似于银屑病),需强制改用 VEDO[81]。

　　整合素是白细胞从血液循环转移到炎症一侧过程中的关键分子;VEDO 是一种抗 α4-β7 整合素的单克隆抗体,主要表达于肠道血管的内皮细胞中。如前所述,VEDO 在诱导和维持中-重度 UC 患者的临床反应中同样有效。

　　表 6-4 总结了 IFX、ADA、GOLI 和 VEDO 的诱导和维持效果。但无"头对头研究"可帮助临床医生在肿瘤坏死因子阻滞剂和 VEDO 之间进行选择。

表 6-4　生物制剂在诱导和维持中度至重度 UC 患者缓解中的作用(无头对头研究)

	给药方式	抗-TNF 表达	诱导反应率	一年反应率
英夫利昔单抗	静脉注射	无	ACT1:69% ACT2:64%	ACT1:38.8%
阿达木单抗	皮下注射	ULTRA 1:是 ULTRA 2:是	ULTRA 1:54.65% ULTRA 2:50.4%	ULTRA 2:30.2%
戈利木单抗	皮下注射	PURSUIT:是 PURSUIT-M:是	PURSUIT:51%	PURSUIT-M 100mg/4 周:49.7% 50mg/4 周:47%
维多丽珠单抗	静脉注射	是	VEDO:47.1%	VEDO/8 周:56.6% VEDO/4 周:52%

TNF:肿瘤坏死因子。

参考文献

1. Dignass A, Eliakim R, Magro F et al (2012) Second European evidence-based consensus on the diagnosis and management of ulcerative colitis. Part 1: Definitions and diagnosis. J Crohns Colitis 6(10):965–990

2. Silverberg MS, Satsangi J, Ahmad T et al (2005) Toward an integrated clinical, molecular and serological classification of inflammatory bowel disease: report of a Working Party of the 2005 Montreal World Congress of Gastroenterology. Can J Gastroenterol 19(Suppl A): 5A–36A

3. Koutroubakis IE, Regueiro M, Schoen RE et al (2016) Multiyear patterns of serum inflammatory biomarkers and risk of colorectal neoplasia in patients with ulcerative

colitis. Inflamm Bowel Dis 22(1):100–105

4. Kleer CG, Appelman HD (1998) Ulcerative colitis: patterns of involvement in colorectal biopsies and changes with time. Am J Surg Pathol 22(8):983–989

5. Magro F, Langner C, Driessen A et al; European Society of Pathology (ESP); European Crohn's and Colitis Organisation (ECCO) (2013) European consensus on the histopathology of inflammatory bowel disease. J Crohns Colitis 7(10):827–851

6. Truelove SC, Witts LJ (1955) Cortisone in ulcerative colitis. Final report on a therapeutic trial. Br Med J 2(4947):1041–1048

7. Schroeder KW, Tremaine WJ, Ilstrup DM (1987) Coated oral 5-aminosalicylic acid therapy for mildly to moderately active ulcerative colitis. A randomized study. N Engl J Med 317(26):1625–1629

8. Rutgeerts P, Sandborn WJ, Feagan BG et al (2005) Infliximab for induction and maintenance therapy for ulcerative colitis. N Engl J Med 353(23):2462–2476

9. Reinisch W, Sandborn WJ, Hommes DW et al (2011) Adalimumab for induction of clinical remission in moderately to severely active ulcerative colitis: results of a randomised controlled trial. Gut 60(6):780–787

10. Sandborn WJ, van Assche G, Reinisch W et al (2012) Adalimumab induces and maintains clinical remission in patients with moderate-to-severe ulcerative colitis. Gastroenterology 142(2):257–265

11. Sandborn WJ, Feagan BG, Marano C et al; PURSUIT-SC Study Group (2014) Subcutaneous golimumab induces clinical response and remission in patients with moderate-to-severe ulcerative colitis. Gastroenterology 146(1):85–95

12. Sandborn WJ, Feagan BG, Marano C et al; PURSUIT-Maintenance Study Group (2014) Subcutaneous golimumab maintains clinical response in patients with moderate-to-severe ulcerative colitis. Gastroenterology 146(1):96–109

13. Feagan BG, Rutgeerts P, Sands BE et al; GEMINI 1 Study Group (2013) Vedolizumab as induction and maintenance therapy for ulcerative colitis. N Engl J Med 369(8):699–710

14. Svartz N (1942) Salazopyrin, a new sulfanilamide preparation. A. Therapeutic results in rheumatic polyarthritis. B. Therapeutic results in ulcerative colitis. C. Toxic manifestations in treatment with sulfanilamide preparations. Acta Med Scand 110(6):577–598

15. Gionchetti P, Rizzello F, Annese V et al; Italian Group for the Study of Inflammatory Bowel Disease (IG-IBD) (2017) Use of corticosteroids and immunosuppressive drugs in inflammatory bowel disease: clinical practice guidelines of the Italian group for the study of inflammatory bowel disease. Dig Liver Dis 49(6):604–617

16. Stein RB, Hanauer SB (2000) Comparative tolerability of treatments for inflammatory bowel disease. Drug Saf 23(5):429–448

17. Truelove SC (1960) Systemic and local corticosteroids therapy in ulcerative colitis. Br Med J 1(5171):464–467

18. Rizzello F, Gionchetti P, Galeazzi R et al (2001) Oral beclomethasone dipropionate in patients with mild to moderate ulcerative colitis: a dose-finding study. Adv Ther 18(6): 216–271

19. Rizzello F, Gionchetti P, D'Arienzo A et al (2002) Oral beclometasone dipropionate in the treatment of active ulcerative colitis: a double-blind placebo-controlled study. Aliment Pharmacol Ther 16(6):1109–1116

20. Campieri M, Adamo S, Valpiani D et al (2003) Oral beclometasone dipropionate in the treatment of extensive and left-sided active ulcerative colitis: a multicentre randomised study. Aliment Pharmacol Ther 17(12):1471–1480

21. Gionchetti P, D'Arienzo A, Rizzello F et al; Italian BDP Study Group (2005) Topical treatment of distal active ulcerative colitis with beclomethasone dipropionate or mesalamine: a single-blind randomized controlled trial. J Clin Gastroenterol 39(4): 291–297

22. Biancone L, Gionchetti P, Del Vecchio Blanco G et al (2007) Beclomethasone dipropionate

versus mesalazine in distal ulcerative colitis: a multicenter, randomized, double-blind study. Dig Liver Dis 39(4):329–337

23. Campieri M, Cottone M, Miglio F et al (1998) Beclomethasone dipropionate enemas versus prednisolone sodium phosphate enemas in the treatment of distal ulcerative colitis. Aliment Pharmacol Ther 12(4):361–366

24. Bar-Meir S, Fidder HH, Faszczyk M et al; International Budesonide Study Group (2003) Budesonide foam vs. hydrocortisone acetate foam in the treatment of active ulcerative proctosigmoiditis. Dis Colon Rectum 46(7):929–936

25. Gross V, Bar-Meir S, Lavy A et al; International Budesonide Foam Study Group (2006) Budesonide foam versus budesonide enema in active ulcerative proctitis and proctosigmoiditis. Aliment Pharmacol Ther 23(2):303–312

26. Hartmann F, Stein J; BudMesa-Study Group (2010) Clinical trial: controlled, open, randomized multicentre study comparing the effects of treatment on quality of life, safety and efficacy of budesonide or mesalazine enemas in active left-sided ulcerative colitis. Aliment Pharmacol Ther 32(3):368–376

27. Mulder CJ, Fockens P, Meijer JW et al (1996) Beclomethasone dipropionate (3 mg) versus 5-aminosalicylic acid (2 g) versus the combination of both (3 mg/2 g) as retention enemas in active ulcerative proctitis. Eur J Gastroenterol Hepatol 8(6):549–553

28. Marshall JK, Thabane M, Steinhart AH et al (2010) Rectal 5-aminosalicylic acid for induction of remission in ulcerative colitis. Cochrane Database Syst Rev 2010(1):CD004115

29. Gionchetti P, Rizzello F, Venturi A et al (1998) Comparison of oral with rectal mesalazine in the treatment of ulcerative proctitis. Dis Colon Rectum 41(1):93–97

30. van Bodegraven AA, Boer RO, Lourens J et al (1996) Distribution of mesalazine enemas in active and quiescent ulcerative colitis. Aliment Pharmacol Ther 10(3):327–332

31. Andus T, Kocjan A, Müser M et al; International Salofalk Suppository OD Study Group (2010) Clinical trial: a novel high-dose 1 g mesalamine suppository (Salofalk) once daily is as efficacious as a 500-mg suppository thrice daily in active ulcerative proctitis. Inflamm Bowel Dis 16(11):1947–1956

32. Marshall JK, Irvine EJ (1997) Rectal corticosteroids versus alternative treatments in ulcerative colitis: a meta-analysis. Gut 40(6):775–781

33. Ford AC, Khan KJ, Achkar JP; Moayyedi P (2012) Efficacy of oral vs. topical, or combined oral and topical 5-aminosalicylates, in ulcerative colitis: systematic review and meta-analysis. Am J Gastroenterol 107(2):167–176

34. Harbord M, Eliakim R, Bettenworth D et al; European Crohn's and Colitis Organisation [ECCO] (2017) Third European evidence-based consensus on diagnosis and management of ulcerative colitis. Part 2: Current management. J Crohns Colitis 11(7):769–784

35. Ford AC, Achkar J-P, Khan KJ et al (2011) Efficacy of 5-aminosalicylates in ulcerative colitis: systematic review and meta-analysis. Am J Gastroenterol 106(4):601–616

36. Manguso F, Balzano A (2007) Meta-analysis: the efficacy of rectal beclomethasone dipropionate vs. 5-aminosalicylic acid in mild to moderate distal ulcerative colitis. Aliment Pharmacol Ther 26(1):21–29

37. Campieri M, Gionchetti P, Belluzzi A et al (1991) Optimum dosage of 5-aminosalicylic acid as rectal enemas in patients with active ulcerative colitis. Gut 32(8):929–931

38. Wang Y, Parker CE, Bhanji T et al (2016) Oral 5-aminosalicylic acid for induction of remission in ulcerative colitis. Cochrane Database Syst Rev 2016(4):CD000543

39. Feagan BG, MacDonald JK (2012) Once daily oral mesalamine compared to conventional dosing for induction and maintenance of remission in ulcerative colitis: a systematic review and meta-analysis. Inflamm Bowel Dis 18(9):1785–1794

40. Flourié B, Hagège H, Tucat G et al; MOTUS study investigators (2013) Randomised clinical trial: once- vs. twice-daily prolonged-release mesalazine for active ulcerative colitis. Aliment Pharmacol Ther 37(8):767–775

41. Kamm MA, Sandborn WJ, Gassull M et al (2007) Once-daily, high-concentration MMX

6

mesalamine in active ulcerative colitis. Gastroenterology 132(1):66–75

42. Lichtenstein GR, Kamm MA, Boddu P et al (2007) Effect of once- or twice-daily MMX mesalamine (SPD476) for the induction of remission of mild to moderately active ulcerative colitis. Clin Gastroenterol Hepatol 5(1):95–102

43. Sherlock ME, Seow CH, Steinhart AH, Griffiths AM (2010) Oral budesonide for induction of remission in ulcerative colitis. Cochrane Database Syst Rev (10):CD007698

44. Sandborn WJ, Travis S, Moro L et al (2012) Once-daily budesonide MMX extended-release tablets induce remission in patients with mild to moderate ulcerative colitis: results from the CORE I study. Gastroenterology 143(5):1218–1226

45. Travis SP, Danese S, Kupcinskas L et al (2014) Once-daily budesonide MMX in active, mild-to-moderate ulcerative colitis: results from the randomised CORE II study. Gut 63(3):433–441

46. Rubin DT, Cohen RD, Sandborn WJ et al (2017) Budesonide multimatrix is efficacious for mesalamine-refractory, mild to moderate ulcerative colitis: a randomized, placebo-controlled trial. J Crohns Colitis 11(7):785–791

47. Lennard-Jones JE, Longmore AJ, Newell AC et al (1960) An assessment of prednisone, salazopyrin, and topical hydrocortisone hemisuccinate used as out-patient treatment for ulcerative colitis. Gut 1:217–222

48. Truelove SC, Watkinson G, Draper G (1962) Comparison of corticosteroid and sulphasalazine therapy in ulcerative colitis. Br Med J 2(5321):1708–1711

49. Baron JH, Connell AM, Kanaghinis TG et al (1962) Out-patient treatment of ulcerative colitis. Comparison between three doses of oral prednisone. Br Med J 2(5302):441–443

50. Truelove SC, Jewell DP (1974) Intensive intravenous regimen for severe attacks of ulcerative colitis. Lancet 1(7866):106–1070

51. Bossa F, Fiorella S, Caruso N et al (2007) Continuous infusion versus bolus administration of steroids in severe attacks of ulcerative colitis: a randomized, double-blind trial. Am J Gastroenterol 102(3):601–608

52. Turner D, Walsh CM, Steinhart AH, Griffiths AM (2007) Response to corticosteroids in severe ulcerative colitis: a systematic review of the literature and a meta-regression. Clin Gastroenterol Hepatol 5(1):103–110

53. McIntyre PB, Powell-Tuck J, Wood SR et al (1986) Controlled trial of bowel rest in the treatment of severe acute colitis. Gut 27(5):481–485

54. González-Huix F, Fernández-Bañares F, Esteve-Comas M et al (1993) Enteral versus parenteral nutrition as adjunct therapy in acute ulcerative colitis. Am J Gastroenterol 88(2):227–232

55. Chapman RW, Selby WS, Jewell DP (1986) Controlled trial of intravenous metronidazole as an adjunct to corticosteroids in severe ulcerative colitis. Gut 27(10):1210–1212

56. Mantzaris GJ, Hatzis A, Kontogiannis P, Triadaphyllou G (1994) Intravenous tobramycin and metronidazole as an adjunct to corticosteroids in acute, severe ulcerative colitis. Am J Gastroenterol 89(1):43–46

57. Mantzaris GJ, Petraki K, Archavlis E et al (2001) A prospective randomized controlled trial of intravenous ciprofloxacin as an adjunct to corticosteroids in acute, severe ulcerative colitis. Scand J Gastroenterol 36(9):971–974

58. Nguyen GC, Bernstein CN, Bitton A et al (2014) Consensus statements on the risk, prevention, and treatment of venous thromboembolism in inflammatory bowel disease: Canadian Association of Gastroenterology. Gastroenterology 146(3):835–848

59. Travis SP, Farrant JM, Ricketts C et al (1996) Predicting outcome in severe ulcerative colitis. Gut 38(6):905–910

60. Lichtiger S, Present DH, Kornbluth A et al (1994) Cyclosporine in severe ulcerative colitis refractory to steroid therapy. N Engl J Med 330(26):1841–1845

61. Van Assche G, D'Haens G, Noman M et al (2003) Randomized, double-blind comparison of 4 mg/kg versus 2 mg/kg intravenous cyclosporine in severe ulcerative colitis. Gastroen-

6

terology 125(4):1025–1031

62. D'Haens G, Lemmens L, Geboes K et al (2001) Intravenous cyclosporine versus intravenous corticosteroids as single therapy for severe attacks of ulcerative colitis. Gastroenterology 120(6):1323–1329

63. Cohen RD, Stein R, Hanauer SB (1999) Intravenous cyclosporin in ulcerative colitis: a five-year experience. Am J Gastroenterol 94(6):1587–1592

64. Moskovitz DN, Van Assche AG, Maenhout B et al (2006) Incidence of colectomy during long-term follow-up after cyclosporine-induced remission of severe ulcerative colitis. Clin Gastroenterol Hepatol 4(6):760–765

65. Shibolet O, Regushevskaya E, Brezis M, Soares-Weiser K (2005) Cyclosporine A for induction of remission in severe ulcerative colitis. Cochrane Database Syst Rev 2005(1):CD004277

66. Fernández-Bañares F, Bertrán X, Esteve-Comas M et al (1996) Azathioprine is useful in maintaining long-term remission induced by intravenous cyclosporine in steroid-refractory severe ulcerative colitis. Am J Gastroenterol 91(12):2498–2499

67. Järnerot G, Hertervig E, Friis-Liby I et al (2005) Infliximab as rescue therapy in severe to moderately severe ulcerative colitis: a randomized, placebo-controlled study. Gastroenterology 128(7):1805–1811

68. Monterubbianesi R, Aratari A, Armuzzi A et al; Italian Group for the study of Inflammatory Bowel Disease (IG-IBD) (2014) Infliximab three-dose induction regimen in severe corticosteroid-refractory ulcerative colitis: early and late outcome and predictors of colectomy. J Crohns Colitis 8(8):852–858

69. Gibson DJ, Heetun ZS, Redmond CE et al (2015) An accelerated infliximab induction regimen reduces the need for early colectomy in patients with acute severe ulcerative colitis. Clin Gastroenterol Hepatol 13(2):330–335

70. Laharie D, Bourreille A, Branche A et al; Groupe d'Etudes Thérapeutiques des Affections Inflammatoires Digestives (2012) Ciclosporin versus infliximab in patients with severe ulcerative colitis refractory to intravenous steroids: a parallel, open-label randomised controlled trial. Lancet 380(9857):1909–1915

71. Williams JG, Alam MF, Alrubaiy L et al (2016) Infliximab versus ciclosporin for steroid-resistant acute severe ulcerative colitis (CONSTRUCT): a mixed methods, open-label, pragmatic randomised trial. Lancet Gastroenterol Hepatol 1(1):15–24

72. Narula N, Fine M, Colombel JF et al (2015) Systematic review: sequential rescue therapy in severe ulcerative colitis: do the benefits outweigh the risks? Inflamm Bowel Dis 21(7):1683–1694

73. Protic M, Seibold F, Schoepfer A et al (2014) The effectiveness and safety of rescue treatments in 108 patients with steroid-refractory ulcerative colitis with sequential rescue therapies in a subgroup of patients. J Crohns Colitis 8(11):1427–1437

74. Gionchetti P, Rizzello F (2014) IBD. Sequential rescue therapy in steroid-refractory ulcerative colitis. Nat Rev Gastroenterol Hepatol 11(9):521–523

75. Hawthorne AB, Logan RF, Hawkey CJ et al (1992) Randomised controlled trial of azathioprine withdrawal in ulcerative colitis. BMJ 305(6844):20–22

76. Jewell DP, Truelove SC (1974) Azathioprine in ulcerative colitis: final report on controlled therapeutic trial. Br Med J 4(5945):627–630

77. Sood A, Kaushal V, Midha V et al (2002) The beneficial effect of azathioprine on maintenance of remission in severe ulcerative colitis. J Gastroenterol 37(4):270–274

78. Maté-Jiménez J, Hermida C, Cantero-Perona J, Moreno-Otero R (2000) 6-mercaptopurine or methotrexate added to prednisone induces and maintains remission in steroid-dependent inflammatory bowel disease. Eur J Gastroenterol Hepatol 12(11):1227–1233

79. Taxonera C, Barreiro-de Acosta M, Calvo M et al (2015) Infliximab dose escalation as an effective strategy for managing secondary loss of response in ulcerative colitis. Dig Dis Sci 60(10):3075–3084

80. Taxonera C, Iglesias E, Muñoz F et al (2017) Adalimumab maintenance treatment in

6

ulcerative colitis: outcomes by prior anti-TNF use and efficacy of dose escalation. Dig Dis Sci 62(2):481–490

81. Armuzzi A, Gionchetti P, Daperno M et al; GIVI (Gruppo Italiano su Vedolizumab nelle IBD) Group (2016) Expert consensus paper on the use of vedolizumab for the management of patients with moderate-to-severe inflammatory bowel disease. Dig Liver Dis 48(4):360–370

6

第七章 溃疡性结肠炎外科治疗的进展

Gilberto Poggioli, Lorenzo Gentilini, Maurizio Coscia,
Luca Boschi, Federica Ugolini

7.1 前言

UC 的外科治疗几经变化,其治疗目标在于切除病变黏膜,并尽可能减少对正常肠黏膜组织生理功能及患者生活质量的影响。外科手术现在主要有四种手术方式。最初所有患者均接受全结直肠切除术和 Brooke 回肠造口术,之后为了避免传统永久性回肠造口的缺点,人们引进了不同的手术方式。其中最主要的术式是全结直肠切除术和 Kock 储袋术,然后是经腹结肠切除术和回肠直肠吻合术,最后是恢复性全结直肠切除术和回肠肛管吻合术。最后这种手术方式现已成为 UC 外科治疗的金标准。由此可见,随着外科技术的进步,原始手术方式也随着时间的推移而发生变化。

7.2 全结直肠切除术与 Brooke 回肠造口术

在 1960 年之前,所有 UC 患者的外科手术都采用全结直肠切除术和 Brooke 回肠造口术,包括完全切除结肠、直肠和肛管的病变黏膜,并且在回肠末端造口。这种方法虽然有一定的治疗效果,但该手术中的永久性回肠造口可能会对患者的生活质量(quality of life,QoL)产生负面影响,尤其是在社交和性功能方面。此外,该术式还有许多与此相关的术后并发症。在直肠切除术中,骨盆部位的神经损伤可能会导致患者勃起和射精功能障碍而削弱性功能。另一方面,部分患者会阴部位的伤口愈合延迟,甚至发展成术后慢性会阴部窦道或肠瘘。随着时间的推移,全结直肠切除术和 Brooke 回肠造口术已被其他可保留肛门排便功能的外科术式取代,目前该术式可用于已经接受恢复性全结直肠切除术和回肠肛管吻合术但储袋失败的患者,为避免回肠储袋肛管吻合相关并发症,如储袋远期并发症和储袋功能障碍,或为了避免因既往手术导致的括约肌功能低下患者,或老年患者,都适合采用带有 Brooke 回肠造口术的全结直肠切除术。

7.3　全结直肠切除术与 Kock 储袋成形术

该术式于 1969 年由 Nils Kock 教授在哥德堡提出。该术式要点是先行标准的全结直肠切除术,然后在回肠造口近端制作回肠储袋,并在储袋远端做个人工瓣膜,以使储袋排空可控。这种手术方式最初由 Kock 提出,用于猫的可控性尿袋,随后被用于人的可控性回肠造口术。Kock 储袋成形术总共需要大约 50cm 的小肠,最远端的 3~5cm 小肠用于储袋出口,接下来的 18cm 小肠用于构造乳头瓣膜,剩下大约 30cm 用于构造 Kock 储袋,最初提议制成 U 形或者 S 形储袋。构造瓣膜要先剥离回肠的肠系膜和脂肪,再将回肠末端套叠到储袋中,制成乳头瓣膜[1]。

每天需要通过插管清理 2~4 次排空储袋,但不需要戴造口袋。

在 20 世纪 70 年代早期,很多学者认为接受 Kock 储袋成形术的患者储袋功能良好[2]。当时这种术式特别适用于不希望进行传统回肠造口的患者,所以它是全结直肠切除术和回肠造口术的替代治疗方案。它为患者提供了一种可控机制,克服了与传统回肠造口术相关的大量心理社会问题。然而,该术式到现在仍然很复杂,并且并发症很多。即使是在经验丰富的医疗中心,患者在术后第一年的再手术率达到 35%,而在经验有限的医疗中心再手术率则更高。最常见的并发症是乳头瓣膜功能障碍,导致插管困难或排便失禁,最终造成瓣膜功能不稳定。在储袋制作的早期可发生瓣膜坏死,这是由于制作瓣膜时回肠段肠系膜的腹膜和脂肪切除导致局部缺血,或者吻合钉钉在肠系膜上减少了瓣膜血液供应。瘘管发生率为 8%~12%,而储袋炎发生率为 8%~42%,都是常见并发症。

如今,Kock 储袋成形术主要适用于受皮肤问题、社会心理和性相关困扰,寻求替代传统回肠造口术式的患者,或者是回肠造口失败的患者。对于之前接受过全结直肠切除术和 Brooke 回肠造口术但对回肠造口不满意的患者也可以推荐该术式[3]。

7.4　经腹结肠切除术和回肠直肠吻合术

1960 年至 1980 年间,经腹结肠切除术和回肠直肠吻合术(ileorectal

anastomosis，IRA)是作为全结直肠切除术与 Kock 储袋成形术的替代手术方案。该手术方式包括经腹结肠切除术以及回肠直肠吻合术,通过简单的术式将病变直肠留在原位而保留肛门括约肌。这种术式当时用于希望避免永久性造口的患者。这种一期手术方式住院时间最短、并发症发生率低,并且骨盆神经损伤导致的膀胱和性功能障碍发生显著减少[4,5]。直肠应在骶骨岬水平横断,不要再往下游离,以免损伤经骨盆边缘下行至下腹下神经丛的勃起神经。

最近的一项回顾性研究对 22 名 IRA 患者与 66 名 IPAA 患者进行了比较,结果表明与 IRA 组患者每天的排便次数更减少,夜间污粪更少,但排便更急促,进食和职业更受限制;不过两组的 QoL 相似[5]。

虽然 IRA 术后患者的生活质量比较满意,但许多患者需要长期维持治疗残留的直肠炎。此外,患者术后的功能状态明显受到直肠顺应性以及 UC 的病变范围和活动度的影响。在经过精心筛选的患者中,大约有 80%~90% 的患者获得了良好的功能结果,他们平均每 24h 排便 4~5 次,并且其中大约 35% 的患者需要夜间排便。

这种术式不适用于患有活动性直肠疾病的患者或患有结肠或直肠异型增生的患者。直肠炎患者行回肠直肠吻合术会出现排便次数较多、大便失禁发生率较高的情况。

关于长期结果,许多学者强调了 IRA 术式直肠保留导致直肠残端有发生难治性直肠炎或癌症的风险[6-8]。许多患者由于直肠炎严重复发或癌变需要行直肠切除术。远期并发症中最重要的是直肠癌。据报道,在 IRA 术后,直肠癌的风险随术后时间的推移而增加[8]。术后 20 年癌变风险为 5%~6%,术后 30 年时为 15%,术后 35 年时为 18%。因此,患者需要严谨的内镜监测。基于以上原因,回肠直肠吻合有功能的累积概率随着时间的推移而显著下降;只有 50% 的患者在术后 10 年仍有功能,而在术后 20 年仅有 32% 的患者回直肠吻合仍有功能[8]。

7.5　恢复性全结直肠切除术与回肠肛管吻合术

恢复性全结直肠切除术(restorative proctocolectomy)于 1978 年首次由伦敦圣马克医院的 Alan Parks 和 Nicholls 共同提出,目前该术式是 UC 患者手术治疗的首要选择[9]。Parks 和 Nicholls 将 Kock 储袋成形术的要素与切除直肠腺瘤和血管瘤的直肠黏膜切除术结合起来。使用肛门缝合技术将回肠储袋与齿状线吻合。该手术方式完全切除病变的结直肠黏膜,达到治愈 UC 目的,从而避免永久性造口。最初的手术效果是得到肯定的,从而有了进一步研究。

对患者功能的评估、QoL 参数以及外科医生和胃肠病学家的投入程度可以证明该术式的有效性,这种术式被广泛用于结直肠疾病的外科治疗。在相对较短的一段时间里,该手术方式就已成为 UC 的外科治疗首选。自其引入以来,由于手术技术的发展,该术式已经经历了多次改进。为了减少手术时间并简化手术过程,现已对原始术式进行了改进。此外,手术技术的若干变化还带来了功能结果的改善。

　　Parks 和 Nicholls 最初采用的是手工缝合制作"S"形储袋[9]。S 形储袋的制作需要使用 3 段 12~15cm 的末端小肠,先将这 3 段肠襻手工吻合在一起,再将末端长 3cm 的肠管与肛管手工吻合,制成 S 形储袋。在进行吻合术之前,患者已接受肛管黏膜剥除术。最初,直肠浆肌层封套保留 8~10cm,类似 Soave 术式(长段黏膜剥除术)。随着该技术的发展,引入了短段黏膜剥除术,目前只在原位保留 1~2cm 的直肠浆肌层封套,从而显著降低了盆腔浆肌层封套夹层间脓肿的发生率。

　　由于排便困难的原因,经过改进的 S 形储袋输出襻长度变短,但即使如此,仍有许多接受这种手术的患者出现排便困难,高达 50% 的患者需要通过插管至储袋排便[10]。为了减少排便问题的发生率,该手术方式中 3cm 的输出襻被缩短至 1~2cm,随后储袋功能得到了改善。

　　原始 S 形储袋的技术难度推动了较为简单的替代术式的发展。Utsunomiya 在 1980 年提出了 J 形储袋[11],接着在 1985 年 Nicholls 等人提出了四重肠襻的 W 形储袋[10]。随后,又有人提出其他类型的储袋,例如 K 形[12]、H 形[13]、B 形[14]和 U 形[15]。然而,这些储袋术式尚未得到研究的验证,并且在临床实践中也没有得到广泛应用。Utsunomiya 提出的 J 形储袋需要使用 30~40cm 的肠段。将这段回肠折叠成两个 15 或 20cm 的肠段,然后行侧 - 侧缝合。与 S 形储袋相比,该手术方法的第一个优点是可以使用吻合器进行,显著缩短了手术操作时间。最初储袋的长度为 15cm,但随后增加到 20cm,但是大尺寸储袋会导致储袋潴留和排空困难。目前,J 形储袋的尺寸范围为 15~18cm,并可根据患者体型进行调整。

　　W 形储袋由 Nicholls 和 Pezim 于 1985 年共同提出[10]。他们提出的这种储袋具有排便频率较低并且不需要插管的优势。与 S 形储袋类似,W 形储袋也必须手工缝合,需要使用约 50cm 的末端回肠。这种设计结合了 J 形和 S 形储袋的优点;然而,从技术上讲,它更难以制作并且更耗时。此外,其庞大的体积也可能导致难以将储袋放入狭窄的骨盆中。

　　有证据表明,在储袋术后第一年内,其短期性能与体积和顺应性有关,因此 W 形或 S 形储袋的功能看起来更好。相比 J 形储袋,S 形或 W 形储袋患者的排便频率以及抗动力药物的使用均更少。然而,随着储袋制作技术的日益成熟,各种储袋之间的功能差异逐渐减小甚至消失。综上所述,由于 J 形储袋的功能结果令人满意并且技术上可行性较高,实际上该术式是世界上最广泛应用的。当无法做到 J 形储袋无张力进入骨盆、并且无法做回肠延长或延长不充分时,通常优先选择 S 形储袋。

另一项重要的技术是吻合器的引入。吻合器的出现极大地简化了 IPAA 手术。Johnston 于 1987 年首次提出了吻合器,他提出了一种端-端回肠-肛管吻合术,无需进行肛门内黏膜剥除[16]。这项技术的引入,使得恢复性全结直肠切除术变得更快更容易。此外,这种术式保留了肛管移行区,保留了该区域丰富的可区分胃肠气体和粪便的感觉神经,这带来了更好的功能结果。另外,通过吻合器吻合术,肛管部位的手术操作减少,这也降低了术后出现控制排便问题的风险。

一些研究比较分析了手工吻合和吻合器吻合术患者的长期功能结果,结果表明了吻合器吻合术在功能结果方面的优越性。使用这种吻合器吻合的患者夜间渗漏率及液体粪便失禁发生率较低,因此夜间防护垫的使用量减少,这些患者的饮食、社会和职业限制也较少[17,18]。随着时间的推移,这两种吻合技术在储袋失败和术后并发症(如吻合口瘘、盆腔感染、与储袋有关的瘘、储袋炎和吻合口狭窄)的发生方面并没有差异,这表明该技术是有效且安全的[17,18]。

因此,目前使用吻合器的 IPAA 是首选术式,因为它可以更简便和更快地进行,并且远期效果满意。对于吻合器吻合失败的患者或需要重做手术的患者,优选手工吻合术。全结直肠切除术和 IPAA 可以选择一期、二期或三期手术方案[19]:

一期手术:全结直肠切除、回肠储袋制作和 IPAA 在同一次手术中完成,无需回肠造口。

二期手术:全结直肠切除、回肠储袋制作和 IPAA 在同一次手术中完成,同时行回肠造口;一期手术 3 个月后,患者再行回肠造口还纳。

改良二期手术:第一阶段行结肠次全切除、直肠残端闭合,并将其与腹壁皮下组织缝合以制作黏膜瘘(特别是在严重直肠炎的情况下,为了避免直肠残端破裂和渗漏导致的盆腔感染);第一阶段 6~8 个月后,再行直肠切除、储袋制作和 IPAA,无需回肠造口。

三期手术:第一阶段行结肠次全切除、末端回肠造口,并闭合直肠残端;第一阶段 6~8 个月后,再行直肠切除术、储袋制作和 IPAA,以及转流性回肠袢式造口术;第二阶段 3 个月后,行回肠造口术还纳。

外科医生最初的期望是使用多期手术方案进行恢复性全结直肠切除术和 IPAA;随着时间的推移,为了增加一期手术策略的使用,这种初步方案已被改进。在过去十年中,由于术前药物治疗的变化[20,21],这种趋势再次逆转,三期手术被更多地采用。

7.6　微创外科手术

与结直肠手术类似,UC 的手术治疗也随着腹腔镜方法的引入而有所改变。许多研究报道了微创技术在 IBD 患者中的重要性。这些研究证明了腹腔镜下恢复性全结直肠切除术是可行且安全的,与开放手术相比,该术式的早期和晚期术后并发症或储袋保留率方面没有显著差异。与结直肠手术相似,行腹腔镜手术 UC 患者,术后恢复更快,肠道连续性恢复更早,女性生殖能力有所改善,身体状况和外在形象也更佳[22-24]。最近的一项荟萃分析报道了腹腔镜下和开放式恢复性全结直肠切除术之间相似的功能结果[25]。基于这些研究结果,在过去十年中,腹腔镜手术治疗 UC 的手术方法已经流行开来。

然而,直肠远端切除仍然难以在腹腔镜下进行,并且它是该术式中最具挑战性的环节。如果直肠切面太高,直肠封套保留过长,则可能导致瘘形成以及储袋功能不良。这种情况不一定能通过药物治疗解决,经常需要挽救性手术。

为了克服在腹腔镜下进行盆腔解剖和远端直肠横断的技术障碍,已引进现代技术以帮助外科医生。目前已经提出为 UC 患者提供的经肛门回肠储袋 - 肛管吻合术(transanal ileal pouch-anal anastomosis,ta-IPAA)。该术式除了更便于盆腔操作外,也使外科医生有机会更适当地决定移行区顶部的吻合水平。2017 年发表的一项研究表明,ta-IPAA 是安全的,其术后并发症发生率低。此外,它对手术时间没有任何显著影响,有助于改善患者术后进食延迟的问题,缩短术后住院时间。经肛门手术方式中,外科医生的手术中转率明显减少,而吻合口瘘的发生率没有差异[26]。

7.7　恢复性全结直肠切除术失败后的挽救性手术

恢复性全结直肠切除术是过去 50 年来结直肠手术中最重要的进步之一。它让成千上万的患者免于永久性回肠造口,并且既不持续用药,也避免了与结肠炎和息肉病有关的癌症风险,从而过着相对正常的生活。然而,目前约有 5%~10% 接受 IPAA 的患者手术失败[27]。3/4 的储袋由于感染和梗阻而失败。盆腔感染可能与吻合口瘘或储袋有关。如果在回肠肛管储袋完成后发生感染,早期充分的治疗可以预防慢性感染和储袋失败。其他可能导致储袋失败的有肠系膜扭转导致的慢性缺血,误诊为 UC 的克罗恩病以及随后的储袋炎或瘘,直肠残端保留过长导致严重的封套炎或其他炎症性并发症,例如严重的慢性储袋炎或储袋前回肠炎。储袋手术的发展为储袋的挽救性手术引入新术式。挽救性手术要求更高,应在高级别的医疗中心进行。重做手术包括重做储袋、重做吻合或储袋改建。重做储袋要求切除失败的储袋并制作新的。在许多情况下,新的储袋可能很难达到没有张力地到达盆底,因此建议充分延长回肠系膜并手工吻合。在张力过大的情况下,由于存在长的输出襻,S 形储袋将比 J 形储袋更容易进入骨盆;因此,常优先选择前者。对于直肠残端保留过长或严重封套炎的患者,建议重做吻合;这个方法可以保留原来的储袋,重新进行储袋 - 肛管吻合术。新的吻合术通常采用手工吻合,在切除直肠残端后进行。对于储袋体积较大导致而非感染并发症导致的储袋失功患者,可以在不切除储袋情况下通过调整储袋本身的大小来进行挽救性手术。自这种手术方式推出以来,重做储袋技术随着时间的推移有所进步。目前,大约 3/4 的接受重做手术的患者可以长期保留功能性储袋[28]。

　　挽救性手术的术后并发症发生率依然很高。46% 的患者在重做 IPAA 后出现并发症。这些结果表明,即使由最好的外科医生进行手术,重做手术也有一定的并发症发生率。其中主要的术后并发症是感染。在重做回肠肛管储袋手术后出现复发性盆腔感染的患者有重做储袋再次失败的风险。毫不奇怪,与第一次手术相比,总体手术的失败率和功能结果更不如人意;尽管如此,该术式仍然是一个有效替代预防性造口或储袋切除的方法。

　　有学者研究了挽救性手术后患者疗效和 QoL 得出结论:挽救性手术的长期疗效可以接受。重做手术后,患者失禁和渗漏发生率增高,保护垫的使用随后也增加。尽管如此,患者普遍表示愿意必要时再次进行手术,并向其他人推荐这种手术。这能更多地反映出他们对永久性回肠造口的恐惧,多于能够自主排便和拥有正常排便习惯的幸福感[29,30]。

　　因此,尽管重做储袋具有术后并发症的高风险,这一术式在大多数患者中仍能获得良好的结果,因此,目前只考虑向积极性高的患者建议抢救手术。

参考文献

1. Cranley B (1983) The Kock reservoir ileostomy: a review of its development, problems and role in modern surgical practice. Br J Surg 70(2):94–99
2. Fazio VW, Church JM (1988) Complications and function of the continent ileostomy at the Cleveland Clinic. World J Surg 12(2):148–154
3. Schrock TR (1979) Complications of continent ileostomy. Am J Surg 138(1):162–169
4. Börjesson L, Lundstam U, Øresland T et al (2006) The place for colectomy and ileorectal

anastomosis: a valid surgical option for ulcerative colitis? Tech Coloproctol 10(3):237–241

5. da Luz Moreira A, Kiran RP, Lavery I (2010) Clinical outcomes of ileorectal anastomosis for ulcerative colitis. Br J Surg 97(1):65–69

6. Leijonmarck CE, Löfberg R, Ost A, Hellers G (1990) Long-term results of ileorectal anastomosis in ulcerative colitis in Stockholm County. Dis Colon Rectum 33(3):195–200

7. Baker WN, Glass RE, Ritchie JK, Aylett SO (1978) Cancer of the rectum following colectomy and ileorectal anastomosis for ulcerative colitis. Br J Surg 65(12):862–868

8. Böhm G, O'Dwyer ST (2007) The fate of the rectal stump after subtotal colectomy for ulcerative colitis. Int J Colorectal Dis 22(3):277–282

9. Parks AG, Nicholls RJ (1978) Proctocolectomy without ileostomy for ulcerative colitis. Br Med J 2(6130):85–88

10. Nicholls RJ, Pezim ME (1985) Restorative proctocolectomy with ileal reservoir for ulcerative colitis and familial adenomatous polyposis: a comparison of three reservoir designs. Br J Surg 72(6):470–474

11. Utsunomiya J, Iwama T, Imajo M et al (1980) Total colectomy, mucosal proctectomy, and ileoanal anastomosis. Dis Colon Rectum 23(7):459–466

12. Hallgren T, Fasth S, Nordgren S et al (1989) Manovolumetric characteristics and functional results in three different pelvic pouch designs. Int J Colorectal Dis 4(3):156–160

13. Fonkalsrud EW (1987) Update on clinical experience with different surgical techniques of the endorectal pull-through operation for colitis and polyposis. Surg Gynecol Obstet 165(4):309–316

14. Slors JF, Taat CW, Brummelkamp WH (1989) Ileal pouch-anal anastomosis without rectal muscular cuff. Int J Colorectal Dis 4(3):178–181

15. Nelson RL, Prasad LM, Pearl RK, Abcarian H (1991) Inverted U-pouch construction for restoration of function in patients with failed straight ileoanal pull-throughs. Dis Colon Rectum 34(11):1040–1042

16. Johnston D, Holdsworth PJ, Nasmyth DG et al (1987) Preservation of the entire anal canal in conservative proctocolectomy for ulcerative colitis: a pilot study comparing end-to-end ileo-anal anastomosis without mucosal resection with mucosal proctectomy and endo-anal anastomosis. Br J Surg 74(10):940–944

17. Lovegrove RE, Constantinides VA, Heriot AG et al (2006) A comparison of hand-sewn versus stapled ileal pouch anal anastomosis (IPAA) following proctocolectomy: a meta-analysis of 4183 patients. Ann Surg 244(1):18–26

18. Kirat HT, Remzi FH, Kiran RP, Fazio VW (2009) Comparison of outcomes after hand-sewn versus stapled ileal pouch-anal anastomosis in 3,109 patients. Surgery 146(4):723–729; discussion 729–730

19. Melville DM, Ritchie JK, Nicholls RJ, Hawley PR (1994) Surgery for ulcerative colitis in the era of the pouch: the St Mark's Hospital experience. Gut 35(8):1076–1080

20. Zittan E, Wong-Chong N, Ma GW et al (2016) Modified two-stage ileal pouch-anal anastomosis results in lower rate of anastomotic leak compared with traditional two-stage surgery for ulcerative colitis. J Crohns Colitis 10(7):766–772

21. Swenson BR, Hollenbeak CS, Poritz LS, Koltun WA (2005) Modified two-stage ileal pouch-anal anastomosis: equivalent outcomes with less resource utilization. Dis Colon Rectum 48(2):256–261

22. Bartels SA, Gardenbroek TJ, Ubbink DT et al (2013) Systematic review and meta-analysis of laparoscopic versus open colectomy with end ileostomy for non-toxic colitis. Br J Surg 100(6):726–733

23. Fajardo AD, Dharmarajan S, George V et al (2010) Laparoscopic versus open 2-stage ileal pouch: laparoscopic approach allows for faster restoration of intestinal continuity. J Am Coll Surg 211(3):377–383

24. Bartels SA, D'Hoore A, Cuesta MA et al (2012) Significantly increased pregnancy rates after laparoscopic restorative proctocolectomy: a cross-sectional study. Ann Surg 256(6):1045–1048

25. Singh P, Bhangu A, Nicholls RJ, Tekkis P (2013) A systematic review and meta-analysis of

laparoscopic vs open restorative proctocolectomy. Colorectal Dis 15(7):e340–e351

26. de Buck van Overstraeten A, Mark-Christensen A, Wasmann KA et al (2017) Transanal versus transabdominal minimally invasive (completion) proctectomy with ileal pouch-anal anastomosis in ulcerative colitis: a comparative study. Ann Surg 266(5):878–883

27. Fazio VW, Kiran RP, Remzi FH et al (2013) Ileal pouch anal anastomosis: analysis of outcome and quality of life in 3707 patients. Ann Surg 257(4):679–685

28. MacLean AR, O'Connor B, Parkes R et al (2002) Reconstructive surgery for failed ileal pouch-anal anastomosis: a viable surgical option with acceptable results. Dis Colon Rectum 45(7):880–886

29. Theodoropoulos GE, Choman EN, Wexner SD (2015) Salvage procedures after restorative proctocolectomy: a systematic review and meta-analysis. J Am Coll Surg 220(2):225–242

30. Remzi FH, Aytac E, Ashburn J et al (2015) Transabdominal redo ileal pouch surgery for failed restorative proctocolectomy: lessons learned over 500 patients. Ann Surg 262(4):675–682

7

第八章 溃疡性结肠炎的手术治疗：
手术时机如何改变?

Gilberto Poggioli, Laura Vittori, Federico Ghignone,
Lorenzo Gentilini, Maurizio Coscia

8.1 引言

通过回肠储袋-肛管吻合术（ileal pouch-anal anastomosis，IPAA）实现恢复性全结直肠切除（TPC），仍然是 UC 外科治疗的基石。TPC+IPAA 术式于 20 世纪后半叶被首次报道，Ravitch 和 Sabiston 率先提出在全结直肠切除术后直接进行回肠肛管吻合[1]，在随后的几年中，Parks 和 Nicholls 将 "Kock 可控性储袋" 这一关键概念与良性病变的直肠黏膜切除术结合起来，首次在 UC 患者行全结直肠切除术后应用 IPAA[2]。

在过去几十年中，伴有中毒性巨结肠的急性结肠炎是 UC 患者最常见的临床表现，急诊行次全结肠切除术 + 末端回肠造口术可以挽救生命，之后再择期制作储袋。伦敦 St. Mark 医院很早的一项回顾性研究显示，在紧急情况下，结肠切除率为 25%[3]。而如今，在转诊实施外科治疗前，患者一般已接受了多种药物的保守治疗，目前只有少数（5%~8%）患者在诊断时即出现急性重度结肠炎的症状和体征[4]，其中因药物治疗无效而需立即手术的患者也很少。因此，手术的适应证已逐渐转变为耐药导致的难治性 UC、类固醇依赖、儿童生长发育障碍和异型增生或癌症。

8.2 手术方案

回肠储袋-肛管吻合术可一次完成，也可分两或三次完成（图 8-1）。手术包括第一阶段的 "拆除"（全结直肠切除术）和第二阶段的 "重建"（储袋制作

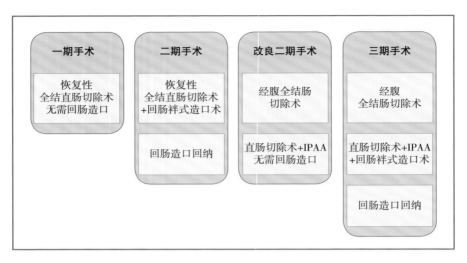

图 8-1　UC 的手术方案

8

和储袋 - 肛管吻合术）：

　　一期手术：全结直肠切除术、回肠储袋制作和 IPAA 在同一次手术中完成，无需进行回肠造口。

　　二期手术：全结直肠切除术、回肠储袋制作和 IPAA 在同一次手术中完成，并行转流性回肠袢式造口术，第一次手术 3 个月后，再行回肠造口回纳术。

　　改良二期手术：首先行结肠次全切除术，并闭合直肠残端，与腹壁皮下组织缝合，制作黏膜瘘（避免直肠残端破裂和渗漏导致盆腔感染甚至败血症，尤其是在严重直肠炎的情况下）；第一次手术 6~8 个月后，再行直肠切除术、储袋制作和无回肠造口的 IPAA。

　　三期手术：首先行结肠次全切除术和末端回肠造口术，并闭合直肠残端，第一次手术 6~8 个月后，再行直肠切除术、储袋制作、IPAA 及转流性回肠袢式造口术，第二次手术 3 个月后行回肠造口还纳术。

　　采用单阶段或多阶段手术方案由外科医生决定，需要考虑许多不同的因素，例如临床表现（急性或慢性结肠炎，活动期或缓解期结肠炎）、一般状况、并发症、营养状况和用药史。

　　一期手术通常是没有中毒性表现或严重营养不良的患者选择的手术方案，它适用于健康和营养状况良好且未使用激素治疗的非急性结肠炎患者，也适用于缓解期发生结肠异型增生或癌变的患者。一期手术在 20 世纪最后 20 年较为常见，但目前由于药物保守治疗的采用（有时是滥用），一期手术极为少见。

　　手术并发症的发生率及严重程度取决于手术时机(第一阶段"拆除"或第二阶段"重建")，并且同"拆除"过程相比，"重建"阶段的并发症会更严重。实施转流性回肠造口术的目的不是在 IPAA 时预防盆腔感染甚至败血症的发生，而是在吻合口瘘的情况下减少其他并发症的发生，降低储袋切除或失败的风险，为外科医生提供更多保守治疗的机会(即内镜手术，经皮穿刺引流术等)。

　　急性结肠炎、激素或抗肿瘤坏死因子(TNF)治疗后的患者建议采用分期手术方案，且三期手术更为安全。从外科角度看，不适合一期手术但仍可在结肠切除术后获益的患者，为实现减少药物影响、获得足够体重和更健康的目的，以便实施恢复性手术，可以采用改良二期式式。近年来，一些研究表明，随着腹腔镜技术的广泛应用，改良二期手术逐渐增多，且 IPAA 相关吻合口并发症发生率较低，患者生活质量较高[5-8]。此外，外科医生必须注意的是，IPAA 对手术技术的要求很高，且术前药物治疗仍存在争议，鉴于与无回肠造口的 IPAA 相比，IPAA+ 回肠造口术的相关并发症更少，因此，通常首选更安全的三期手术。

　　此外，对于未定型结肠炎和/或不能排除克罗恩病(CD)的病例，建议采用多期手术方案(从经腹全结肠切除术开始)。当结肠次全切除术完成后，建议等待适当的时间后再行直肠切除术和 IPAA，以避免在重建阶段出现手术并发症。延迟第二次手术是为了使患者有足够的时间从重病情况下恢复过来，能够撤除大剂量的免疫抑制药物，并使腹腔粘连得到缓解[9]。多项回顾性研究聚焦于探讨各手术阶段之间的时间间隔，结果显示，初次手术后不到 6~8 个月即行重建手术的患者，其术中和术后并发症发生率(如吻合口瘘)明显更高[10]。

8

8.3　药物治疗与外科手术

　　药物治疗的确是有效的，但有明确的证据表明，如果需要手术干预，延迟手术对患者的治疗是不利的。因此，外科医生和消化内科医生之间的合作是非常有必要的，这有利于监测患者病情的变化和寻找恰当的手术时机。

8.3.1　激素治疗

　　通过观察接受手术治疗的 UC 患者的用药史可以发现，长期全身应用激素会增加吻合口瘘和盆腔感染甚至败血症的风险。应用低、中、高剂量激素治疗的患者，其恢复性全结直肠切除术后手术并发症的发生率分别为 3.8%、20% 和 50%[11,12]。最新的 ECCO(欧洲克罗恩病和结肠炎组织)指南指出，对于长期应用激素治疗的患者(泼尼松龙剂量大于 20mg/d 或疗程超过 6 周)，必须考虑包含结肠次全切除术在内的分期结直肠切除方案。结肠次全切除术后进行回肠造口,可使患者免受结肠炎的困扰,回归正常的饮食和健康状况,并有时间仔细考虑之后的手术方案,是行 IPAA 术,还是进行永久性回肠造口[13]。

8.3.2　免疫抑制疗法

免疫抑制剂似乎对恢复期后术后并发症的发生起次要影响。免疫抑制剂的使用会增加 CD 患者术后并发症的风险[14],与此不同的是,它并不会增加 UC 患者感染并发症的发生率。然而即使是这样,一般也建议 UC 患者术前停用免疫抑制剂至少 3 个月。

8.3.3　生物制剂治疗

自从抗 TNF 制剂引入炎症性肠病(infammatory bowel disease,IBD)的治疗后,目前已成为一种常见的治疗药物,其对中 - 重度活动期且传统治疗无效的 UC 患者具有较好的疗效。生物制剂的引入极大地改变了疾病的生物学行为,中毒性巨结肠和急性结肠炎的发生率明显减少,相反,需接受手术治疗的慢性难治性患者的数量大大增加。

目前已经明确,使用生物制剂治疗的 UC 患者,其结肠切除术术后并发症的发生率未见明显升高[15],因此许多研究致力于明确生物制剂治疗与术后并发症之间的关系。关于此的第一项研究于大约 10 年前在两个国际转诊中心开展(Mayo 诊所和克利夫兰诊所基金会)[16,17],它比较了使用生物制剂的患者与未使用患者的重建手术(直肠切除术、回肠储袋制作和储袋 - 肛管吻合术)术后并发症发生率。两项研究均显示,使用生物制剂的患者其术后感染并发症发生率较高,特别是早期发生的吻合口瘘和 / 或盆腔脓肿,但如果选择三期手术方案[18]或在术前 12 周即停用生物制剂[19],则可以避免 IPAA 术后发生吻合口瘘和盆腔感染甚至败血症的高风险。此外,ECCO 指南指出"虽然关于围术期是否可以使用抗 TNF 制剂的研究仍存在矛盾,但仍建议使用抗 TNF 制剂的患者不要进行一期手术(一次完成全结直肠切除术和回肠储袋 - 肛管吻合)"[4]。因此,在过去的十年间,全世界范围内二期或三期手术越来越多。

最近,一些新的生物制剂(如维多珠单抗和戈利木单抗)已被引入 UC 的治疗中,关于这些生物制剂与储袋制作术后并发症之间关系的相关文献较为有限。Mayo 诊所的一项回顾性研究显示:接受维多珠单抗治疗的 88 名患者,浅表手术部位感染率明显增加;IPAA 术后的储袋周围脓肿发生率增加,但无统计学意义[20]。目前尚无关于术前使用戈利木单抗与术后并发症的研究。

8.4　总结

总之，医学治疗手段的进步并没有减少手术需求，只是推迟了手术时机（与 UC 的自然病程相比）。长期或正在进行的高剂量激素治疗是一期或改良二期手术的主要禁忌证，此外，尽管缺乏关于术前使用免疫抑制药物对术后并发症风险的重要研究数据，但仍建议尽可能术前停用免疫抑制药物。

对于接受恢复性全结直肠切除术的患者，术前应用生物制剂应被视为储袋相关并发症（盆腔脓肿，吻合口瘘）的危险因素，术前进行多学科评估必不可少，以便早期计划撤除抗 TNF 治疗（术前至少 3 个月），当不能撤除时，应首选结肠次全切除术和末端回肠造口术。

参考文献

1. Ravitch MM, Sabiston DC Jr (1947) Anal ileostomy with preservation of the sphincter; a proposed operation in patients requiring total colectomy for benign lesions. Surg Gynecol Obstet 84(6):1095–1099
2. Parks AG, Nicholls RJ (1978) Proctocolectomy without ileostomy for ulcerative colitis. Br Med J 2(6130):85–88
3. Melville DM, Ritchie JK, Nicholls RJ, Hawley PR (1994) Surgery for ulcerative colitis in the era of the pouch: the St Mark's Hospital experience. Gut 35(8):1076–1080
4. Strong SA (2010) Management of acute colitis and toxic megacolon. Clin Colon Rectal Surg 23(4):274–284
5. Samples J, Evans K, Chaumont N et al (2017) Variant two-stage ileal pouch-anal anastomosis: an innovative and effective alternative to standard resection in ulcerative colitis. J Am Coll Surg 224(4):557–563
6. Zittan E, Wong-Chong N, Ma GW et al (2016) Modified two-stage ileal pouch-anal anastomosis results in lower rate of anastomotic leak compared with traditional two-stage surgery for ulcerative colitis. J Crohns Colitis 10(7):766–772
7. Germain A, de Buck van Overstraeten A, Wolthuis A (2018) Outcome of restorative proctocolectomy with ileo-anal pouch for ulcerative colitis: effect of changes in clinical practice. Colorectal Dis 20(2):O30–O38
8. Swenson BR, Hollenbeak CS, Poritz LS, Koltun WA (2005) Modified two-stage ileal pouch-anal anastomosis: equivalent outcomes with less resource utilization. Dis Colon Rectum 48(2):256–261
9. Spinelli A, Sampietro GM, Bazzi P et al (2011) Surgical approach to ulcerative colitis: when is the best timing after medical treatment? Current Drug Targets 12(10):1462–1466
10. Dinnewitzer AJ, Wexner SD, Baig MK et al (2006) Timing of restorative proctectomy following subtotal colectomy in patients with inflammatory bowel disease. Colorectal Dis 8(4):278–282
11. Ziv Y, Church JM, Fazio VW et al (1996) Effect of systemic steroids on ileal pouch-anal anastomosis in patients with ulcerative colitis. Dis Colon Rectum 39(5):504–508
12. Lake JP, Firoozmand E, Kang JC et al (2004) Effect of high-dose steroids on anastomotic

8

complications after proctocolectomy with ileal pouch-anal anastomosis. J Gastrointest Surg 8(5):547–551

13. Magro F, Gionchetti P, Eliakim R et al; European Crohn's and Colitis Organisation [ECCO] (2017) Third European evidence-based consensus on diagnosis and management of ulcerative colitis. Part 1: definitions, diagnosis, extra-intestinal manifestations, pregnancy, cancer surveillance, surgery, and ileo-anal pouch disorders. J Crohns Colitis 11(6):649–670

14. Mahadevan U, Loftus EV Jr, Tremaine WJ et al (2002) Azathioprine or 6-mercaptopurine before colectomy for ulcerative colitis is not associated with increased postoperative complications. Inflamm Bowel Dis 8(5):311–316

15. Bregnbak D, Mortensen C, Bendtsen F (2012) Infliximab and complications after colectomy in patients with ulcerative colitis. J Crohns Colitis 6(3):281–286

16. Selvasekar CR, Cima RR, Larson DW et al (2007) Effect of infliximab on short-term complications in patients undergoing operation for chronic ulcerative colitis. J Am Coll Surg 204(5):956–962; discussion 962–963

17. Mor IJ, Vogel JD, da Luz Moreira A et al (2008) Infliximab in ulcerative colitis is associated with an increased risk of postoperative complications after restorative proctocolectomy. Dis Colon Rectum 51(8):1202–1207

18. Gu J, Remzi FH, Shen B et al (2013) Operative strategy modifies risk of pouch-related outcomes in patients with ulcerative colitis on preoperative anti-tumor necrosis factor-α therapy. Dis Colon Rectum 56(11):1243–1252

19. Selvaggi F, Pellino G, Canonico S, Sciaudone G (2015) Effect of preoperative biologic drugs on complications and function after restorative proctocolectomy with primary ileal pouch formation: systematic review and meta-analysis. Inflamm Bowel Dis 21(1):79–92

20. Lightner AL, McKenna NP, Moncrief S et al (2017) Surgical outcomes in vedolizumab-treated patients with ulcerative colitis. Inflamm Bowel Dis 23(12):2197–2201

8

第九章　溃疡性结肠炎的外科治疗：适应证和方法

Gilberto Poggioli, Lorenzo Gentilini, Maurizio Coscia,
Luca Boschi, Federica Ugolini

9.1　引言

　　直到 20 世纪 80 年代早期，除了偶尔使用回肠直肠吻合术，UC 患者外科手术的黄金标准是直肠切除术伴回肠末端造口术。1978 年，Parks 和 Nicholls 第一次提出了回肠储袋 - 肛门吻合的恢复性直肠切除术（IPAA）[1]。这种手术仍然被认为是 UC 患者最常见的手术，也是外科治疗 UC 的金标准手术方式。恢复性全结直肠切除术及回肠储袋 - 肛管吻合术通过切除病变的大肠，保留了患者自然排便的方式，避免了永久性人工造口，并能提供良好的功能，保证患者生活质量。

　　尽管药物治疗在最近几十年有所进步，但迄今为止的证据仍表明外科手术的需求几乎没有发生变化[2]。在大多数流行病学研究中，结肠切除术的累积风险从 25% 到 30% 不等[3]，在病变范围广泛和严重的患者中风险更高[4]。丹麦一项基于人群的研究报告显示：诊断 UC10 年后，结肠切除率高达 60%，且在过去 50 年中，手术率无明显变化[5]。

　　手术选择应该由胃肠病学专家、结直肠外科医生和患者共同决定。证据显示许多患者通过外科手术能够使疾病达到良好的长期控制[2]。手术是 UC 患者的另外一种可供选择的治疗方法，而不是"药物治疗失败"的选择，这种态度可能会给患者的治疗带来更好的结果；而手术延迟可能会导致更严重的疾病，也会有更多的术后并发症[2]。

　　UC 患者的主要手术指征可分为三组：伴有严重并发症或对药物治疗无反应的急性结肠炎、导致成人类固醇依赖的慢性持续性疾病或儿童和青少年生长受限和 / 或青春期发育延迟，以及并发结肠异型增生和 / 或结肠癌。

9

9.2 手术指征

9.2.1 急性结肠炎

所有急性结肠炎病例都需要胃肠病学专家与结肠直肠外科医生的密切协作。急诊手术的绝对适应证是无法控制的出血、穿孔和中毒性巨结肠。随着医学的发展,UC 的临床治疗方式也发生了变化。保守治疗减少了急性危及生命的并发症,如无法控制的出血和中毒性巨结肠;因此,对保守治疗无反应的急性结肠炎增加了[6]。如今,对免疫抑制疗法无反应的急性结肠炎是非择期手术最常见的适应证。有明确的证据表明手术的延迟对患者的预后产生不良影响。

建议对接受大剂量糖皮质激素治疗或采用免疫抑制剂或生物制剂进行挽救治疗失败的急性结肠炎患者采用分阶段手术,首先进行结肠次全切除术[7]。

结肠次全切除术是一种相对安全的手术,即使在危重患者中也是如此。结肠次全切除术中,病变结肠被切除,而直肠残端留在原位留待以后切除。直肠残端的处理仍存在争议。不建议直肠保留太短,这会给随后的直肠切除术带来困难,可增加骨盆神经损伤的风险。第一个选项是将直肠在骶骨岬水平切断,使其封闭在骨盆内,在这种情况下,应放置经肛门引流,以防止因直肠分泌物滞留而引起残端破裂。另一种方法是将直肠乙状结肠残端提起来穿过腹壁筋膜,封闭在皮下脂肪中或做成黏膜瘘,以避免直肠残端泄漏以及继发的盆腔脓肿或者腹膜炎。黏膜瘘会给患者带来额外的造口,不易于管理。因此,首选直肠残端封闭在皮下,尽管皮肤切口要通过二期愈合来避免因直肠残端漏而引起的伤口感染或脓肿形成,但这一选择仍是非常安全的,因为没有将关闭的直肠残端留在腹腔。

结肠切除术和回肠造口术可使患者从结肠炎中快速恢复过来,健康和营养状态得到改善,并可逐渐撤减类固醇。通过结肠次全切除术还可以明确病理学诊断,排除克罗恩病,以便进行下一步手术。

9.2.2 慢性结肠炎

慢性活动性结肠炎的特征是维持治疗时仍有活动性疾病,患者经常存在类固醇依赖。这种情况会导致类固醇副作用的发生,并损害患者生活质量。此外,对年轻患者来说,慢性炎症会导致生长受限和 / 或青春期延迟。

即使慢性病患者的总体状况通常比急性结肠炎患者好,他们也经常长期接受类固醇或免疫抑制剂治疗。长期高剂量药物(如类固醇、免疫抑制剂或生物制剂）的治疗显著增加术后感染性并发症或吻合口漏的风险[8-10]。

　　根据以上数据，建议对这些患者进行分期手术。慢性结肠炎患者可采用结肠次全切除术加末端回肠造口术和后期重建术，或恢复性全结直肠切除加回肠储袋肛管吻合术，同时行转流性回肠造口术。

9.2.3　异型增生和癌症

　　异型增生与发生肿瘤的风险高度相关。UC 异型增生的治疗是基于宏观模式和微观模式的病变特征进行。病变在宏观上可分为息肉状、非息肉状或肉眼不可见，而在微观上异型增生分为不确定、低级别或高级别。息肉样病变是指从黏膜突出到肠腔内的≥2.5mm 带蒂或无柄病变。假如病变可以完全切除，且没有证据表明结肠其他地方存在非息肉性或不可见的异型增生的情况下，息肉样异型增生可以通过息肉切除术得到充分治疗[6]。非息肉样病变是指表面隆起 <2.5mm，平坦或凹陷、柔软的病变斑片、斑块、不规则肿块和结节、狭窄病变和广基肿块，这些病变不适合做结肠镜下的息肉切除术。只有部分非息肉样异型增生病变能在内镜下进行治疗。病变可以完全切除且结肠其他部位没有非息肉性或不可见异型增生的情况下，术后通过结肠镜检查进行持续监测即可。所有其他非息肉样异型增生患者，不管活检分析中检测到的异型增生程度如何，均应接受手术[6]。

　　通常认为肉眼不可见的异型增生是从随机活检中发现的。所有肉眼看不见的异型增生患者应被推荐给有 IBD 随访经验的内镜医生，以确定病变是否边界清楚、能否切除，并检查是否还有同步异型增生。如果一个可见病变与不可见异型增生位于结肠的同一区域，应根据所确定的息肉样或非息肉型异型增生对患者进行适当的治疗。如果没有发现可见病变，但却发现了肉眼不可见的异型增生，其处理原则取决于异型增生的等级。高级别异型增生需要行结肠切除术，而低级别异型增生的治疗仍然有争议[6]。

　　最近的数据显示，每年在接受内镜检查的 UC 患者和低级别异型增生患者中，晚期癌症的年发病率为 1.8%，此外，在 12 项外科队列研究的 450 例接受结肠切除术治疗 UC 伴低级别异型增生的患者中，34 例同时患有结直肠癌（17%）。根据这些数据，应建议对于低级别异型增生的患者行外科手术治疗[11]。

　　UC 患者伴有结肠癌或直肠癌是手术的绝对指征。在癌变的情况下，患者应该进行全结直肠切除术加回肠储袋 - 肛管吻合术，可以做转流性回肠造口术，也可以不转流。结直肠切除术应该遵循肿瘤学原理，如无接触技术、靠近血管起点的高位血管结扎伴淋巴结清扫。直肠切除术应该在直肠系膜后面和侧面进行，以确保全直肠系膜切除（total mesorectal excision，TME）。与 IBD 患者常采用经直肠系膜内部切除手术（靠近直肠系膜切除）不同，采用 TME 手术损伤盆腔神经的风险更高。采用 TME 原则切除直肠肿瘤预后更好；然而，接受 TME 手术的患者术后 30 天并发症发生率和再入院率更高。而靠近直肠系膜切除的患者生活质量更好，功能评分更高[12]。

肿瘤患者回肠肛管吻合术的最佳方式仍存在争议。手工缝合时应加做直肠黏膜剥除术，这个手术在技术上很困难，并可能会损坏肛门移行区（对肛门功能很重要），并且不能保证直肠黏膜完全剥除。双吻合器吻合术更容易、更快，并且远期效果更好[13,14]。但这类吻合通常会遗留直肠黏膜，出现封套炎。所以残余的直肠封套应该在齿线以上 1~2cm 以内，以尽量减少黏膜表面恶变的风险。

有文献报道，在手工缝合和吻合器吻合的患者中都有肛门移行区癌变的发生[15]。因此，可以得出结论，黏膜切除术并不能排除之后肛门直肠黏膜癌的发展。而且，因为异型增生或早癌常常发生在不易发现和触及的储袋和直肠肌肉之间的夹层中，因此，首选吻合器吻合，并应在肛管直肠交界处吻合，以避免留下容易发生肿瘤病变的直肠黏膜。

对于保留直肠的晚期结肠肿瘤患者建议进行分阶段手术。所有手术后必须接受化疗的患者首选结肠次全切除术加末端回肠造口术。在辅助治疗结束时，可以考虑 IPAA 恢复性手术。

9.3　外科技术

9.3.1　恢复性全结直肠切除 +IPAA 术

恢复性全结直肠切除（TPC）+IPAA 术包括切除全部结肠、直肠、制作回肠储袋以及手工缝合或使用吻合器将回肠储袋吻合到肛管的缝合技术。

这种手术可以通过单次（一期）手术完成，也可以分期进行。文献中描述了各种方法（见第八章，图 8-1）。

在一期手术中，患者接受 TPC 及恢复性回肠储袋 - 肛门吻合术，不做转流性回肠造口术。二期手术中，患者首先接受 TPC 及回肠造口术，二期手术时做回肠造口还纳。在改良二期手术中，第一次手术是经腹的全结肠切除术，保留直肠；第二次手术包括直肠切除术和不进行回肠造口的回肠储袋 - 肛管吻合术。在三期手术中，患者首先进行经腹全结肠切除术，二期进行直肠切除术、IPAA 术及回肠造口术，三期进行回肠造口还纳术。

应根据患者的临床情况，手术指征（择期或急诊手术）和术前药物治疗选择最佳手术方案。慢性缓解期结肠炎或长期疾病患者在诊断为伴发异型增生或癌症的时候，可行择期手术，在没有主要药物治疗的情况下，可以行一期或二期手术。临床状况不佳、接受紧急手术治疗的患者或手术前用大剂量类固醇或生物制剂治疗的患者会受益于一期经腹全结肠切除手术；肠道连续性的恢复应该在第二次手术时完成，建议这些患者采用改良二期或三期手术。

9.3.2　结直肠切除术

为了完全切除病变结肠需进行全结直肠切除术。手术的第一阶段是经腹结肠切除术，这个手术是简单安全的。必须将全部结肠从腹膜后松解，沿血管蒂的外周部分切断（只有在并发结肠癌的情况下，才应遵循肿瘤切除的传统标准，即从根部离断血管）。回结肠血管必须保留，以确保回肠储袋的良好血供。此外，保留回结肠血管对手工吻合时回肠延长是必要的。回肠一定要靠近回盲瓣横断。

在改良二期或三期手术中，一期手术要将全结肠切除，结肠应该在直乙交界处切断，剩余的直肠可以用不同的方法处理。在 Hartmann 术式中，结直肠在骶骨岬处横断，远断端关闭后留在盆腔。采用这种术式时，需要经肛门放置引流至直肠腔以防止直肠内容物滞留而破裂。Hartmann 术式的缺点是后续的直肠切除术难度增大，导致术后并发症和盆腔自主神经损伤的发生率增高。为了减少术后并发症和神经损伤，可以在直肠乙状结肠交界处切断，远端关闭或拖出腹壁形成黏膜瘘，固定在腹壁上。

做直肠切除术时，直肠应该在肛柱顶端处横断，保留 1~2cm 的肛门移行区以保留肛门感觉上皮。在手术过程中，避免损伤盆腔自主神经尤其重要；大多数患者都很年轻，必须保留性功能。直肠可以采用靠近直肠切除或全系膜切除[1,16]。

存在或怀疑存在异型增生或肿瘤时，建议行全系膜直肠切除术（total mesorectal excision，TME）。在良性病变情况下，可以采用靠近直肠切除术，这种方法可降低骨盆神经损伤的风险，可确保较好的长期功能[12]；然而，这个平面的解剖并不清晰，因为该部位不是直肠系膜解剖时遇到的无血平面。靠近直肠游离直肠上部可以保护下腹下神经，从而减少逆行射精的发生率[17]。至关重要的是不要损伤骶前筋膜，以免伤及外侧静脉和骶前静脉。游离直肠前外侧时当心损伤神经，导致阳痿；两种直肠切除方式在这个区域导致损伤神经的概率基本一致[18]。

在前面和侧面，应该靠近直肠解剖，以免造成神经损伤。

应贴近前列腺下缘或者阴道下 1/3 游离直肠前壁，能够直视精囊腺和大部分阴道。

没有癌症时应保留 Denonvilliers 筋膜。游离一直持续到后方可触及尾骨，直肠四周达到肛提肌水平。使用指尖经肛门评估游离程度,并可指引直肠横断水平。

9.3.3 制作回肠储袋

末端回肠必须用于制作储袋。最初报道的 IPAA 采用手工缝制 S 形储袋[1]。使用 3 段 12~15cm 的末端回肠做储袋,2~3cm 回肠做出口(合计回肠约 50cm)。三段回肠由浆肌层连续缝合而成,吻合成"S"形。储袋后壁两条吻合线采用全层连续缝合,然后用连续浆肌层缝合关闭储袋前壁,最后可采用间断缝合加固(图 9-1)。

最初报告的储袋有 3cm 的输出管道[1],但许多患者存在排便问题,导致高达 50% 的患者需要行储袋插管帮助排便[19]。为了尽量减少排便阻塞的发病率,S 形储袋的输出管道被缩短。

外科进步和吻合器技术的应用使得制作储袋的方式增多,其中包括 J、W、K、H、B 以及 U 形储袋[19-24]。

Utsunomiya 介绍了 J 形储袋。J 形储袋是由末端 30~40cm 小肠制作而成。回肠部分被折叠成两个 15cm 或 20cm 的节段,两节段必须并排缝合在一起。这种缝合可以通过储袋顶端切开,置入 ILA100 直线切割吻合器,纵行吻合 2 次而成,也可以采用手缝的方式。最后,J 形储袋的盲端必须使用线性吻合器闭合,然后进行加固,建议检查吻合口的止血情况。最初的储袋长度是 15cm,后来储袋的长度增加到 20cm。但储袋的尺寸较大会导致淤滞和排空困难。实际上,一个 J 形储袋应该介于 15~18cm,并根据患者的身体尺寸量身订制(图 9-2)。

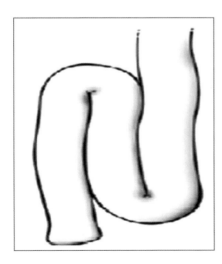

图 9-1 S 形储袋

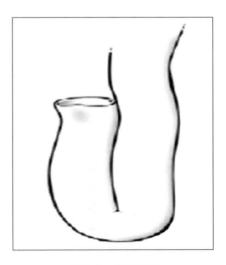

图 9-2 J 形储袋

W形储袋是由Nicholls和Pezim于1985年提出[19],它的优点是排便频率较低,不需要进行储袋插管。这种设计结合了J形储袋和S形储袋的优点。然而,从技术上讲,其较难构造且更费时。此外,因其体积较大,导致在一个狭窄的骨盆内放置该储袋难度较大。与S形储袋类似,W形储袋也必须用大约50cm的回肠末端缝制(图9-3)。

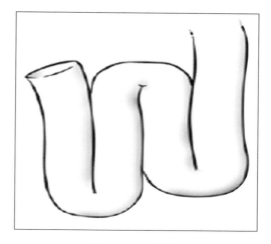

图9-3 W形储袋

其余的储袋设计没有被后续的研究充分证实,且并未在临床实践中广泛应用。文献中的数据报告J形、S形和W形储袋的临床效果相近。一项纳入18项研究的荟萃分析[25],涉及1 519名接受恢复性全结肠直肠切除术并行J形、S形或W形储袋成形术的患者,分析了接受三种不同储袋成形术患者的术后并发症和功能。三组之间渗漏、狭窄、盆腔感染、储袋炎、小肠梗阻和储袋失败等术后并发症的发生率没有显著差异。三组患者的功能结果比较显示,J形储袋的患者较S形或W形储袋的患者排便次数更多。然而,S形或W形储袋在储袋排空方面更困难,经常需要使用灌肠剂或插管帮助排便。在三种储袋中污粪和失禁的概率相似。

四项已经发表的随机对照试验比较了J形和W形储袋。其中两项长达12个月的随访试验中,分别纳入60名患者和33名患者,结果显示J形储袋和W形储袋的功能无明显差异[26,27]。另外两项纳入24名和50名患者的试验显示,J形储袋患者每日排便频率较高,与抑制肠蠕动药物使用的增加有关[28,29]。

可以得出结论,储袋的功能不受储袋设计的影响,然而为了确保储袋的顺应性和保持肛门反射,避免损伤肛门括约肌非常重要。各种储袋设计之间没有发现哪一种有明显优势;然而,J形储袋在技术方面更容易掌握,功能良好且不需要插管排便,在世界上使用最多(超过95%的外科医生使用这种储袋方式)。S形储袋和W形储袋因需要手工缝制而耗时较长。当J形储袋无法在没有张力的情况下进入骨盆且回肠不可能延长时,S形储袋可作为首选。

9.3.4 回肠延长

储袋手术的成功是基于回肠袋和肛门之间的无张力吻合。为了减少吻合口张力,小肠系膜要游离到十二指肠第三段,并且分离先前手术引起的所有粘连[16]。为了减少吻合张力,可以通过抓住储袋顶点,将储袋拉至吻合口处产生的张力来模拟吻合术产生的张力。此外,如果储袋顶端能够拉到耻骨联合下缘,则可以达到无张力吻合[16]。

在部分患者中,可能很难获得足够长的小肠与肛管无张力吻合。为了避免张力过大,需延长回肠以防止吻合口近期或远期并发症,如近期的吻合口瘘或远期的吻合口狭窄。

可以通过不同的方式延长回肠。在确保回肠血供的前提下,切断肠系膜上动脉或回结肠动脉的末端(在回结肠血管分支的远端)可以减少张力并延长回肠。在切断血管前必须先通过暂时夹闭待分离的血管评估肠管的血供是否能够得到保证。切断回结肠血管可以额外延长 3~7cm 回肠。如果长度还不够,可以在肠系膜上动脉发出回结肠血管支的远端将其切断,如果能确保回结肠动脉血供良好,该方法可以安全实施,不会增加并发症或影响功能结果[30]。

如果通过这些操作后仍然存在张力,可以使用透照法选择并切开回结肠动脉和肠系膜上动脉血管弓间的腹膜组织,也称"肠系膜窗",在肠系膜上血管边缘前后腹膜面做小切口也可以作为额外的减少张力的方法。

最后,使用 S 形储袋可能会增加 2~3cm 的回肠长度。S 形储袋与其他储袋相比的优点是延长了几厘米回肠,这对实现无张力 IPAA 至关重要[30]。

9.3.5　回肠肛管吻合术

回肠肛管吻合术可以使用吻合器缝合或用手缝合。Parks 和 Nicholls 在他们关于恢复性结直肠切除术的第一份报告中采用的是手工缝合。最初的方法随着时间的推移发生了变化,特别是在有了吻合器以后。

手工进行回肠储袋肛管吻合术必须进行肛管黏膜剥除术。整个肛门直肠黏膜必须从齿状线向上一直剥除到直肠残端。做黏膜剥除时,可通过放置肛门牵开器,使用肾上腺素溶液(1∶100 000)进行黏膜下注射,使直肠黏膜从肌层上隆起。这样就有可能在不损伤肛门括约肌的情况下去除病变黏膜(图 9-4)。

随后,储袋和肛管吻合必须在齿状线上进行,沿放射状

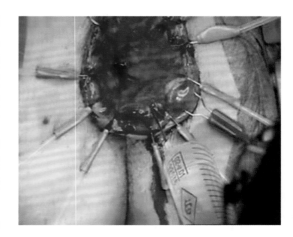

图 9-4　肛门牵开器及肾上腺素注射

9

缝合,将部分肛门内括约肌和J形储袋的顶端或S形储袋的出口进行缝合。

　　与吻合器吻合相比,手工缝合时,储袋放置的位置必须更靠骨盆下方,以确保无张力吻合,所有手工缝合的患者都必须将回肠进行适当延长。

　　在手工缝合和吻合器吻合的情况下,都必须非常小心以确保周围组织不被缝到吻合口中,尤其是阴道后壁。为了避免手工缝合后出现储袋-阴道瘘,女性患者缝合前壁时进针不能太深。取下肛门牵开器后,才可以将先前的缝合线进行打结。吻合完毕后可以经肛门注入有色盐水检查吻合有无渗漏。

　　手工吻合时,大多数情况下都需要做转流性回肠造口。回肠造口部位应该在右下腹,必须在手术前标记造口位置,造口位置要保证患者感觉舒适。为了防止切口疝,回肠造口应该穿过腹直肌。

　　用吻合器做IPAA可以采用单吻合或双吻合法。用单吻合方法时,吻合器的砧座可以放在储袋的顶端,用荷包缝合固定。远端的荷包必须缝到肛管直肠残端并紧固在经肛门插入的管形吻合器上,然后用圆形吻合器做端端吻合。

　　在双吻合技术中,使用直线切割闭合器关闭直肠肛管残端,在切割线近端切断标本。管状吻合器砧座放在储袋的顶端,并用荷包缝合固定。圆形吻合器必须插入肛门并推进到肛管残端缝合线上。吻合器的中心杆必须通过缝合线刺出,再将储袋与肛管靠到一起。击发前,必须检查小肠的方向以防储袋沿肠系膜扭转。至于手工缝合术,应该检查吻合的完整性。实际上双吻合技术更容易、更快,使用最广泛。(图9-5)。

　　在使用器械吻合时,距离齿状线的合适距离非常重要;吻合器必须放置在离齿状线大约3cm处,这样,才能保证残留的肛门移行区覆盖的是柱状黏膜上皮。如果吻合位置太低,可能会损坏内括约肌,最终导致失禁。如果肛管残端保留过长,则残留的直肠上皮是有炎症的,会导致封套炎。

　　只有选定的患者(如吻合并发症的发生率低)可省去回肠造口术。

　　无论有或没有做转流性回肠造口术,推荐所有患者做经肛门引流。其目的是避免液体

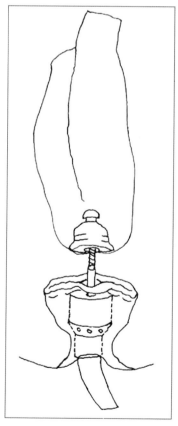

图9-5　双吻合术

滞留在储袋中,从而导致储袋体或吻合口的缝合线产生张力。该引流应该通过肛门送入储袋并固定在会阴部皮肤上。放置时间为 4~5 天,每天用生理盐水进行冲洗。

在回纳回肠造口之前,建议进行内镜检查或造影检查,以探查储袋和吻合口的完整性。如果没有发现并发症,回肠造口可以在结直肠切除术后 2~3 个月进行。

随机试验发现器械吻合或手工缝合在术后早期感染性并发症方面不存在任何差异,两种手术方式都是可行和安全的[31,32]。在器械吻合或手工吻合的患者中,目前尚无关于患者肛门移行区异型增生或癌症发生时间差异的报道[15]。

接受手工吻合的患者功能结果较差。这可能是由肛门括约肌的机械性损伤和切除肛门移行区所致。使用肛门牵开器或做黏膜剥除时,可能损伤肛门括约肌。器械吻合或手工吻合的患者白天或晚上的排便次数是相似的,然而有报道显示,采用手工吻合比采用器械吻合者排便紧迫性和失禁(渗漏和污粪)比例更高。并且,手工吻合组患者使用护垫和肛周刺激症的发生频率更高,而使用器械吻合的患者可以产生更高的肛管静息压和屏气压力[31,32]。综合这些数据,手工吻合术患者受到的社会活动限制更多,患者生活质量得分较低[13,14]。

目前,首选使用吻合器行 IPAA 手术,因为操作容易、方便快捷,并可取得较好的长期功能结果,手工吻合术在器械吻合失败或需要重做 IPAA 手术时是优选的吻合技术。

9.3.6　转流性回肠造口术

接受恢复性全结肠直肠切除术的患者术后早期如果并发症脓毒症则难以治疗,应尽量避免。吻合口瘘或者盆腔脓肿会导致远期预后不良,虽然肠道没有显著变化,但失禁率、对保护垫和药物使用的需求比没有术后并发症的患者显著增加。同样,生活方式受限也更频繁[33]。此外,术后继发感染并发症的患者有更高的储袋失败风险(永久性造口或储袋切除术)[33]。转流性回肠造口术在预防术后并发症当中的作用仍存在争议。

各种研究得出结论,转流性回肠造口术不会减少术后感染并发症的发生率,如吻合口或缝合口漏。然而,转流性回肠造口术的存在有助于处理感染性并发症[34]。恢复性全结肠直肠切除术伴回肠造口术后的吻合口瘘通常是亚临床的,临床表现不甚剧烈,无需额外手术即可治愈。相反,通过对有和无转流的回肠造口术患者进行随机对照试验显示,有转流的回肠造口术患者感染性并发症和吻合口瘘发生率较低[34]。所以,尽管转流性回肠造口术本身可能导致术后并发症,但是它能带来临床获益。

　　制作回肠造口可能带来潜在的并发症，包括机械性和功能性并发症。机械性并发症中，已经描述过造口回缩、造口脱垂、瘘管形成伴腹腔脓肿或腹壁脓肿，或与造口相关的肠梗阻。转流性回肠造口术也可能出现功能性并发症 - 如肛周刺激、肠道高排量以及随之而来的脱水或肾衰竭。

　　此外，造口还纳又是一次手术，而且这次手术也可能出现相关的术后并发症。对接受 IPAA 术后回肠造口还纳的 1 500 多例患者进行的研究中，发现各并发症发生率如下：小肠梗阻（6.4%）、伤口感染（1.5%）、腹腔感染性并发症（1%）和肠瘘（0.6%）[35]。基于这些考虑，关于是否做转流性回肠造口术的决定必须权衡回肠造口术并发症的风险与盆腔感染性并发症的风险。

　　某些情况下可以不行转流性回肠造口术，例如健康状况良好的患者，不长期使用类固醇或免疫抑制剂，并且吻合口绝对无张力的回肠肛管器械吻合。在用水溶性造影剂行储袋造影或内镜检查结果满意的前提下，可在恢复性全结肠直肠切除术后两三个月进行回肠造口还纳术。

参考文献

1. Parks AG, Nicholls RJ (1978) Proctocolectomy without ileostomy for ulcerative colitis. Br Med J 2(6130):85–88
2. Mowat C, Cole A, Windsor A et al; IBD Section of the British Society of Gastroenterology (2011) Guidelines for the management of inflammatory bowel disease in adults. Gut 60(5):571–607
3. Henriksen M, Jahnsen J, Lygren I et al; IBSEN Study Group (2006) Ulcerative colitis and clinical course: results of a 5-year population-based follow-up study (the IBSEN study). Inflamm Bowel Dis 12(7):543–550
4. Cottone M, Scimeca D, Mocciaro F et al (2008) Clinical course of ulcerative colitis. Dig Liver Dis 40(Suppl 2):S247–S252
5. Jess T, Riis L, Vind I et al (2007) Changes in clinical characteristics, course, and prognosis of inflammatory bowel disease during the last 5 decades: a population-based study from Copenhagen, Denmark. Inflamm Bowel Dis 13(4):481–489
6. Teeuwen PH, Stommel MW, Bremers AJ et al (2009) Colectomy in patients with acute colitis: a systematic review. J Gastrointest Surg 13(4):676–686
7. Magro F, Gionchetti P, Eliakim R et al; European Crohn's and Colitis Organisation [ECCO] (2017) Third European evidence-based consensus on diagnosis and management of ulcerative colitis. Part 1: definitions, diagnosis, extra-intestinal manifestations, pregnancy, cancer surveillance, surgery, and ileo-anal pouch disorders. J Crohns Colitis 11(6):649–670
8. Ehteshami-Afshar S, Nikfar S, Rezaie A, Abdollahi M (2011) A systematic review and meta-analysis of the effects of infliximab on the rate of colectomy and post-operative complications in patients with inflammatory bowel disease. Arch Med Sci 7(6):1000–1012
9. Selvasekar CR, Cima RR, Larson DW et al (2007) Effect of infliximab on short-term complications in patients undergoing operation for chronic ulcerative colitis. J Am Coll Surg 204(5):956–962
10. Mor IJ, Vogel JD, da Luz Moreira A et al (2008) Infliximab in ulcerative colitis is associated

9

with an increased risk of postoperative complications after restorative proctocolectomy. Dis Colon Rectum 51(8):1202–1207

11. Fumery M, Dulai PS, Gupta S et al (2017) Incidence, risk factors, and outcomes of colorectal cancer in patients with ulcerative colitis with low-grade dysplasia: a systematic review and meta-analysis. Clin Gastroenterol Hepatol 15(5):665–674

12. Bartels SA, Gardenbroek TJ, Aarts M et al (2015) Short-term morbidity and quality of life from a randomized clinical trial of close rectal dissection and total mesorectal excision in ileal pouch-anal anastomosis. Br J Surg 102(3):281–287

13. Gozzetti G, Poggioli G, Marchetti F et al (1994) Functional outcome in handsewn versus stapled ileal pouch-anal anastomosis. Am J Surg 168(4):325–329

14. Kirat HT, Remzi FH, Kiran RP, Fazio VW (2009) Comparison of outcomes after hand-sewn versus stapled ileal pouch-anal anastomosis in 3,109 patients. Surgery 146(4):723–729; discussion 729–730

15. Um JW, M'Koma AE (2011) Pouch-related dysplasia and adenocarcinoma following restorative proctocolectomy for ulcerative colitis. Tech Coloproctol 15(1):7–16

16. Ballantyne GH, Pemberton JH, Beart RW Jr et al (1985) Ileal J pouch-anal anastomosis. Current technique. Dis Colon Rectum 28(3):197–202

17. Nicholls RJ, Lubowski DZ (1987) Restorative proctocolectomy: the four loop (W) reservoir. Br J Surg 74(7):564–566

18. Lindsey I, George BD, Kettlewell GW, Mortensen NJ (2001) Impotence after mesorectal and close dissection for inflammatory bowel disease. Dis Colon Rectum 44(6):831–835

19. Nicholls RJ, Pezim ME (1985) Restorative proctocolectomy with ileal reservoir for ulcerative colitis and familial adenomatous polyposis: a comparison of three reservoir designs. Br J Surg 72(6):470–474

20. Utsunomiya J, Iwama T, Imajo M et al (1980) Total colectomy, mucosal proctectomy, and ileoanal anastomosis. Dis Colon Rectum 23(7):459–466

21. Hallgren T, Fasth S, Nordgren S et al (1989) Manovolumetric characteristics and functional results in three different pelvic pouch designs. Int J Colorectal Dis 4(3):156–160

22. Fonkalsrud EW (1987) Update on clinical experience with different surgical techniques of the endorectal pull-through operation for colitis and polyposis. Surg Gynecol Obstet 165(4):309–316

23. Slors JF, Taat CW, Brummelkamp WH (1989) Ileal pouch-anal anastomosis without rectal muscular cuff. Int J Colorectal Dis 4(3):178–181

24. Nelson RL, Prasad ML, Pearl RK, Abcarian H (1991) Inverted U-pouch construction for restoration of function in patients with failed straight ileoanal pull-throughs. Dis Colon Rectum 34(11):1040–1042

25. Lovegrove RE, Heriot AG, Constantinides V et al (2007) Meta-analysis of short-term and long-term outcomes of J, W and S ileal reservoirs for restorative proctocolectomy. Colorectal Dis 9(4):310–320

26. Johnston D, Williamson ME, Lewis WG et al (1996) Prospective controlled trial of duplicated (J) versus quadruplicated (W) pelvic ileal reservoirs in restorative proctocolectomy for ulcerative colitis. Gut 39(2):242–247

27. Keighley MR, Yoshioka K, Kmiot W (1988) Prospective randomized trial to compare the stapled double lumen pouch and the sutured quadruple pouch for restorative proctocolectomy. Br J Surg 75(10):1008–1011

28. Selvaggi SF, Giuliani A, Gallo C et al (2000) Randomized, controlled trial to compare the J-pouch and W-pouch configurations for ulcerative colitis in the maturation period. Dis Colon Rectum 43(5):615–620

29. Lumley J, Stevenson A, Stitz R (2002) Prospective randomized study of J vs. W pouches in ulcerative colitis. Dis Colon Rectum 45:A5

30. Smith L, Friend WG, Medwell SJ (1984) The superior mesenteric artery. The critical factor in the pouch pull-through procedure. Dis Colon Rectum 27(11):741–744

9

31. Reilly WT, Pemberton JH, Wolff BG et al (1997) Randomized prospective trial comparing ileal pouch-anal anastomosis by excising the anal mucosa to ileal pouch-anal anastomosis performed by preserving the anal mucosa. Ann Surg 225(6):666–676; discussion 676–677

32. Hallgren TA, Fasth SB, Øresland TO, Hultén LA (1995) Ileal pouch anal function after endoanal mucosectomy and handsewn ileoanal anastomosis compared with stapled anastomosis without mucosectomy. Eur J Surg 161(12):915–921

33. Farouk R, Dozois RR, Pemberton JH, Larson D (1998) Incidence and subsequent impact of pelvic abscess after ileal pouch-anal anastomosis for chronic ulcerative colitis. Dis Colon Rectum 41(10):1239–1243

34. Hüser N, Michalski CW, Erkan M et al (2008) Systematic review and meta-analysis of the role of defunctioning stoma in low rectal cancer surgery. Ann Surg 248(1):52–60

35. Wong KS, Remzi FH, Gorgun E et al (2005) Loop ileostomy closure after restorative proctocolectomy: outcome in 1,504 patients. Dis Colon Rectum 48(2):243–250

9

第十章 溃疡性结肠炎的外科治疗：腹腔镜和新的微创技术

Gilberto Poggioli, Matteo Rottoli

10.1 简介

在过去 20 年中，微创手术治疗结直肠癌的优势已得到普遍认可，并有一些大型随机临床试验和相关综述证明了腹腔镜手术的近期临床优势[1-3]，如住院时间短、术后疼痛轻、失血量少以及恢复口服饮食快等；远期优势包括切口疝和粘连性肠梗阻的发生率较低、伤口更美观等。

微创治疗对于那些罹患 UC 的年轻患者更为重要，因为随着病程的延长，这些患者接受手术治疗的可能性会增大。尽管保守治疗有较好的治疗效果，但仍有 40% 的患者需要进行手术[4,5]。药物治疗使急诊结肠切除（大出血或中毒性巨结肠）手术率从 70% 降至 10%，进一步增加了择期腹腔镜手术的机会。

无论手术途径如何，通过 IPAA 施行一期、二期或三期 TPC 的适应证均相同。然而，理论上来说，微创手术的术后恢复更快，术后并发症发生率更低，不仅是身体状况良好和年轻患者的最佳选择，也是身体状况不佳和虚弱患者的理想选择。

2009 年的一篇 Cochrane 综述表明，腹腔镜 TPC+IPAA 的手术时间和成本会增加，但手术切口更美观[6]。美国外科医师协会外科质量改进计划（American College of Surgeons National Surgical Quality Improvement Program，NSQIP）分析了 676 例 TPC+IPAA 手术，结果显示 50% 的患者进行了腹腔镜手术，虽然住院时间无明显改变，但接受腹腔镜手术的患者发生术后并发症的比例更低（比值比[odds ratio，OR]=0.67，P=0.04）且严重度更轻微（OR=0.44，P<0.01）[7]。

最近两项研究显示，微创 TPC+IPAA 术后女性的生殖能力显著改善[8,9]。欧洲克罗恩病和结肠炎组织（European Crohn and Colitis Organization，ECCO）

在其最新指南中强调了腹腔镜在 UC 手术治疗中的安全性、可行性以及优势[10]。

然而,为了有效并最大限度减少手术时间以及降低术中和术后并发症的发生率,微创手术必须进行不断地学习训练。十多年前,俄亥俄州克利夫兰诊所基金会的一份报告显示,外科医生开腹手术的专业技能与围术期并发症发病率和远期储袋失败显著相关[11]。该报告分别评估了 40 例和 31 例接受吻合器缝合和手工缝合的 IPAA 手术患者,算出了能显著降低储袋失败率的最少手术次数。最近,该团队新的研究结果显示,腹腔镜 TPC+IPAA 的结果与外科医生的专业技术学习曲线相关[12],知识储备丰富的外科医生能够显著减少全结直肠切除术的手术时间和术后盆腔感染的发生率,后者被视为最重要的术后并发症,因为有报道显示盆腔感染与长期储袋功能不良及储袋失败相关[13]。

腹腔镜手术需要持续训练和不断施行大量手术进行练习。上级医院及其外科医生更能将并发症发生风险降至最低并优化患者结局,而长期未进行手术练习的外科医生不能改善手术近期和远期治疗效果。

就这一点而言,改善 TPC+IPAA 术后结局的第一步是将这些手术集中,但目前只有少数的全国医疗中心能够为大量患者提供手术治疗。

10.2 结肠次全切除术

结肠次全切除术的适应证是难治性 UC 和急性并发症,如出血、穿孔和中毒性巨结肠。UC 瘤变通常需要进行恢复性全结直肠切除术。但在患者一般情况较差的情况下,应选择结肠切除,避免肠吻合。

尽管微创手术的可行性和优势已经得到证实[14],但是至今仍有一半以上的结肠切除术是采用开放式手术(美国国家数据库,2005—2010)[15,16]。

2009 年发表的 Cochrane 评价认为腹腔镜手术除了减少 UC 患者的住院时间之外,无任何其他益处[6],但更多的最新研究表明腹腔镜手术术后恢复更快,主要并发症和轻微并发症的发生率更低[7,17]。另有研究表明,腹腔镜结肠切除术后手术部位的感染发生率明显减少[18],术后肠梗阻发生率也显著下降[14]。虽然有研究表明,相较于开放性结肠切除术,腹腔镜手术能改善血栓栓塞的临床结局,但也可能是接受开放手术和腹腔镜手术的患者分组不同[19]。

腹腔镜是否适合于 UC 的急诊手术(中毒性巨结肠和肠穿孔)仍存在争议。虽然技术上可行,但手术时间可能会增加,扩张的肠道脆性增加会导致肠穿孔的风险上升,另外考虑到在穿孔时难以实现对腹腔的充分冲洗等因素,通常对急诊 UC 手术建议进行开放的次全结肠切除术。目前尚需更多的随机研究阐明腹腔镜手术在此类患者群体中的安全性。

10.2.1　手术技巧

手术取截石位。特定装置（砂袋、肩垫、特定夹持垫）用于在手术台移动期间为患者提供安全支撑。在脐上做直径 12mm 的小切口后建立 13~15mmHg 的人工气腹。另外四个 12mm 切口呈菱形分布，分别位于上腹部、耻骨上以及左右两侧腰部区域。虽然可以做 5mm 小切口，但一般首选直径 12mm 切口，因为该切口允许插入较大的器械（吻合器和施夹钳）或拭子，特别是在出血的情况下。行结直肠切除术时建议将右腰部手术切口向下朝髂嵴方向移动，以便于外科医生操作。文献中有手助技术的报道，但由于切口较长且腹腔镜可视化较差，目前认为该方法没有充分的临床益处。但这种方法可以提高术者的信心，特别是在学习曲线的早期阶段。

手术时，根据外科医生的习惯可顺时针或逆时针方向进行手术操作，同样，肠系膜的分离既可以从内侧向外侧，也可以从外侧向内侧。对未合并瘤变的 UC 患者，可以原位保留部分肠系膜，以减少腹膜后结构损伤或大出血，特别是在解剖横结肠系膜时。手术操作可以采用混合入路，但最好从外侧开始游离肠管，以增加肠系膜的延伸性，使操作更安全。

按照开放式结肠切除术的步骤，先从右侧结肠开始并按顺时针方向进行。首先从外侧开始游离右半结肠至脾曲，游离过程中注意不要损伤十二指肠。在回盲瓣水平，应在非常接近肠管的位置分离肠系膜，以保护回结肠血管。虽然离断回肠动脉能使手术操作更快[20]，但应该始终保持它的完整（除非并发右侧结肠癌的复杂性 UC）。无论是否保留结肠血管，术者都可以轻松地制作标准的 J 形储袋，但是如果以后需要进行储袋改良手术，可能需要进行肠系膜延长。在上述情况下，可以从肠系膜上动脉分出回结肠动脉的起始处切断，使回肠系膜延长数厘米，这对手工吻合至关重要。

鉴于这些患者通常都很年轻，并且多年后可能出现储袋并发症需要重做储袋[21,22]，预防措施和谨慎操作至关重要。重做储袋常因为没有替代的系膜血管而变得十分艰难。

许多外科医生采用另一种方法，即首先采用从外向内的顺序游离脾曲。该方法的优点是优先处理最困难的步骤，避免外科医生多次交换位置。此时术者站在患者的右侧，在完全游离下脾曲之后再向下游离直至乙状结肠远端的水平。在行结肠次全切除术时，应保留肠系膜下动脉，这有两个好处：一是直肠残端的血供更好（降低缺血或吻合口漏的风险），二是在切除术后能更快地识别"原始"平面。因此，在分开左侧结肠的侧向附着后，应使肠系膜远离

10

Toldt 筋膜。使用射频或超声设备,止血更安全,操作更快。在肠系膜较厚的情况下,应使用钛夹或 hem-o-lock 小心夹闭血管。

直肠残端的处理问题已经讨论了几十年[23-25]。根据外科医生的习惯,可以在直肠乙状结肠连接部切断直肠并置于腹腔,也可以在乙状结肠远端水平切断直肠并以各种方式固定到前腹壁。对于后一种方式,直肠乙状结肠残端可关闭并埋于皮下,或开放至腹腔外形成黏膜瘘。目前还没有前瞻性的研究对比这两种处理方式。最近的一项回顾性分析表明,皮下埋置残端带来的并发症更多,但不太严重,尤其是腹膜腔内闭合可能发生残端瘘和感染,需要更长时间的抗生素治疗或 CT 引导下引流[26]。

一般首选将封闭的乙状结肠残端置于皮下或制成黏膜瘘。经肛门放置直肠导管,以引流和防止直肠残端破裂。已有研究证明,这一策略可用于预防腹腔内直肠残端裂开[27]。

处理完左半结肠,外科医生移到患者的两腿之间继续处理横结肠。反 Trendelenburg 位(头高脚低体位)有助于更好地暴露胃结肠间隙。

根据外科医生的习惯可选择切除或保留大网膜。但目前尚无关于这两种方法优缺点对比的文献报道。例如,在发生储袋 - 阴道瘘的情况下,可保留大网膜,以作为网膜瓣。若大网膜非常薄或很短,切开胃网膜和胃结肠韧带更便于切除横结肠。此时,可以将结肠适当牵拉至患者右侧,从顶部接近结肠系膜,也可以从下向上显露横结肠系膜。前者更安全,因为肠系膜向操作者延伸,能量装置从左侧垂直于肠系膜且遵循解剖线操作。而后者可以更清晰地显露结肠中血管及其分支,增加操作者的自信。无论哪种情况,都建议远离结肠中血管根部切断血管,以避免在胰腺下缘水平出现难以处理的出血。

根据直肠残端处理方式的不同,可以在回肠末端离断肠管(小心避开回结肠血管),通过非常小的 Pfannenstiel 切口取出标本,在腹腔外切断直乙结肠,残端留在腹壁外;也可以在直肠乙状结肠交界处离断肠管,直肠残端留在腹腔,标本通过用于回肠造口的腹壁切口取出。首选第一种术式,因为较长的直肠乙状结肠残端被置于皮下,可以通过切口在腹腔外切断乙状结肠,以使其长度合适。由于肠系膜由 Alexis 拉钩提出腹壁外切断,所以这种方法止血更可靠,尤其在有炎症的结肠系膜体积较大的情况下,这一方法更具优势。腹腔镜视野下,在右髂窝做预先标记,可使回肠造口术形象化,因为回肠末端很容易在不注意的情况下发生扭转。

将 Foley 导管经肛门固定在直肠残端中,以便于液体引流和残端减压。

10.3 恢复性全结直肠切除术与回肠储袋 - 肛管吻合术

10.3.1 技术

无论直肠切除术是与结肠切除术在一期手术中一起完成,还是在以往的次全结肠切除术后进行,套管针的位置和技术都类似于低位肿瘤切除术(图 10-1)。肠系膜下动脉的游离从后平面开始,向远端进行。对于左侧结肠癌或高度异型增生病变,应进行淋巴结清扫,并将血管从根部离断。钝性解剖能保护神经,以保留患者的泌尿和性功能。最新一代腹腔镜(特别是 4K 超高清腹腔镜)明显提高了对骶骨平面小神经的识别能力。必须沿神经平面解剖,首先是后方,然后是侧面和前面。与癌症患者不同的是,不存在新辅助放疗后继发纤维化的问题,但严重的直肠炎可能导致同样的炎症并使操作清晰度下降,解剖更困难。

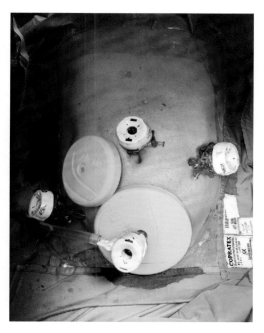

图 10-1 腹腔镜下恢复性全结直肠切除术和回肠储袋 - 肛管吻合术,套管针的位置(回肠造口游离后放置小型 Alexis 牵开器;之前固定于腹壁的直肠残端游离后放置中型 Alexis 牵开器)

部分外科医生认为,直肠系膜内解剖(靠近直肠)在神经保护方面更安全,并且在骶前平面保留了一些肠系膜作为储袋缓冲垫。目前并没有证据表明这种方法可以为储袋功能提供任何益处,而且必须考虑到操作的困难性,特别是在直肠下部。此外,直肠系膜出血的风险和骨盆视野较差阻碍了该技术的应用。实际上,只要遵循直肠系膜切除原则,进行保留神经的全直肠系膜切除术(TME),可以保留性功能和泌尿功能。为了不损伤下腹部神经并保留男性患者的 Denonvilliers 筋膜(直肠前列腺筋膜),建议靠近直肠的前面和侧面进行解剖操作。

UC 患者发生直肠脱垂的可能性较大,可能与手术前几年的排便习惯有关。因此,适当的直肠牵引能更好地暴露骨盆结构,合适的 Trendelenburg 位会有所帮助。在耻骨上口的 10mm 切口处插入腹腔镜 Babcock 钳可以把直肠拉直。

解剖操作应一直向下达直肠下动脉水平,直至看见肛提肌平面。直肠内指诊可确认直肠系膜切除术的恰当范围。应避免对盆底进行过度游离,以保护直肠残端血供,并避免肛管断端太靠近肛提肌。另一方面,学者们已经充分认识到腹腔镜更容易留下过长的直肠残端,从而导致储袋出口阻塞需要二次手术。这可能由解剖不充分或腹腔镜吻合器难以满意切断直肠导致。尽管吻合器技术有所改进,但是狭窄的骨盆和设备关节的局限性可能会使外科医生的缝合钉线歪斜或多次钉合(图 10-2)。这些情形应予避免,以免增加储袋排空障碍以及吻合口渗漏的风险[28]。

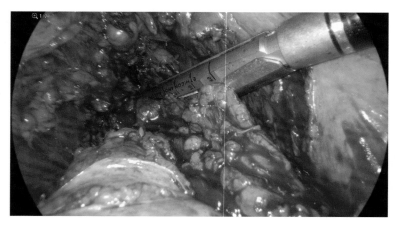

图 10-2　腹腔镜直线闭合器定位于低位直肠水平。缝合钉线将是倾斜的,且需多次击发

10

腹腔镜手术的首要目标是手术结局不比开放性经典手术差。因此,我们中心过去几十年间(1 300 多例 TPC+IPAA 手术)进行的直肠横断技术也应用于腹腔镜手术。开放式 30mm 直线闭合器(DST 系列,TA 闭合器,Medtronic,Minneapolis,MN,USA)有独特优势,尺寸小,可手动控制钉仓边缘的定位针,更重要的是可以在低位直肠水平进行垂直一次性闭合。

闭合器可以通过 gel port 插入,或者最好是做个小 Pfannenstiel 切口,插入中号 Alexis 牵开器(Applied Medical,Rancho Santa Margarita,CA,USA),再把手套在套管上插入(图 10-3~ 图 10-5)。该方法降低了插入闭合器期间因漏气降低气腹压力的风险,同时为闭合器提供了更宽的移动范围,维持了气腹压力,并在腹腔镜视野下将闭合器放置于恰当的直肠水平(图 10-6)。该技术已经在最近的腹腔镜 TPC+IPAA 吻合术中多次使用,是可行、准确和安全的。

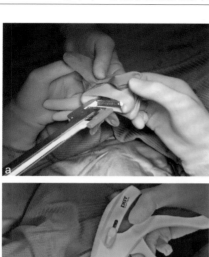

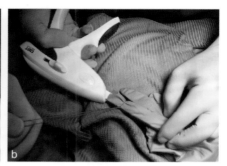

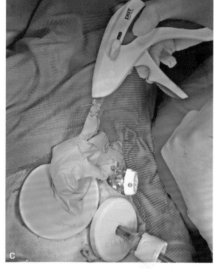

图 10-3 在中号 Alexis 牵开器上，将一个开腹用的 30mm 直线闭合器插入去掉一个手指尖的手套中

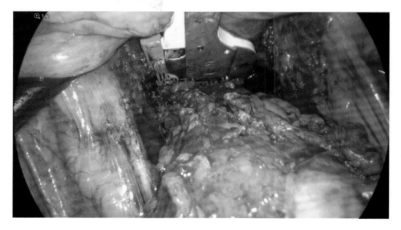

图 10-4 30mm 直线闭合器位于正确的低位直肠水平，形成单一、与直肠纵轴垂直的切割线

10

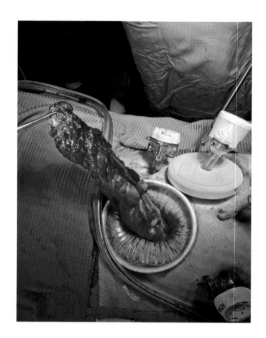

图 10-5　离断直肠后,通过耻骨上 Alexis 牵开器取出直肠

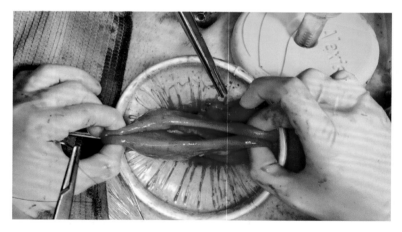

图 10-6　腹腔镜下游离肠管后,通过度牵引开器将回肠末端从腹腔内取出,并进行测量,以制作 J 形储袋

TA 闭合器的唯一缺点是不具备切割功能,但可以使用腹腔镜剪刀或能量器械沿着闭合器进行切割。

回肠依此方法切断,朝着十二指肠方向游离回肠系膜。

通过 Alexis 口取出标本和末端回肠(如果做末端回肠造口术,造口也在此做）（图 10-7）。用 100mm 线性吻合器（ILA 100，Medtronic，Minneapolis，MN，USA）和两个钉仓（图 10-8）制作 15~20cm 长的 J 形储袋。检查肠腔内吻合线是否有出血，并插入经肛门的圆形吻合器的砧座。尺寸方面，建议使用患者解剖结构允许的最大圆形吻合器。常使用 31mm 的吻合器，它可能会降低 IPAA 相关狭窄的风险。

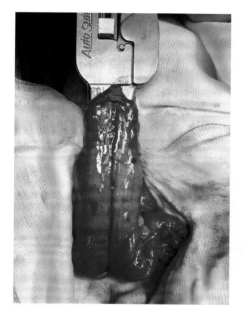

图 10-7　J 形储袋的制作，使用开放式 100mm 线性吻合器进行两次击发

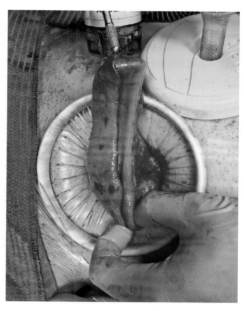

图 10-8　使用荷包缝合将圆形吻合器的砧座固定在 J 形储袋中

气腹恢复后，将储袋向下拉至骨盆，以验证储袋与肛管吻合时没有张力，如果有张力，可以再游离末端回肠的肠系膜或适当延长肠系膜，以确保吻合时无张力。

小心旋出置入肛门的吻合器中心杆，并使中心杆的针尖穿过肛管残端闭合线，避免施加过大的力。如果吻合器难以插入，可以在肛门皮缘夹 3 或 4 把 Foerster 钳，以提供有效而无创的肛门扩张。

在吻合器击发之前，要直视下检查储袋的肠系膜方向。最重要的是沿储袋检查到肛管残端，以避免其他骨盆结构夹到吻合处。女性患者发生医源性储袋 - 阴道瘘的风险较高，应特别注意检查阴道。术毕进行漏气测试，检查有无出血，盆腔留置负压引流管；在腹腔镜视野下从腹腔取出近端肠祥行转流性回肠造口术。TPC+IPAA 时常规进行回肠造口术。

10

10.4 未来发展

过去几年间,经肛 TME 治疗癌症的效果得到了评估,尽管观点各异,且需要不断学习训练,但最近的报告显示,在中转率和术中并发症方面结果良好[29]。因此,该技术已应用于恢复性全结直肠切除术中[30,31]。理论上讲,该路径的优势在于更好的盆腔视野,特别是在盆底,以及吻合水平的把控。

最近发表的一项回顾性多中心研究,比较了经肛或经腹 TPC+IPAA 的疗效[32]。该研究包括 97 例经肛手术的患者,结果显示与"标准"腹腔镜方法相比,该技术是安全的,并且并发症的发生率更低。虽然这些结果良好,但仍需谨慎。该研究的局限性包括患者来自三个医疗中心,使用了几种不同的技术(机器人、单孔、手助),以及部分经肛 TPC+IPAA 患者进行了靠近直肠的解剖操作。尚需适当的随机临床试验以证实这些初步结果。

机器人手术在储袋手术领域也得到广泛的研究。这项技术应用于炎症性肠病的证据有限[33-35]。俄亥俄州克利夫兰诊所最近的一篇报告显示,采用机器人行 TPC+IPAA 的结局与腹腔镜手术相当,结果良好[36],但研究认为,在转诊中心施行的腹腔镜手术的良好结果,不太可能通过机器人手术得到进一步改善。然而,考虑到技术的不断进步,未来研究可能会突出这项技术的潜在益处。

参考文献

1. Guillou PJ, Quirke P, Thorpe H et al; MRC CLASICC trial group (2005) Short-term endpoints of conventional versus laparoscopic-assisted surgery in patients with colorectal cancer (MRC CLASICC trial): multicentre, randomised controlled trial. Lancet 365(9472):1718–1726

2. Clinical Outcomes of Surgical Therapy Study Group; Nelson H, Sargent DJ et al (2004) A comparison of laparoscopically assisted and open colectomy for colon cancer. N Engl J Med. 350(20):2050–2059

3. Schwenk W, Haase O, Neudecker J, Müller JM (2005) Short term benefits for laparoscopic colorectal resection. Cochrane Database Syst Rev 2005(3):CD003145

4. Targownik LE, Singh H, Nugent Z, Bernstein CN (2012) The epidemiology of colectomy in ulcerative colitis: results from a population-based cohort. Am J Gastroenterol 107(8):1228–1235

5. Filippi J, Allen PB, Hébuterne X, Peyrin-Biroulet L (2011) Does anti-TNF therapy reduce the requirement for surgery in ulcerative colitis? A systematic review. Curr Drug Targets 12(10):1440–1447

6. Ahmed Ali U, Keus F, Heikens JT et al (2009) Open versus laparoscopic (assisted) ileo pouch anal anastomosis for ulcerative colitis and familial adenomatous polyposis. Cochrane Database Syst Rev 2009(1):CD006267

7. Fleming FJ, Francone TD, Kim MJ et al (2011) A laparoscopic approach does reduce

10

short-term complications in patients undergoing ileal pouch-anal anastomosis. Dis Colon Rectum 54(2):176–182

8. Bartels SA, D'Hoore A, Cuesta MA et al (2012) Significantly increased pregnancy rates after laparoscopic restorative proctocolectomy: a cross-sectional study. Ann Surg 256(6): 1045–1048

9. Beyer-Berjot L, Maggiori L, Birnbaum D et al (2013) A total laparoscopic approach reduces the infertility rate after ileal pouch-anal anastomosis: a 2-center study. Ann Surg 258(2):275–282

10. Øresland T, Bemelman WA, Sampietro GM et al; European Crohn's and Colitis Organisation (ECCO) (2015) European evidence based consensus on surgery for ulcerative colitis. J Crohns Colitis 9(1):4–25

11. Tekkis PP, Fazio VW, Lavery IC et al (2005) Evaluation of the learning curve in ileal pouch-anal anastomosis surgery. Ann Surg 241(2):262–268

12. Rencuzogullari A, Stocchi L, Costedio M et al (2017) Characteristics of learning curve in minimally invasive ileal pouch-anal anastomosis in a single institution. Surg Endosc 31(3):1083–1092

13. Kiely JM, Fazio VW, Remzi FH et al (2012) Pelvic sepsis after IPAA adversely affects function of the pouch and quality of life. Dis Colon Rectum 55(4):387–392

14. Gu J, Stocchi L, Remzi FH, Kiran RP (2014) Total abdominal colectomy for severe ulcerative colitis: does the laparoscopic approach really have benefit? Surg Endosc 28(2): 617–625

15. Causey MW, Stoddard D, Johnson EK et al (2013) Laparoscopy impacts outcomes favorably following colectomy for ulcerative colitis: a critical analysis of the ACS-NSQIP database. Surg Endosc 27(2):603–609

16. Greenstein AJ, Romanoff AM, Moskowitz AJ et al (2013) Payer status and access to laparoscopic subtotal colectomy for ulcerative colitis. Dis Colon Rectum 56(9):1062–1067

17. Fajardo AD, Dharmarajan S, George V et al (2010) Laparoscopic versus open 2-stage ileal pouch: laparoscopic approach allows for faster restoration of intestinal continuity. J Am Coll Surg 211(3):377–383

18. Bartels SA, Gardenbroek TJ, Ubbink DT et al (2013) Systematic review and meta-analysis of laparoscopic versus open colectomy with end ileostomy for non-toxic colitis. Br J Surg 100(6):726–733

19. Shapiro R, Vogel JD, Kiran RP (2011) Risk of postoperative venous thromboembolism after laparoscopic and open colorectal surgery: an additional benefit of the minimally invasive approach? Dis Colon Rectum 54(12):1496–1502

20. Stocchi L (2010) Laparoscopic surgery for ulcerative colitis. Clin Colon Rectal Surg 23(4):248–258

21. Rottoli M, Vallicelli C, Gionchetti P et al (2018) Transabdominal salvage surgery after pouch failure in a tertiary center: a case-matched study. Dig Liver Dis 50(5):446–451

22. Rottoli M, Vallicelli C, Bigonzi E et al (2018) Prepouch ileitis after ileal pouch-anal anastomosis: patterns of presentation and risk factors for failure of treatment. J Crohns Colitis 12(3):273–279

23. Brady RR, Collie MH, Ho GT et al (2008) Outcomes of the rectal remnant following colectomy for ulcerative colitis. Colorectal Dis 10(2):144–150

24. Longo WE (2013) The out-of-circuit rectum in ulcerative colitis: the bumpy road less traveled: comment on "Fate of rectal stump after subtotal colectomy for ulcerative colitis in the era of ileal pouch-anal anastomosis". JAMA Surg 148(5):412

25. Buchs NC, Mortensen NJ, Guy RJ, George BD (2016) Persistent colitis after emergency laparoscopic subtotal colectomy for ulcerative colitis: a cautionary note. Colorectal Dis 18(1):106–107

26. Gu J, Stocchi L, Remzi F, Kiran RP (2013) Intraperitoneal or subcutaneous: does location of the (colo)rectal stump influence outcomes after laparoscopic total abdominal colectomy

10

for ulcerative colitis? Dis Colon Rectum 56(5):615–621

27. Karch LA, Bauer JJ, Gorfine SR, Gelernt IM (1995) Subtotal colectomy with Hartmann's pouch for inflammatory bowel disease. Dis Colon Rectum 38(6):635–639

28. Ito M, Sugito M, Kobayashi A et al (2008) Relationship between multiple numbers of stapler firings during rectal division and anastomotic leakage after laparoscopic rectal resection. Int J Colorectal Dis 23(7):703–707

29. Penna M, Hompes R, Arnold S et al; TaTME Registry Collaborative (2017) Transanal total mesorectal excision: international registry results of the first 720 cases. Ann Surg 266(1):111–117

30. Tasende MM, Delgado S, Jimenez M et al (2015) Minimal invasive surgery: NOSE and NOTES in ulcerative colitis. Surg Endosc 29(11):3313–3318

31. Liyanage C, Ramwell A, Harris GJ et al (2013) Transanal endoscopic microsurgery: a new technique for completion proctectomy. Colorectal Dis 15(9):e542–e547

32. de Buck van Overstraeten A, Mark-Christensen A, Wasmann KA et al (2017) Transanal versus transabdominal minimally invasive (completion) proctectomy with ileal pouch-anal anastomosis in ulcerative colitis: a comparative study. Ann Surg 266(5):878–883

33. Pedraza R, Patel CB, Ramos-Valadez DI, Haas EM (2011) Robotic-assisted laparoscopic surgery for restorative proctocolectomy with ileal J pouch-anal anastomosis. Minim Invasive Ther Allied Technol 20(4):234–239

34. McLemore EC, Cullen J, Horgan S et al (2012) Robotic-assisted laparoscopic stage II restorative proctectomy for toxic ulcerative colitis. Int J Med Robot 8(2):178–183

35. Miller AT, Berian JR, Rubin M et al (2012) Robotic-assisted proctectomy for inflammatory bowel disease: a case-matched comparison of laparoscopic and robotic technique. J Gastrointest Surg 16(3):587–594

36. Rencuzogullari A, Gorgun E, Costedio M et al (2016) Case-matched comparison of robotic versus laparoscopic proctectomy for inflammatory bowel disease. Surg Laparosc Endosc Percutan Tech 26(3):e37–e40

10

第十一章 溃疡性结肠炎患者术后的临床结局和生活质量

Gilberto Poggioli, Lorenzo Gentilini, Maurizio Coscia,
Federica Ugolini

11.1 引言

恢复性全结直肠切除术和回肠储袋 - 肛管吻合术（TPC+IPAA）已成为 UC 和家族性腺瘤性息肉病患者的标准手术方式。该术式在技术上要求很高，通过完全切除病变的大肠黏膜、维持经肛门排便和自主控制排便能力，避免永久性造口，从而改善患者的生活质量（quality of life，QoL）。

回肠储袋 - 肛管吻合术的术后并发症发生率低，且在术后的第一个月，并发症常可被治疗而不影响储袋功能和患者的 QoL[1]。早期储袋失败比较罕见，在 10 年随访中只有不到 10% 的患者发生[2]。与储袋失败相关的主要因素是储袋瘘的发生（储袋 - 肛管瘘或储袋 - 阴道瘘）、慢性储袋炎、储袋回肠炎、盆腔感染和克罗恩病的延迟诊断。如果治疗不当，所有这些情况都可能导致储袋功能障碍，需要切除储袋或行回肠袢式造口术以实现粪便的转流[3,4]。

有功能的 TPC+IPAA 术后患者有良好的功能结果、生活质量以及对手术的高满意度。最近一项有关 TPC+IPAA 术后患者 QoL 和功能结果的系统评价显示，手术后第一个月患者的结果很快得到改善，恢复性全结直肠切除术后 12 个月的功能结果与一般人群无差别[5]。

根据功能结果，患者 24h 的排便频率为 5~7 次，其中夜间 1~2 次。据报道，4%~11% 的患者出现里急后重，其发生率随着患者的年龄或储袋炎的发生而逐渐增加[1,2]。患者很少出现大便失禁，不到 20% 的患者出现渗漏或弄脏衣物等情况，手术后第一个十年排便频率没有变化[2]。在一项纳入 9 000 多名患者的荟萃分析中，分别有 3.7% 和 17% 的患者有严重和轻度大便失禁[1]。克利夫兰诊所的一项研究显示，大便失禁的发生与保护垫的需求有关；在随访期

11

间的保护垫使用量没有改变,分别有 20% 和 25% 的患者在日间和夜里需要使用保护垫[2]。

TPC+IPAA 术后患者的 QoL 普遍较高;大多数患者没有饮食、职业、社交或性生活受限,并且有令人满意的健康状况、精力和对手术满意度。这些结果来自全球一些大型、手术量大的医疗机构[1,2,6]。此外,一些研究已经确定 TPC+IPAA 术后的 QoL 不受术前诊断的影响。事实上,许多研究报道,超过 90% 的患者对手术本身感到满意,并对他们接受 TPC+IPAA 的决定感到欣慰,包括术前诊断为 UC、克罗恩病、家族性息肉病或未定型结肠炎的患者[1,2]。

许多因素可以影响 TPC+IPAA 术后患者的长期功能结果和 QoL。手术年龄和更长时间的随访、术后感染性并发症、手术方面的因素(如储袋制作和储袋 - 肛管吻合方式)和组织学诊断的改变都可以改变储袋功能。此外,大多数患者都很年轻,必须仔细评估恢复性全结直肠切除术对性功能的影响。

11.2　儿童患者的功能结果

儿童患者有以下三种情况时需进行恢复性全结直肠切除术:难以治愈的 UC,伴有异型增生或癌变的慢性 UC,更常见的是息肉病患者为了预防癌变。尽管进行了适当的药物治疗,青春期前发病的 UC 患者即使接受恰当的药物治疗仍可能出现明显的生长迟缓;以上所有情况都应该考虑手术治疗。儿童患者最初应进行经腹全结肠切除术和末端回肠造口术。TPC+IPAA 必须在青春期发育完成后进行,并且应根据患者的体型调整回肠储袋尺寸以确保更好的功能结果。遵循以上原则,手术后的储袋功能良好,患者有满意的 QoL。

2013 年,Zmora 及其同事分析了 25 名接受恢复性全结直肠切除术患者的情况,术前皆诊断为 UC,均在 <18 岁时进行了手术。结果表明,儿童患者 TPC+IPAA 术后的功能结果优于成人[7]。随后,Shannon 在 2016 年证实了这一结论,该学者分析了 74 名接受 TPC+IPAA 术患者的情况,患者手术时的中位年龄为 18 岁,所有患者都得到了良好的功能结果,随访发现储袋保留率很高。所有接受 TPC+IPAA 术的患者都有令人满意的 QoL。作者得出结论,TPC+IPAA 对于患有 UC 的儿童患者来说是一个很好的选择,但当术后发生肠瘘,然后发现诊断应改为克罗恩病时,预后就不能令人满意了,因为肠瘘是储袋失败的风险因素[8]。

同成人相似,与不做回肠储袋、回肠肛管直接吻合相比,儿童患者的 J 形储袋回肠肛管吻合术也具有更好的功能结果。有储袋的患者排便频率一直较低,自主控制排便率也较高[9]。

在儿童患者中,功能结果和 QoL 随着时间的推移而改善。Michelassi 报道随着时间的推移儿童患者控制排便能力逐渐改善,大便次数减少。Nagar 和 Rabau 的研究也显示,儿童患者的排便频率和夜间自主控制排便能力随着时间推移有所改善[10,11]。

11.3　老年患者的功能结果

老年 UC 患者采用 TPC+IPAA 术的主要适应证是最大剂量的药物治疗仍无效、依赖大剂量类固醇或伴有异型增生或恶性肿瘤。最初,普遍的共识意见是 50 岁以上的患者由于与 TPC+IPAA 相关的高并发症发生率,应该进行全结肠直肠切除 + 末端回肠造口术。近期的数项研究表明,老年患者与年轻患者进行 TPC+IPAA 的安全性相似[12,13]。最近的一项荟萃分析认为,就安全性而言,50 岁以上患者行 TPC+IPAA 是可行的,并发症发生率也与年轻患者相当[14]。不同的研究表明,TPC+IPAA 可以安全地在老年患者中进行,包括 70 岁或 80 岁的患者[15,16]。

Cohan 及其同事最近进行的一项多中心登记研究,分析了 2 493 例接受 TPC+IPAA 患者的术后并发症发生率,其中 254 例患者年龄超过 60 岁,研究表明老年患者的术后并发症并没有显著增加,但是住院时间延长。唯一有显著性差异的与手术时年龄相关的术后并发症是老年患者出现脱水和电解质紊乱的风险增加(年轻患者为 23.68%,65 岁以上患者为 60%)。这是由于术后早期回肠袢式造口的原因[13]。

年轻和老年患者在功能结果方面存在一些差异。最近的一篇综述表明,年轻和老年患者的大便失禁率存在显著差异,老年患者无论是白天还是晚上都更容易大便失禁[14]。50 岁以上的患者每 24h 的排便次数更多,但其整体日常生活和 QoL 受到的影响最小。此外,多篇文献报道功能结果随着年龄增长而变差[14]。在随访期间,患者对手术和术后生活质量都有很高的满意度,即使是老年患者[14]。

美国结直肠外科医生协会建议,实际年龄不应成为拒绝老年患者行 TPC+IPAA 手术的原因[17]。同样,ECCO 指南规定,只要患者保持良好的肛门括约肌功能,TPC+IPAA 就不存在年龄限制[18]。

11

11.4　功能结果随时间的变化

相关文献中有大量关于 TPC+IPAA 术后短期结果的完善数据。患者手术后的功能结果和 QoL 良好,手术后第一年对该术式的满意度高。

随访期间可能发生的术后远期并发症主要是慢性储袋炎、储袋肛管瘘、储袋阴道瘘和吻合口狭窄,而储袋前回肠炎很少见。

慢性储袋炎是许多研究报道的最常见的远期并发症。其发病率随着时间的推移而增加,为 20%~40%。两个大型随访时间短于 20 年的研究报道,至少有 21% 的 TPC+IPAA 患者患有慢性储袋炎[19,20]。来自克利夫兰诊所的一项研究着重指出,术后 15 年储袋炎的发病率明显升高,高达 39%[2],而在一项单中心回顾性研究中,随访 20 年以上的患者有 28.6% 的患者诊断出慢性储袋炎[21]。这些数据的差异可以通过研究人员使用非标准的"储袋炎"定义以及各种研究中的不同随访时间来加以解释。

与储袋炎相似,瘘的发病也与随访时间有关。随访时间短的患者储袋肛管瘘或储袋阴道瘘的发生率(低于 3%)较低,随访时间超过 15 年的患者发病率增加至 10%[2,22];随访时间超过 20 年的患者发病率甚至高达 30%[21]。

吻合口狭窄是一种常见并发症,其发病率随时间变化不大,为 11%~13%,不同的回肠 - 肛管吻合类型对发病率影响不大[2,20,21]。吻合口狭窄一般可以通过扩张治疗,患者耐受治疗良好,治愈率较高。吻合口狭窄很少导致储袋失败。

随着时间的推移,行恢复性全结直肠切除术治疗的患者可能发生储袋前回肠炎,这是一种罕见的远期并发症,只有不到 5%~8% 的患者会发生[21,23]。储袋前回肠炎的发病机制尚不清楚,许多研究认为是克罗恩病的误诊,也有学者提出相反观点,认为储袋前回肠炎可能是储袋炎相关的储袋内容物反流的结果。储袋前回肠炎经常需要药物治疗,在药物治疗失败的情况下,患者应进行内镜扩张或手术切除,这些处理常伴有储袋失败的巨大风险。

储袋失败需要完全切除储袋,并做 Brooke 回肠造口术,或不切除储袋但做转流性回肠造口术(永久性的)。储袋失败的发生率随着时间的推移而增加。Fazio 等人进行的一项纳入 3 707 名患者的研究表明,平均随访 15 年后储袋失败率为 5.3%,3.6% 的患者需要切除储袋,1.4% 的患者需要重做 IPAA,而 0.3% 的患者储袋无功能[2]。在其他研究中,随访超过 20 年,储袋失败率高达 11%[24,25]。最近的一项回顾性单中心研究已经证实了以上结果,该研究纳入 185 名术前诊断为 UC 的患者,平均随访时间为 24 年,这些患者储袋失败率为 10.8%,随着时间的推移,储袋保留率逐渐下降直到随访结束[21]。据不同学者观点,与储袋失败有关的主要因素有盆腔感染、储袋 - 肛管瘘和储袋 - 阴道瘘以及克罗恩病的延迟诊断[21,26,27]。

与术后远期并发症的发生相似,患者功能结果和生活质量也会随着时间的推移而受到影响。尽管已有大量短期功能结果的数据,但研究功能结果随时间变化的数据有限。此外,文献中报道的有限数据还往往互相矛盾;一些学者认为,随着时间的推移,长期功能结果能够得以维持[10,19],而其他研究却表明功能结果会随着时间推移而恶化[22,28]。

　　许多研究表明,IPAA 术后经过 12~18 个月的初始调整后,患者具备良好的长期功能结果,排便频率可稳定在 6~7 次/d,且具有良好的控制排便和延迟排便的能力[10]。随后,在手术后的第一个十年内,排便频率保持恒定,而且不需要限制饮食,并且随着时间的推移抑制蠕动药物的使用量也减少。Heikens 等人对这些数据进行了系统评价。他们对超过 4 000 名患者进行的研究结果表明,患者 QoL 在手术后 12 个月内得到改善,能达到与健康人群相差不大的水平[5]。然而,随着随访时间的延长,功能结果恶化。克利夫兰诊所对 396 名患者进行了至少 15 年的随访,结果显示 IPAA 15 年后,排便频率、便急和大便失禁的发生率明显增加[22]。

　　Mayo 诊所的一项研究报道了与此类似的排便情况趋势(共 1 885 例患者,平均随访 10.8 年),研究表明,(随着随访时间延长)白天和夜间排便频率略有增加。此外,他们还报道了大便失禁,在手术 10 年后更频繁,但在 10~20 年间保持相对稳定[29]。一项单中心回顾性研究仅分析了随访时间超过 20 年的患者,证实随着随访时间的延长,功能结果恶化。研究人员观察到手术后中位排便次数随时间增加,但仅夜间排便次数有差异。初次手术后里急后重的情况没有改变。然而,20 年后,抑制蠕动药物的使用率、轻、重度肛门失禁的发生率显著增加。这一变化的主要原因是研究群体经历长时间随访后的生理衰老,或者如上文提及的储袋炎的发生率随时间延长而增加。

　　尽管随着时间的推移功能略有退化,但不同研究中患者的 QoL 仍然很高。患者对其自身 QoL、精力和活力的主观评价在恢复性结直肠切除术后的整个随访期间未有显著下降,评分一直较高。大多数患者愿意向类似疾病患者推荐回肠肛管储袋术;愿意接受永久性造口的患者很少[21,24,29,30]。有些研究发现随时间推移患者性功能逐渐退化,然而,这种情况可能是由于被观察人群的老龄化所致;事实上,许多针对正常人群进行的研究也表明,随着时间的推移,性欲和性行为会出现生理性下降。

11.5　IPAA 术后的盆腔感染和功能结果

　　恢复性结直肠切除术后的盆腔感染性并发症(如盆腔脓肿或吻合口瘘)会对储袋远期功能和生活质量产生负面影响。关于盆腔感染对功能结果影响的相关文献中报道结果经常相互矛盾。Chessin 等人 2008 年的一项研究评估了 60 例恢复性结肠直肠切除术后发生吻合口瘘患者,结果显示吻合口瘘并未对长期生活质量或功能结果产生不利影响[31]。同样,Hallberg 等人也认为盆腔感染并未影响长期随访的储袋功能[32]。然而,这些研究的缺点是感染患者数量少且随访时间短。

虽然有些研究并没有报告盆腔感染对储袋长期功能结果的损害,但也有研究报告在盆腔脓肿或吻合口瘘的情况下储袋功能更差。

Farouk 等人对 1 508 名接受 TPC+IPAA 治疗的患者进行了分析,其中 73 名患者并发盆腔感染。作者认为在 IPAA 术后发生盆腔脓肿的患者中,白天排便失禁发生率更高,需要更多的药物来改变粪便性状或减少排便频率,并且这些患者比没有发生脓肿的患者防护垫使用量更大[33]。Breen 在 1998 年也得到类似的结果。他的研究纳入了 628 例接受 TPC+IPAA 手术的患者,其中 41 例并发盆腔感染,发生盆腔感染的患者在 24h 内出现排便次数的显著增加(7.1 和 5.9;P=0.009)。此外,这些患者中能够明显区分排便或排气的人很少(50% 和 77%,P=0.02)[34]。

最近克利夫兰诊所的一项研究证实,盆腔感染会恶化储袋功能。该研究于 2012 年对超过 3 000 名接受 TPC+IPAA 患者进行了长达 24 年的随访,证实盆腔感染会导致储袋功能和 QoL 受损。作者把盆腔感染定义为有临床证据支持的储袋周围的所有感染,包括所有与吻合口瘘相关或不相关的脓肿,和 / 或通过临床或放射学证实的会阴部慢性窦道或脓腔形成,而非只是储袋漏。关于储袋功能,并发感染的患者储袋功能较差。有或没有并发症的患者白天、夜间和每日总排便次数相似;然而,并发感染者远期大便失禁更严重。虽然所有患者白天和晚上的保护垫使用情况相似,但有感染并发症的患者白天渗漏更严重,里急后重发生率更高。此外,在这项研究中,保留储袋的盆腔感染者更有可能出现某种形式的储袋功能障碍,其饮食、社交、性和职业相关的限制程度更高,并且有一定程度的 QoL 受损。最后,在并发感染后,很少有患者会向类似患病情况的其他人群推荐 TPC+IPAA[35]。

最近一项基于人群的研究印证了早期严重并发症对 TPC+IPAA 远期功能结果有不利影响,并提供了减少其发生率的措施。该项于 2016 年发表的研究共分析了 136 名接受 TPC+IPAA 治疗的患者术后早期并发症对功能结果影响,中位随访时间为 12 年。根据 Clavien-Dindo 评分系统对术后并发症进行分级,达到 3 级或 4 级的患者与无并发症患者相比,QoL 评分较低[36]。

盆腔感染导致储袋功能障碍的原因仍然不太清楚。许多学者认为与盆腔炎症引起的各种病症有关。包括继发于盆腔纤维化的吻合口狭窄、储袋动力障碍、盆底肌活动受损或者瘘形成,以及发生纤维化的、不能充分储存粪便、顺应性差的储袋。最后,许多研究报道 TPC+IPAA 术后发生盆腔感染的患者发生储袋失败的风险较高[36-38]。

11

所有术后并发感染的患者应及时诊断并成功治疗,以减少盆腔炎症对长期功能结果的影响,降低储袋失败的风险。

11.6　储袋类型与功能结果

自从采用 TPC+IPAA 以来,人们设计出了许多类型的储袋。目前,最常用的储袋是 J 形储袋,其制作简单、迅速[39]。其他设计,如 S 形、W 形或 K 形储袋,也有学者提出[40-42]。

S 形储袋是储袋的原始设计,由 Parks 和 Nicholls 在 1978 年共同提出。它需要使用 3 段 12~15cm 的末端小肠和 2~3cm 输出襻来制作,这种储袋必须手工缝制,不能使用吻合器。许多研究比较了 S 形储袋和 J 形储袋的术后并发症、功能结果、QoL 和储袋存活率或失败率。大多数研究没有发现术后并发症或储袋失败率方面的任何差异,功能结果和 QoL 也相似[43-45]。一些研究证明 S 形储袋可更好控制排便,具有更好的术后功能结果,减少了每日排便次数。然而,S 形储袋的优势被继发于长输出襻的排便困难所抵消,高达 53% 的患者不得不行储袋插管排便,再加上 S 形储袋制作复杂,都导致其使用量减少。

根据这些数据,J 形储袋比 S 形储袋更受欢迎,因为它更容易制作。S 形储袋的技术优势是长的输出襻;当 J 形储袋无法做到没有张力送入盆腔,并且无法进行回肠延长或延长不充分时,一般优先选择 S 形储袋。此外,2015 年发表的一项研究表明,S 形储袋在手工进行储袋肛管吻合时具有优势。这项研究把 J 形或 S 形储袋患者与手工储袋 - 肛管缝合术进行了比较。研究表明,接受 S 形储袋患者的术后并发症较少,功能结果较好。尽管两组患者的短期并发症发生情况相似,但 S 形储袋患者储袋瘘或窦道、盆腔感染、术后小肠不全梗阻以及术后储袋相关的住院治疗发生均较少。在中位时间 12.2 年的随访过程中,S 形储袋患者排便次数少,护垫使用率低,大便失禁发生率也低。储袋失败率没有差异[46]。以上资料表明,在手工吻合的回肠肛管吻合术中应考虑使用 S 形储袋,以便储袋在没有张力的情况下到达盆腔,从而获得更好的远期功能结果。

W 形储袋由 Nicholls 和 Pezim 于 1985 年提出。他们阐述了这种类型储袋的潜在优势,即白天和晚上的排便次数均较少,并且不需要储袋插管。随后,多位学者在功能结果的基础上比较了 J 形和 W 形储袋。现已有四项比较 J 形储袋和 W 形储袋的随机对照试验,其中两项分别包括 60 例和 33 例患者,随访 12 个月后,发现 J 形储袋和 W 形储袋之间的功能没有差异[47,48]。另外两项分别包括 24 例和 50 例患者的试验表明,接受 J 形储袋的患者平均每日排

11

便次数更多,抑制肠蠕动药物的使用量也多[49,50]。W 形储袋的优势是容积更大,理论上可以提高储存容量,从而减少排便次数和大便失禁的发生。尽管有些研究报道了 W 形储袋的优点,但其制作方面的技术难度较高,故目前并未广泛被采用;W 形储袋制作过程比较耗时,因为它只能手工缝制,无法使用吻合器。此外,W 形储袋体积过大,很难放入狭窄的骨盆。并且,2012 年进行的一项随机对照试验表明,W 形储袋容积较大的理论优势仅在短期内存在,对患者的远期 QoL 影响不大。作者评估了随机接受 J 形储袋或 W 形储袋的 94 名患者,并在手术后 1 年和 9 年评估了功能结果。在 1 年时,24h 排便频率有显著差异,J 形储袋的白天排便频率比 W 形储袋高,但夜间无差异。在第 9 年的随访中,两组之间的结果相同,白天或夜晚的排便次数没有差异。因此作者认为目前 J 形储袋应该是理想的储袋,因为它更容易制作,同时具有最小的功能缺点,这些缺点随着时间的推移而减弱并且对患者的 QoL 没有显著影响[51]。

2007 年进行的大型荟萃分析也证实了储袋制作对功能结果的影响相对较小。该分析涉及 18 项研究,共有 1 519 名患者(689 例 J 形储袋,306 例 W 形储袋和 524 例 S 形储袋),研究并没有发现术后早期并发症的任何显著差异,包括渗漏、狭窄、盆腔感染、储袋炎、小肠梗阻和储袋失败。获得的数据表明,与使用 S 形储袋或 W 形储袋治疗的患者相比,J 形储袋患者的排便频率更高。然而,接受 S 形储袋或 W 形储袋的患者更可能发生排便受阻,经常需要使用灌肠或插管帮助排便。三种储袋渗漏和大便失禁发生率相似[43]。

其余的储袋类型尚未有研究验证,并且尚未在临床实践中得到广泛传播。在这些储袋中,一些作者建议使用 K 形储袋。

2016 年的一项研究观察了 103 名接受 J 形或 K 形储袋恢复性全结直肠切除术的患者,在平均 8 年的随访过程中,两组患者都没有因储袋失败而将其切除或转流造口的病例,并且两组整体储袋功能评分没有显著差异。但后者结果更好些,尽管没有显著性差异[52]。

同样,1990 年 Øresland 等人进行的前瞻性随机对照研究表明,与 J 形储袋相比,用 K 形储袋治疗的患者功能更满意,但统计数据仍没有显著性差异[53]。与之相反,2009 年 Bloc 等人完成的 412 例 TPC+IPAA 的非随机对照研究表明,与 J 形储袋相比,接受 K 形储袋治疗的患者有更好的长期功能结果[54]。可能是在使用相同长度回肠的前提下,K 形储袋容积较大的缘故,并且储袋的自控性也较好。尽管具有这些优点,K 形储袋制作有些复杂,需要手工缝合而不是吻合器制作,因此增加手术时间。此外,该手术更为复杂,需要一个专门由经验丰富的外科医生组成的团队来完成,因此,J 形储袋目前是首选。

总之,J 形储袋目前在世界上使用最广泛,因为从技术上讲它容易制作,而且功能结果良好,无需储袋插管帮助排便,被世界 95% 以上的外科医生所青睐。

11.7　储袋肛管吻合类型与功能结果

　　自引入恢复性全结直肠切除术以来,已提出两种类型的 IPAA。一种是先行直肠残端的黏膜切除术,然后手工进行回肠储袋和肛管之间的吻合术。黏膜切除术具有彻底去除病变肠黏膜的优点,特别是病变部位到达齿状线时更有必要,这是家族性腺瘤性息肉病或 UC 伴有异型增生患者的首选。另一种方法是保留直肠残端的黏膜,利用吻合器行储袋-肛管吻合术。该方法更快速,更容易执行,并且较少涉及对肛管的操作,因此降低了术后控制排便问题的风险。但是,吻合器吻合术留下潜在的病变和可能发炎的直肠黏膜,有发生异常增生和癌变的风险,因此需要定期对患者肛门移行区进行随访监测。

　　多位学者比较了手工吻合和吻合器吻合术的功能结果和 QoL。

　　2006 年有两篇荟萃分析比较了这两种类型的吻合术。Schluender 等进行的荟萃分析包括四项前瞻性随机研究,文章分析了 180 例术前诊断为 UC 和家族性腺瘤性息肉病的患者,结果表明手工吻合和吻合器吻合之间的功能结果没有显著差异[55]。Lovegrove 等的荟萃分析评估了 4 183 例术前诊断为 UC 或家族性腺瘤性息肉病并接受恢复性全结直肠切除术的患者(2 699 例手工吻合与 1 484 例吻合器吻合术)。与前一项研究相反,该研究表明吻合器吻合术在功能结果方面有优越性,特别是在控制排便方面。事实上,行手工吻合的患者夜间渗漏例数较多,稀便时容易有大便失禁,故夜间使用防护垫增加。这两种技术在 24h 排便频率、夜间排便次数和使用止泻药物方面结果相似。同样,两种术式的术后早期并发症如吻合口瘘、盆腔感染、储袋相关性手术、储袋炎、吻合口狭窄和储袋失败率均无差异[56]。

　　2009 年 Kirat 等人进行了一项大型单中心回顾性研究,研究比较了 2 270 例吻合器吻合术和 474 例手工吻合术。结果与 Lovegrove 等人报道的结果相似。与手工吻合术相比,吻合器吻合的 IPAA 术后患者具有更好的结果和 QoL,术后尿失禁、渗漏和护垫的使用频率也降低,从而减少了患者饮食、社交和职业的限制。此外,吻合口狭窄、败血症、肠梗阻和储袋失败等术后并发症在接受吻合器吻合术的患者中也明显减少[57]。

　　克利夫兰诊所最近的一项研究也证实手工吻合术后并发症风险较高。2013 年 Fazio 等人发表了一项大型回顾性研究结果,包含 3 707 名在其医院接受 TPC+IPAA 治疗的患者,比较手工吻合或吻合器吻合术患者的情况,他们观察到手工吻合组的吻合口瘘发生率较高(9.21% 与 6.06%,$P=0.009$)。同样,手工吻合组术后出血(6.9% 与 3.83%,$P=0.002$)、吻合口狭窄(23.03% 与 15.29%,$P=0.001$)、储袋瘘(12.67% 与 8.47%,$P=0.002$)、肠梗阻(22.65% 对比 17.14%,

11

$P=0.003$）发生率也更高，储袋失败（12.09% 与 4.21%, $P=0.000\,1$）和需要重做 IPAA（12.28%:4.21%, $P=0.001$）的患者数也更高[2]。

手工吻合患者储袋功能较差可能是由于肛管部位的手术操作损伤了括约肌，导致肛门括约肌压力发生改变。此外，肛门移行区的黏膜具有丰富的感觉神经支配，有助于区分气体和粪便，切除此处黏膜与大便失禁的发生、功能结果的恶化有关。

目前，吻合器吻合的 IPAA 是首选技术，因为它操作容易、迅速，并且远期功能结果更好。对于吻合器吻合失败或需要重做手术的患者，优选手工吻合术。

11.8 克罗恩病患者的功能结果

恢复性全结直肠切除术是术前诊断为 UC 或家族性腺瘤性息肉病患者的首选治疗方法，并且回肠储袋也可以用于克罗恩结肠炎的患者。

患有克罗恩结肠炎并且直肠赦免的患者通常采取经腹结肠切除术和回肠直肠吻合术。药物难治性直肠炎不能行回直肠吻合术，应进行直肠切除术；在这些患者中，可以尝试 IPAA 以避免永久性回肠造口，可以有目的地选择没有回肠或肛周受累的克罗恩样直肠炎患者行恢复性全结直肠切除。这些患者的功能结果、QoL 和储袋失败率令人满意，与术前诊断为 UC 的患者相似[58]。

术前诊断为 UC 的患者可能无意中通过结肠切除标本发现是克罗恩病（偶然诊断），或者术前诊断为 UC 并且手术标本中没有克罗恩病证据的患者，也可能以后新发克罗恩病（延迟诊断）。

最近克利夫兰诊所的一项研究比较了接受 TPC+IPAA 治疗的特意、偶然或延迟诊断的克罗恩病患者行 TPC+IPAA 术后的功能结果和生活质量。结果表明，与延迟诊断为克罗恩病的患者相比，有意或偶然用 TPC+IPAA 治疗的患者储袋保留率更高。延迟诊断为克罗恩病的患者的储袋肛管瘘和储袋阴道瘘、慢性储袋炎和吻合口狭窄的发生率较高，进而储袋失败的发生率较高。此外，有意或偶然诊断为克罗恩病的患者功能结果评估得分也较高[59]。

克利夫兰诊所的一项研究表明克罗恩病患者存在较高的储袋失败风险和术后并发症发生率。在这项研究中，2 953 例接受 TPC+IPAA 的 UC 患者分别与制作了储袋的 63 例未定型结肠炎和 150 例克罗恩病患者进行了比较。结果 158 名患者出现储袋瘘；在观察的第一个 90 天内，各组之间的瘘发生率相似，但克罗恩病患者的晚期瘘管发生率明显高于其他组（比值比:3.16, $P=0.001$）。同样，克罗恩病患者比其他组患者更容易发生储袋失败（$P<0.001$）。具体来说，克罗恩病患者发生储袋失败的可能性分别是 UC 和未定型结肠炎患

者的2.85倍和3.08倍[2]。在储袋得以保留的患者中,UC、家族性腺瘤性息肉病、克罗恩病和未定型结肠炎的总体功能结果和黏膜溃疡发生率以及QoL相似[2]。

11.9 恢复性全结直肠切除术与性功能

大多数接受TPC+IPAA治疗的患者都很年轻;因此,性功能是一个需要重点关注的问题,应该仔细评估。

一些研究认为,恢复性全结直肠切除术后性功能保持相对不变[60,61]。有些学者甚至提出,术后性功能可能有所提升[62]。性功能提升的一个可能原因是累及结肠和直肠部位的炎症性肠病患者比一般人群的性功能更差,并且这种趋势在活动期比缓解期更明显。手术后,这些患者可以更好地控制排便,性功能也有所提升,总体健康状况有所改善。相关文献报道,成年期接受手术的患者在相对较短的术后随访期间性功能保持稳定[61-64]。

然而,与任何盆腔手术一样,TPC+IPAA有改变性功能的风险。TPC+IPAA对性功能的影响可能是多因素的。直肠切除术可导致盆腔神经损伤,进一步导致男性逆行射精和阳痿,女性阴道干涩,从而导致性功能下降。另外,由手术造成的解剖学变化可导致女性阴道粘连,导致性交困难。术后男性勃起功能障碍和逆行射精的概率为0%~25%[61],而性交困难为22%~30%[63]。有些患者在随访时并不会反映性功能障碍的情况,这可以解释为什么不同研究报告的性功能障碍发生率有所差别。

术后功能结果也会对性功能产生负面影响。储袋功能差的患者术后性功能可能也差。储袋功能障碍对女性患者性活动的影响似乎更大。最近的一项研究并未发现男性性功能受损与储袋功能障碍之间存在显著相关性,而女性性功能与储袋功能障碍之间存在显著相关性[65]。

11

参考文献

1. Hueting WE, Buskens E, van der Tweel I et al (2005) Results and complications after ileal pouch anal anastomosis: a meta-analysis of 43 observational studies comprising 9,317 patients. Dig Surg 22(1–2):69–79

2. Fazio VW, Kiran RP, Remzi FH et al (2013) Ileal pouch anal anastomosis: analysis of outcome and quality of life in 3707 patients. Ann Surg 257(4):679–685

3. Grucela AL, Bauer JJ, Gorfine SR, Chessin DB (2011) Outcome and long-term function of restorative proctocolectomy for Crohn's disease: comparison to patients with ulcerative colitis. Colorectal Dis 13(4):426–430

4. Shen B, Patel S, Lian L (2010) Natural history of Crohn's disease in patients who

underwent intentional restorative proctocolectomy with ileal pouch-anal anastomosis. Aliment Pharmacol Ther 31(7):745–753

5. Heikens JT, de Vries J, van Laarhoven CJ (2012) Quality of life, health-related quality of life and health status in patients having restorative proctocolectomy with ileal pouch-anal anastomosis for ulcerative colitis: a systematic review. Colorectal Dis 14(5):536–544

6. Tekkis PP, Lovegrove RE, Tilney HS et al (2010) Long-term failure and function after restorative proctocolectomy – a multi-centre study of patients from the UK National Ileal Pouch Registry. Colorectal Dis 12(5):433–441

7. Zmora O, Natanson M, Dotan I et al (2013) Long-term functional and quality-of-life outcomes after IPAA in children. Dis Colon Rectum 56(2):198–204

8. Shannon A, Eng K, Kay M et al (2016) Long-term follow up of ileal pouch anal anastomosis in a large cohort of pediatric and young adult patients with ulcerative colitis. J Pediatr Surg 51(7):1181–1186

9. Seetharamaiah R, West BT, Ignash SJ et al (2009) Outcomes in pediatric patients undergoing straight vs J pouch ileoanal anastomosis: a multicenter analysis. J Pediatr Surg 44(7):1410–1417

10. Michelassi F, Lee J, Rubin M et al (2003) Long-term functional results after ileal pouch anal restorative proctocolectomy for ulcerative colitis: a prospective observational study. Ann Surg 238(3):433–441; discussion 442–445

11. Nagar H, Rabau M (2000) The importance of early surgery in children with ulcerative colitis. Isr Med Assoc J 2(8):592–594

12. Pellino G, Sciaudone G, Candilio G et al (2013) Complications and functional outcomes of restorative proctocolectomy for ulcerative colitis in the elderly. BMC Surg 13(Suppl 2):S9

13. Cohan JN, Bacchetti P, Varma MG, Finlayson E (2015) Outcomes after ileoanal pouch surgery in frail and older adults. J Surg Res 198(2):327–333

14. Ramage L, Qiu S, Georgiou P et al (2016) Functional outcomes following ileal pouch-anal anastomosis (IPAA) in older patients: a systematic review. Int J Colorectal Dis 31(3):481–492

15. Delaney CP, Dadvand B, Remzi FH et al (2002) Functional outcome, quality of life, and complications after ileal pouch-anal anastomosis in selected septuagenarians. Dis Colon Rectum 45(7):890–894; discussion 894

16. Pellino G, Sciaudone G, Candilio G et al (2014) Restorative proctocolectomy with ileal pouch-anal anastomosis is safe and effective in selected very elderly patients suffering from ulcerative colitis. Int J Surg 12(Suppl 2):S56–S59

17. Cohen JL, Strong SA, Hyman NH et al; Standards Practice Task Force American Society of Colon and Rectal Surgeons (2005) Practice parameters for the surgical treatment of ulcerative colitis. Dis Colon Rectum 48(11):1997–2009

18. Magro F, Gionchetti P, Eliakim R et al; European Crohn's and Colitis Organisation [ECCO] (2017) Third European evidence-based consensus on diagnosis and management of ulcerative colitis. Part 1: definitions, diagnosis, extra-intestinal manifestations, pregnancy, cancer surveillance, surgery, and ileo-anal pouch disorders. J Crohns Colitis 11(6):649–670

19. Karlbom U, Lindfors A, Påhlman L (2012) Long-term functional outcome after restorative proctocolectomy in patients with ulcerative colitis. Colorectal Dis 14(8):977–984

20. Rickard MJFX, Young CJ, Bissett IP et al; Research Committee of the Colorectal Surgical Society of Australasia (2007) Ileal pouch-anal anastomosis: the Australasian experience. Colorectal Dis 9(2):139–145

21. Gentilini L, Coscia M, Lombardi PM et al (2016) Ileal pouch-anal anastomosis 20 years later: is it still a good surgical option for patients with ulcerative colitis? Int J Colorectal Dis 31(12):1835–1843

22. Kiran RP, El-Gazzaz G, Remzi FH et al (2011) Influence of age at ileoanal pouch creation on long-term changes in functional outcomes. Colorectal Dis 13(2):184–190

23. McLaughlin SD, Clark SK, Bell AJ et al (2009) Incidence and short-term implications of

11

prepouch ileitis following restorative proctocolectomy with ileal pouch-anal anastomosis for ulcerative colitis. Dis Colon Rectum 52(5):879–883

24. Berndtsson I, Lindholm E, Øresland T, Börjesson L (2007) Long-term outcome after ileal pouch-anal anastomosis: function and health-related quality of life. Dis Colon Rectum 50(10):1545–1552

25. Braveman JM, Schoetz DJ Jr, Marcello PW et al (2004) The fate of the ileal pouch in patients developing Crohn's disease. Dis Colon Rectum 47(10):1613–1619

26. Heuschen UA, Allemeyer EH, Hinz U et al (2002) Outcome after septic complications in J pouch procedures. Br J Surg 89(2):194–200

27. Ferrante M, Declerck S, De Hertogh G et al (2008) Outcome after proctocolectomy with ileal pouch-anal anastomosis for ulcerative colitis. Inflamm Bowel Dis 14(1):20–28

28. Tulchinsky H, Hawley PR, Nicholls J (2003) Long-term failure after restorative proctocolectomy for ulcerative colitis. Ann Surg 238(2):229–234

29. Hahnloser D, Pemberton JH, Wolff BG et al (2007) Results at up to 20 years after ileal pouch-anal anastomosis for chronic ulcerative colitis. Br J Surg 94(3):333–340

30. Bengtsson J, Börjesson L, Lundstam U, Øresland T (2007) Long-term function and manovolumetric characteristics after ileal pouch-anal anastomosis for ulcerative colitis. Br J Surg 94(3):327–332

31. Chessin DB, Gorfine SR, Bub DS et al (2008) Septic complications after restorative proctocolectomy do not impair functional outcome: long-term follow-up from a specialty center. Dis Colon Rectum 51(9):1312–1317

32. Hallberg H, Ståhlberg D, Akerlund JE (2005) Ileal pouch-anal anastomosis (IPAA): functional outcome after postoperative pelvic sepsis. A prospective study of 100 patients. Int J Colorectal Dis 20(6):529–533

33. Farouk R, Dozois RR, Pemberton JH, Larson D (1998) Incidence and subsequent impact of pelvic abscess after ileal pouch-anal anastomosis for chronic ulcerative colitis. Dis Colon Rectum 41(10):1239–1243

34. Breen EM, Schoetz DJ Jr, Marcello PW et al (1998) Functional results after perineal complications of ileal pouch-anal anastomosis. Dis Colon Rectum 41(6):691–695

35. Kiely JM, Fazio VW, Remzi FH et al (2012) Pelvic sepsis after IPAA adversely affects function of the pouch and quality of life. Dis Colon Rectum 55(4):387–392

36. McCombie A, Lee Y, Vanamala R et al (2016) Early postoperative complications have long-term impact on quality of life after restorative proctocolectomy. Medicine (Baltimore) 95(27):e3966

37. Forbes SS, O'Connor BI, Victor JC et al (2009) Sepsis is a major predictor of failure after ileal pouch-anal anastomosis. Dis Colon Rectum 52(12):1975–1981

38. Scott NA, Dozois RR, Beart RW et al (1988) Postoperative intra-abdominal and pelvic sepsis complicating ileal pouch-anal anastomosis. Int J Colorect Dis 3(3):149–152

39. Utsunomiya J, Iwama T, Imajo M et al (1980) Total colectomy, mucosal proctectomy, and ileoanal anastomosis. Dis Colon Rectum 23(7):459–466

40. Parks AG, Nicholls RJ (1978) Proctocolectomy without ileostomy for ulcerative colitis. Br Med J 2(6130):85–88

41. Nicholls RJ, Pezim ME (1985) Restorative proctocolectomy with ileal reservoir for ulcerative colitis and familial adenomatous polyposis: a comparison of three reservoir designs. Br J Surg 72(6):470–474

42. Hallgren T, Fasth S, Nordgren S et al (1989) Manovolumetric characteristics and functional results in three different pelvic pouch designs. Int J Colorectal Dis 4(3):156–160

43. Lovegrove RE, Heriot AG, Constantinides V et al (2007) Meta-analysis of short-term and long-term outcomes of J, W and S ileal reservoirs for restorative proctocolectomy. Colorectal Dis 9(4):310–320

44. McHugh SM, Diamant NE, McLeod R, Cohen Z (1987) S-pouches vs. J-pouches. A comparison of functional outcomes. Dis Colon Rectum 30(9):671–677

45. Tuckson WB, Fazio VW (1991) Functional comparison between double and triple ileal

11

loop pouches. Dis Colon Rectum 34(1):17–21

46. Wu XR, Kirat HT, Kalady MF, Church JM (2015) Restorative proctocolectomy with a handsewn IPAA: S-pouch or J-pouch? Dis Colon Rectum 58(2):205–213

47. Johnston D, Williamson ME, Lewis WG et al (1996) Prospective controlled trial of duplicated (J) versus quadruplicated (W) pelvic ileal reservoirs in restorative proctocolectomy for ulcerative colitis. Gut 39(2):242–247

48. Keighley MR, Yoshioka K, Kmiot W (1988) Prospective randomized trial to compare the stapled double lumen pouch and the sutured quadruple pouch for restorative proctocolectomy. Br J Surg 75(10):1008–1011

49. Selvaggi F, Giuliani A, Gallo C et al (2000) Randomized, controlled trial to compare the J-pouch and W-pouch configurations for ulcerative colitis in the maturation period. Dis Colon Rectum 43(5):615–620

50. Lumley J, Stevenson A, Stitz R (2002) Prospective randomized study of J vs. W pouches in ulcerative colitis. Dis Colon Rectum 45:A5

51. McCormick PH, Guest GD, Clark AJ et al (2012) The ideal ileal-pouch design: a long-term randomized control trial of J- vs W-pouch construction. Dis Colon Rectum 55(12):1251–1257

52. Sunde ML, Øresland T, Faerden AE (2017) Restorative proctocolectomy with two different pouch designs: few complications with good function. Colorectal Dis 19(4):363–371

53. Øresland T, Fasth S, Nordgren S et al (1990) A prospective randomized comparison of two different pelvic pouch designs. Scand J Gastroenterol 25(10):986–996

54. Block M, Börjesson L, Lindholm E, Øresland T (2009) Pouch design and long-term functional outcome after ileal pouch-anal anastomosis. Br J Surg 96(5):527–532

55. Schluender SJ, Mei L, Yang H, Fleshner PR (2006) Can a meta-analysis answer the question: is mucosectomy and handsewn or double-stapled anastomosis better in ileal pouch-anal anastomosis? Am Surg 72(10):912–916

56. Lovegrove RE, Constantinides VA, Heriot AG et al (2006) A comparison of hand-sewn versus stapled ileal pouch anal anastomosis (IPAA) following proctocolectomy: a meta-analysis of 4183 patients. Ann Surg 244(1):18–26

57. Kirat HT, Remzi FH, Kiran RP, Fazio VW (2009) Comparison of outcomes after hand-sewn versus stapled ileal pouch-anal anastomosis in 3,109 patients. Surgery 146(4):723–729; discussion 729–730

58. Panis Y, Poupard B, Nemeth J et al (1996) Ileal pouch/anal anastomosis for Crohn's disease. Lancet 347(9005):854–857

59. Melton GB, Fazio VW, Kiran RP et al (2008) Long-term outcomes with ileal pouch-anal anastomosis and Crohn's disease: pouch retention and implications of delayed diagnosis. Ann Surg 248(4):608–616

60. Davies RJ, O'Connor BI, Victor C et al (2008) A prospective evaluation of sexual function and quality of life after ileal pouch-anal anastomosis. Dis Colon Rectum 51(7):1032–1035

61. Berndtsson I, Øresland T, Hultén L (2004) Sexuality in patients with ulcerative colitis before and after restorative proctocolectomy: a prospective study. Scand J Gastroenterol 39(4):374–379

62. Farouk R, Pemberton JH, Wolff BG et al (2000) Functional outcomes after ileal pouch-anal anastomosis for chronic ulcerative colitis. Ann Surg 231(6):919–926

63. Hueting WE, Gooszen HG, van Laarhoven CJ (2004) Sexual function and continence after ileo pouch anal anastomosis: a comparison between a meta-analysis and a questionnaire survey. Int J Colorectal Dis 19(3):215–218

64. Larson DW, Davies MM, Dozois EJ et al (2008) Sexual function, body image, and quality of life after laparoscopic and open ileal pouch-anal anastomosis. Dis Colon Rectum 51(4):392–396

65. Sunde ML, Øresland T, Færden AE (2016) Correlation between pouch function and sexual function in patients with IPAA. Scand J Gastroenterol 51(3):295–303

11

第十二章　UC 患者的术后远期并发症

Gilberto Poggioli, Lorenzo Gentilini, Maurizio Coscia, Federica Ugolini

12.1　引言

UC 患者在接受 TPC+IPAA 后，在其一生中可能发生一系列的术后远期并发症，这些并发症可能会对储袋的功能产生不利影响，进而显著影响 TPC+IPAA 术后患者的肠道功能和生活质量，主要包括：肛周瘘管（储袋 - 肛管瘘和储袋 - 阴道瘘），急性和慢性储袋炎，储袋前回肠炎，封套炎，吻合口狭窄，储袋克罗恩病，储袋易激惹综合征和巨型储袋。所有这些并发症仍然是治疗过程中的挑战，且未治愈的并发症可能导致储袋失败，因此，内外科综合治疗不可或缺。

储袋相关瘘详见第十三章，其他并发症于本章详述。

12.2　储袋炎

储袋炎是 IPAA 术后最常见的远期并发症，以回肠储袋的非特异性炎症为特征，临床症状各异。储袋炎的发生与随访时间有关，随着随访时间延长，发生率增加，从 5% 到 50% 不等。恢复性全结直肠切除 10 年后，高达 50% 的患者会发生储袋炎[1-3]。

UC 患者 IPAA 术后炎症性并发症的发生率高于家族性腺瘤性息肉病（familial adenomatous polyposis，FAP）的患者，UC 患者术后储袋炎发生率较高的原因尚不清楚。FAP 患者储袋炎的累积发生率要低得多，从 0% 到 10% 不等。此外，储袋炎的发生是在 IPAA 术后的最初几年内更为常见，还是随着随访时间的延长而风险增加，目前仍未有确切结论。

储袋炎的病因和发病机制尚不完全清楚，长期处理也很困难。综合储袋炎的危险因素、遗传关联和血清学标志物，宿主免疫反应和储袋菌群对这种特发性炎症的发生起一定作用[4]。共生菌群改变（生态失调）导致异常的黏膜免

12

疫应答,合并粪便淤滞和 / 或细菌过度生长,可导致储袋炎症的发生。一些储袋炎可继发于其他病症,例如肠道病原体(艰难梭菌、念珠菌或巨细胞病毒)感染、长期使用非甾体抗炎药(NSAID)、已有的自身免疫紊乱(乳糜泻)或储袋缺血。

特发性储袋炎的主要危险因素可分为遗传因素、疾病相关因素、术前状况和术后状况。已报道的储袋炎危险因素包括 IL-1 受体拮抗剂的遗传多态性、TNF 等位基因 2 和 NOD2/CARD15 的非携带状态、超出脾曲的广泛 UC 或结肠炎、反流性回肠炎、术前应用激素或环孢素、肠外表现(特别是关节病)、血小板增多症、非吸烟者和经常使用 NSAID[5-8]。与肠易激综合征相似,这些患者的内脏处于超敏状态。

储袋炎不是一种同质性疾病,它有一系列广泛的临床表现、内镜和组织学特征、病程和预后。储袋炎临床症状包括便频、便急、腹部绞痛、大便失禁、夜间渗漏、里急后重、盆腔不适和关节痛[9],也可能发生直肠出血、发热和体重减轻。储袋炎的并发症包括脓肿、瘘管、储袋 - 肛管吻合口狭窄和储袋腺癌。症状的严重程度与储袋的内镜下或组织学炎症程度之间没有相关性[10]。这些症状并非都是储袋炎特异性的,患有其他炎症性疾病或储袋功能失调的患者也可能出现,例如封套炎、储袋 CD 和储袋易激惹综合征。因此,应该综合评估患者的临床症状、内镜表现和组织学特征,以准确诊断储袋炎。

储袋炎的主要内镜表现包括弥漫性红斑、水肿、颗粒状、质脆、自发性或接触性出血、血管纹理消失、黏液渗出、出血、糜烂和溃疡(图 12-1)。内镜也有助于排除储袋的其他并发症,例如储袋前回肠炎、封套炎或储袋 CD。镜检时应取活组织检查,以确诊和监测储袋异型增生。

急性炎症的组织学特征包括溃疡、中性粒细胞浸润和隐窝脓肿。慢性炎

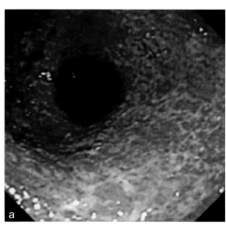
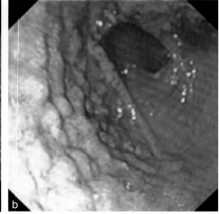

图 12-1 储袋炎的内镜表现

12

症的组织学变化包括绒毛钝化、隐窝细胞增生和固有层单核细胞数量增加。组织学评估的主要目的是检测特定病原体（如巨细胞病毒，念珠菌和艰难梭菌），鉴别储袋缺血，以及发现异型增生。

　　为了便于研究和临床工作，已建立多种储袋炎的诊断标准，最常用的"储袋炎疾病活动指数"（pouchitis disease activity index，PDAI）由 Mayo 诊所开发，是一种基于症状、内镜表现和组织学表现的评分（表 12-1）[9]。

表 12-1　储袋炎疾病活动指数（PDAI）评分

标准			评分
临床症状	大便频率	术后常规大便频率	0
		1~2 次 /d，多于术后常规频率	1
		3 次或以上 /d，多于术后常规频率	2
	直肠出血	无或少	0
		每天都有	1
	便急或腹部绞痛	无	0
		偶尔	1
		经常	2
	发热（体温 >37.8℃）	无	0
		有	1
内镜下炎症	水肿	无	0
		有	1
	颗粒状	无	0
		有	1
	质脆	无	0
		有	1
	血管纹理消失	无	0
		有	1
	黏液渗出	无	0
		有	1
	溃疡	无	0
		有	1
急性组织学炎症	多形核白细胞浸润	轻度	1
		中度隐窝脓肿	2
		重度隐窝脓肿	3
	平均溃疡范围（低倍镜下）	<25%	1
		25%~50%	2
		>50%	3

PDAI 评分≥7 分即可诊断为储袋炎。

12

PDAI 评分为内镜下的异常发现提供了指导,是最常用的诊断工具。PDAI 总评分的计算很简单,由三项评分累计而成,分别是临床症状、内镜表现和组织学变化,总分≥7 分即可诊断为储袋炎。

2003 年,Shen 等人引入改良 PDAI 评分(modified PDAI,mPDAI),对 PDAI 进行了简化,mPDAI 仅基于临床症状和内镜表现,不需组织学特征的数据[11]。

标准 PDAI 评分仍然是诊断储袋炎的最佳方法,然而,在诊断急性或急性复发性储袋炎时,mPDAI 与其具有相似的灵敏度和特异度。该评分简化了储袋炎的诊断标准,降低了诊断成本,并避免了组织学活检带来的诊断延迟,此外,与单独评估症状相比,mPDAI 的灵敏性和特异性更好[11]。

根据临床症状和内镜表现,储袋炎可按不同方式进行分类。根据疾病活动度,可分为缓解期(储袋功能和排便频率正常)和活动期储袋炎(排便频率增加,内镜和组织学炎症特征符合储袋炎表现)[10]。

活动期储袋炎还可分为轻度至中度(排便次数增多、便急和偶发性大便失禁,通常无需住院治疗)和重度(排便次数急剧增多,伴大便失禁和脱水,通常需要住院治疗)[11-13]。

根据症状持续时间,储袋炎可分为急性、急性复发性或慢性。急性储袋炎是短期应用抗生素可治愈的单一急性发作;急性复发性储袋炎的特征在于反复急性发作,持续时间不超过 2 周,且储袋功能正常;症状持续时间超过 4 周则是慢性储袋炎[11-13]。

根据病因,储袋炎可分为特发性和继发性。根据临床发作的频率,储袋炎还可分为偶发性(1~2 次 / 年)、复发性(>3 次 / 年)、连续性或慢性。最后,根据对抗生素治疗的反应,储袋炎可分为抗生素敏感型、抗生素依赖型(需持续应用抗生素以维持缓解)和抗生素难治型(抗生素治疗无效,需要应用从 5-ASA 到抗 TNF-α 等一系列药物)[14]。

慢性抗生素难治型储袋炎是导致储袋失败的主要原因之一,最终导致患者改行永久性造口或切除储袋[15]。所有慢性难治性储袋炎的病例,都应排除可能导致炎症的继发病因。

储袋炎的治疗一般是经验性的,主要是应用不同类型的药物。急性储袋炎的一线治疗以抗生素为代表,最有效的药物是甲硝唑和环丙沙星,通常使用两周以上会有明显效果[16]。

一项小型随机试验对甲硝唑和环丙沙星的疗效进行了比较,结果显示,两种抗生素都能显著降低 PDAI 评分,然而,就 PDAI 总评分、症状评分、内镜评分及较少的不良事件而言,环丙沙星的疗效更好[17]。布地奈德或美沙拉嗪灌肠或应用栓剂也能有效地诱导缓解。

大约 10%~15% 的急性储袋炎会发展为慢性,这可能是单一抗生素治疗导致的"治疗性反应"或"难治性"。抗生素依赖型储袋炎的患者通常需要长期持续用药以维持缓解。

维持(治疗)药物包括益生菌(如 VSL#3)和低剂量抗生素[18]。益生菌的疗效在 2000 年得到证实,一项双盲研究对急性复发性储袋炎应用环丙沙星和利福昔明诱导缓解后益生菌和安慰剂的维持作用进行了比较,结果显示,在 9 个月的随访期内,使用益生菌的患者只有 15% 储袋炎复发,而使用安慰剂的患者复发率为 100%[19]。

一篇 Cochrane 的系统评价显示,对抗生素诱导缓解的慢性储袋炎患者,VSL#3 维持缓解比安慰剂有效[20]。益生菌在储袋炎维持治疗中发挥疗效的机制包括:抑制常驻病原菌,刺激肠上皮细胞分泌黏液糖蛋白,阻止致病菌与上皮细胞的黏附,诱导宿主的免疫应答[21]。益生菌在术后第一年内预防储袋炎的疗效也已被证实,一项随机双盲安慰剂对照研究显示,与接受安慰剂治疗的患者相比,接受 VSL#3 治疗的患者,其急性储袋炎的发生率显著降低,生活质量也明显提高[22]。

慢性难治性储袋炎的患者对常规治疗无反应,并且通常有持续的临床症状,抗生素联合用药或口服布地奈德可能有效[23-25],而生物制剂的使用仍然存在争议。最近的一篇系统评价对抗生素耐药型储袋炎使用生物制剂的临床疗效进行了分析,有关英夫利昔单抗的研究表明,其对抗生素难治型或瘘管型储袋炎是有效的。阿达木单抗的研究有限,且缺乏足够的长期预后评估[26]。最近也有研究报道了维多珠单抗治疗抗生素和抗 TNF-α 制剂难治型储袋炎的有效性,然而,大规模应用于临床尚需更多证据[27,28]。

对于内科治疗无效的储袋炎,外科干预仅限于行预防性造口或储袋切除。

12.3　储袋前回肠炎

接受恢复性全结直肠切除术的 UC 患者,出现储袋近端的回肠炎症,称为储袋前回肠炎。储袋前回肠炎通常仅从储袋与回肠连接处向近端延伸一小段距离,并局限于远端回肠段,广泛的小肠炎症并不常见。据文献报道,储袋前回肠炎的发生率为 3%~14%[29,30]。

储袋前回肠炎的发病机制尚不清楚。一些学者提出它的存在可能提示 CD[31,32],他们发现,在随访期间,45% 以上的储袋传入端溃疡或狭窄患者存在延迟诊断的 CD,然而确诊为 UC 的患者在随访期间均未发现溃疡。与之相反是,其他学者并没有发现储袋前回肠炎与 CD 之间存在关联,McLaughlin 等人对恢复性全结直肠切除术后发生储袋前回肠炎的 34 名患者(共 742 名手术患

12

者)进行了分析,无人被诊断为 CD(根据组织病理学诊断标准),并且经过随后的中位时间超过 12 个月的随访,也没有人被诊断为 CD[29]。

一些研究报道,储袋炎与储袋前回肠炎之间有密切关联。2009 年的一项研究显示,储袋前回肠炎仅在同时患有储袋炎的患者中发生,说明两者可能有类似的病因[29],粪便淤滞及随之而来的细菌过度生长,被认为可能是主要的发病机制,据此,储袋炎和储袋前回肠炎具有相似的内镜、组织学和免疫学特征。

储袋前回肠炎与慢性储袋炎的关联尚未得到后续研究的证实。在 Bell 等人的一项研究中,储袋前回肠炎的患者中只有一半同时患有储袋炎[33]。有人提出,储袋或储袋前回肠襻的炎症可能与回肠的远端结构有关[34],远端狭窄导致储袋内容物反流,从而引发回肠炎症。然而,在 Bell 的研究中,这一观点受到置疑,只有 20% 的储袋前回肠炎患者有明显的回肠储袋 - 肛管吻合处狭窄[33]。

一些学者认为储袋前回肠炎是反流性回肠炎的结果。某些 UC 患者会发生倒灌性回肠炎,是由于大肠内容物反流至小肠,使炎症延伸至回肠末端。据报道,溃疡性全结肠炎患者的全结肠切除标本中,约 10% 有倒灌性回肠炎,其治疗与不伴有反流性回肠炎的 UC 治疗一样,患者可能没有症状,也可能出现末端回肠炎的所有症状。储袋前回肠炎可能与倒灌性回肠炎的病因类似,因此,它可能继发于储袋内粪便内容物反流至储袋前回肠。多项研究证实,恢复性全结直肠切除术前就存在的倒灌性回肠炎与 TPC+IPAA 术后随访期间出现的储袋前回肠炎之间存在关联[35]。

相反,其他研究并未发现储袋前回肠炎与倒灌性回肠炎之间存在关联[29,36]。

有学者[37,38]提出储袋前回肠炎与长期使用 NSAID 之间存在关联。长期使用 NSAID 可能会对储袋或储袋前回肠造成伤害,导致炎症、溃疡和狭窄。针对储袋炎的抗生素一般对 NSAID 相关的黏膜炎症无效,但炎症可能在停药后消退。然而,长期使用 NSAID 所致的储袋、储袋输入端或输出端或封套的溃疡或狭窄,即使在停药后也不会改善。

最后,有些学者认为,储袋设计也可能是储袋前回肠炎发生的影响因素之一。储袋的结构可能会对新的末端回肠血管形成或运动产生不利影响,从而导致储袋上方末端回肠炎症的发生。据报道,使用 W 形储袋患者的储袋前回肠炎发生率较 J 形或 S 形储袋的高[33]。

12

许多储袋前回肠炎的患者并无症状。超过 20% 的患者在诊断时没有症状[29],这就需要在常规随访的内镜检查时对其进行诊断。

其余患者的症状与回肠炎症相关,主要症状(超过 40% 的患者)包括大便次数增多、便急和便血,这些与储袋炎的症状相似,应注意鉴别诊断。有狭窄的患者还会出现腹部绞痛或阻塞性症状,如恶心、呕吐。据报道,分别有 40%、33%、20% 和 7% 的患者出现亚急性梗阻、腹胀或绞痛、排便困难和体重减轻[33]。

　　超过 50% 的患者储袋功能低下,因此,对具有非特异性症状(包括功能不良)的患者,有必要行新末端回肠的内镜检查和活检[29]。

　　临床上所有疑患储袋前回肠炎的患者都应进行相关检查。患者应进行水溶性造影剂放射检查(图 12-2)。主要放射学表现包括不同程度的溃疡、褶皱增厚、结节、不规则和狭窄。病变肠管的长度从 1~30cm 不等。

　　内镜检查是确诊手段。主要内镜特征包括储袋输入端散在或节段性的大小不等的溃疡、结节、渗出和 / 或炎性假性息肉(图 12-3)。

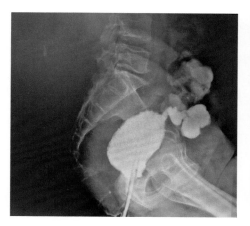
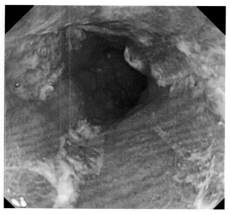
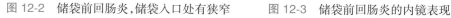

图 12-2　储袋前回肠炎,储袋入口处有狭窄　　　图 12-3　储袋前回肠炎的内镜表现

　　储袋上方回肠段的炎症可能与回肠狭窄有关。所有具有狭窄症状的患者都应行 MRI 或 CT 检查,以确定肠狭窄的长度以及是否存在肠外并发症,如脓肿或瘘管。对于药物治疗失败需接受外科手术的患者,这些放射学检查非常重要(图 12-4)。

　　储袋前回肠炎有多种治疗方法。无症状患者应定期行内镜检查,无需任何其他特殊处理,有研究报道了这类患者可以自发缓解。患者有症状时,应进行处理,无肠狭窄的患者应使用抗生素治疗,如单独使用环丙沙星或与甲硝唑联用,抗生素联用至少 4 周有效,超过 80% 的患者症状缓解、炎症治愈,或远端回肠病变长度减少[29]。

　　使用抗生素后炎症仍持续的患者,可口服 5-ASA 或布地奈德。前述药物均无效的患者可尝试使用英夫利昔单抗,它也被证明是治疗广泛性储袋前回肠炎的

12

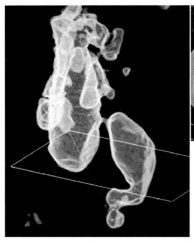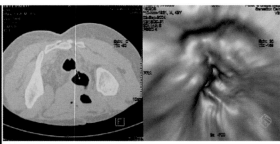

图 12-4　CT：储袋前回肠炎，储袋入口处狭窄

有效手段，多项研究报道了生物制剂诱导回肠炎临床和内镜缓解的有效性[29,35]。

　　储袋前狭窄段较短的患者可尝试行内镜下扩张，此法仅适用于单个狭窄且狭窄段短于 3cm 的患者，且需通过定期行内镜扩张来维持。

　　有症状的患者在药物或内镜治疗失败后，需手术干预。主要手术方法是切除储袋上方的近端回肠（图 12-5）。随后，在正常回肠与储袋之间重新吻合（图 12-6）。

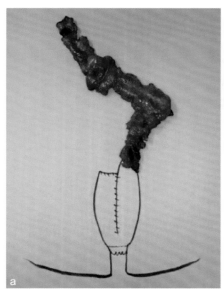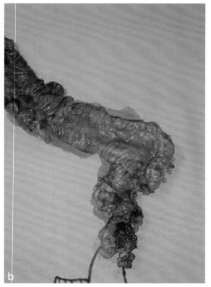

图 12-5　切除的储袋前狭窄回肠段

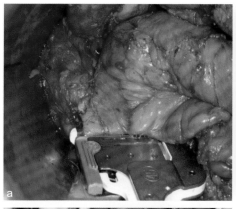
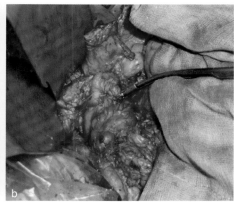
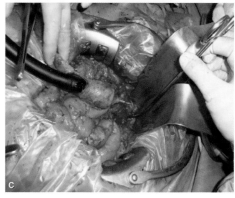

图 12-6　储袋前回肠炎病变肠段切除后，将健康回肠段与储袋之间吻合

在大多数情况下，回肠与储袋重新吻合后需要做转流性回肠造口。切除狭窄回肠时，保护储袋本身的血供很重要，因此，应在靠近肠壁处切断回肠系膜。

储袋入口处狭窄肠段较短的患者，不必切除回肠，可选择行 Heineke Mikulicz 狭窄成形术，并行转流性回肠造口术。

TPC+IPAA 术后，部分患者可能因为病情反复复发，而经历多次切除手术，这可能导致储袋失败，这时需进行末端回肠造口，且有切除储袋的可能。

12.4　封套炎

目前，双吻合技术是回肠肛管吻合术的优选方式，手术过程简单易操作，且功能性并发症和感染的发生率低。在使用吻合器行全结直肠切除术时，肛门移行带的近端会保留有 1.5~2cm 的病变柱状上皮，该区域称为"柱状封套"或"直肠封套"，有发生炎症的风险。封套炎被定义为内镜和组织学上吻合口与齿状线之间直肠封套的炎症，伴或不伴最轻微的储袋体炎症[39]（图 12-7）。

封套炎的病因和发病机制尚不清楚，它被认为是 UC 在直肠封套中的一种变异形式。封套炎的危险因素包括术前中毒性巨结肠或暴发性结肠炎、术前使用生物制剂、应用吻合器行肠吻合而没有切除肛管黏膜[40]。然而，由于难以确保黏膜切除完全，因此手工吻合并行黏膜切除术的患者也可能出现封套炎，且部分患者会残留直肠黏膜岛[41]。

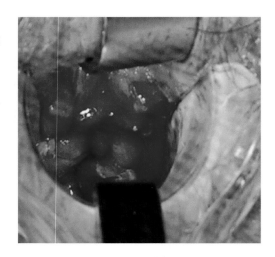

图 12-7　封套炎

封套炎被认为是 UC 的残余，与之具有类似的临床表现，临床特点与症状轻微的活动期结肠炎相同，因而有学者将封套炎定义为"微小溃疡性结肠炎"。主要临床症状是排便频率增加、便急、便血和肛周疼痛，2%~15% 的患者有症状[39,40]。封套炎可导致储袋功能障碍（症状类似于储袋炎）、储袋 CD 或储袋易激惹综合征。

内镜检查可以诊断封套炎，应仔细检查齿状线与储袋 - 肛管吻合之间的柱状上皮封套。内镜特征与 UC 相同，主要表现是质脆、结节和溃疡[39]。

封套炎的一线治疗是局部应用美沙拉嗪和 / 或激素。在一项开放标签的试验中，连续收集的 14 例使用 5-ASA 栓剂治疗（2 次 /d）的封套炎患者，内镜和组织学评估均显示直肠封套炎症状减轻，血便和肠外表现也有所好转[42]。局部联用 5-ASA 和皮质类固醇对 50%~70% 的患者有效[40,42]。一般很少需要全身用药。最近还有报道称局部注射生物制剂也能取得良好疗效。

难治性封套炎仍然是一项治疗挑战。对难治性封套炎，应注意评估封套处及周围的其他病变，如瘘管和慢性吻合口瘘。难治性封套炎可能是储袋 CD 的征兆，也可能由慢性缺血引起，事实上，一些难治性封套炎患者的内镜和组织学中的确能观察到缺血的特征，这表明缺血对疾病的发展是有影响的[42]。

Wu 等人报道了一些难治性封套炎在行回肠造口术和粘连松解术后有所好转的病例，临时转流性回肠造口和粘连松解对封套炎有良好治疗效果的机制尚不清楚，这些病例支持"封套炎可能具有不同的发病机制，从炎症性肠病样炎症到缺血都有可能"的观点，因此粘连松解术可能是通过改善肠管血运而起到治疗效果的[43]。内镜下注射长效皮质类固醇也可能对难治性封套炎有效。

未经治疗或未痊愈的封套炎，可进展为肛管深溃疡以及瘘管（如储袋肛管瘘或储袋阴道瘘），最终可能导致储袋失败。

最后，直肠封套可发生异型增生和癌变。一篇纳入了 23 份研究的综述报道（共 2 040 名 TPC+IPAA 术后的 UC 患者），直肠封套发生异型增生的综合风险为 1.13%[44]。

由封套炎导致的储袋失败率约为 13.3%[40]，失败的原因可能是难治性封套炎、封套 CD、慢性缺血或并发的其他手术并发症（如瘘管）。

由难治性封套炎而导致的储袋失败，可通过永久性转流并切除储袋、永久性转流但不切除储袋或重做手术共三种方式进行处理。重做手术包括重做储袋和重做吻合。对封套炎合并手术并发症（如储袋肛管瘘或储袋阴道瘘）的患者，建议重新制作储袋；对仅患难治性封套炎的患者，可采用重做吻合的方式。接受重做手术的患者需采用手工吻合，并切除肛管黏膜。

12.5　吻合口狭窄

吻合口狭窄是一种常见并发症，在 TPC+IPAA 术后患者中的发生率为 5%~15%[13,15]。

TPC+IPAA 术后，肛管通常会有一定程度地变窄，直径为 1~2cm 的管腔被认为是令人满意的。吻合口狭窄的定义是需要两次或多次在门诊或至少一次在麻醉状态下进行扩张的回肠肛管吻合口症状性狭窄。

不论是使用吻合器还是手工吻合，都可发生狭窄[15]。狭窄可能是纤维性的，也可能是炎症性的（非纤维性的）。狭窄可能与不恰当的手术操作、缺血、同时使用 NSAID 或 CD 有关，而纤维化与 IPAA 吻合口部分裂开或临界性缺血有关。慢性缺血的主要原因是肠系膜张力大，与回肠肛管吻合之前回肠游离不够有关，慢性缺血会增加术后并发症的风险，例如早期吻合口瘘或远期吻合口狭窄伴储袋失败率高[45]。

吻合口狭窄在开始时可能没有症状，随着狭窄的加重，可能会阻塞储袋出口，导致排便障碍、储袋扩张和细菌过度生长，狭窄段只能通过稀便，因此，排便次数增多、大便失禁是其主要的临床症状。

狭窄可分为短段而质软的，或长段伴纤维化的。短段质软的狭窄通常与残余炎症或吻合口随时间推移自然变窄有关，治疗方法是使用 Hegar 扩张器（第 13~18 号）进行机械扩张。Hegar 扩张器可用于逐渐扩张轻度狭窄；对于严重狭窄，需在日间手术室进行全身麻醉状态下的第一次扩张，之后再使用 Hegar 扩张器自行扩张以维持扩张效果。在接受治疗的患者中，自行机械扩张的总体成功率约为 75%[46]。炎症性狭窄需同时使用 5-ASA 或局部使用激素，

12

已有文献报道局部激素注射是有效的[47]。

长段纤维化狭窄与术后并发败血症或慢性缺血有关,机械扩张无效,需进行二次手术,然而二次手术也并非总是有效。纤维化狭窄会导致储袋失败的风险增高。

12.6　储袋 CD

储袋 CD 的发生有三种不同的情况。第一种情况是发生在克罗恩样结肠炎且无小肠或肛周病变的患者接受 IPAA 手术后。Panis 等人于 1996 年首次报道了 31 例经严格筛选符合上述条件的患者实施 IPAA 手术[48],结果 CD 和 UC 患者的早期术后并发症和远期肠道功能并无显著差异,5 年储袋失败率为 6.5%;第二种情况是术前诊断为 UC 的患者,在其切除的结肠标本中可能无意中发现 CD(偶然诊断);第三种情况是术前诊断为 UC 且手术标本中并无 CD 证据的患者,也可能新发 CD(延迟诊断)。

储袋 CD 的累计发生率为 2.7%~13%[49-51]。临床上,储袋 CD 可分为炎症型,纤维狭窄型或瘘管型,这些类型可能不是固定的,例如,炎症型 CD 可发展为纤维狭窄型或瘘管型。此外,CD 可不局限于储袋,而发生在胃肠道的任何部位。因此,临床特征多种多样,临床表现可能与其他疾病相似,如储袋炎、储袋前回肠炎和瘘管疾病。

储袋 CD 的诊断应基于症状、内镜检查、组织学和影像学结果进行综合评估。

储袋 CD 的主要内镜特征包括储袋入口的溃疡性狭窄处存在输入端溃疡和 / 或狭窄,同时在小肠的其他部位存在溃疡或狭窄。典型的 CD 回肠炎特征是在远端回肠(距离储袋入口 10cm 以上)存在散在溃疡和储袋入口处存在溃疡性狭窄。相反,由弥漫性储袋炎导致的反流性回肠炎的特征在于,从储袋到新末端回肠远端(通常距离储袋入口 10cm 以内)之间存在连续的内镜和组织学上的炎症,而储袋入口处是宽敞通畅的。

鉴别 CD 与手术导致的狭窄和瘘管并发症很重要,但也很困难。在临床实践中,患者如果在回肠造口还纳术后没有发生渗漏、脓肿和感染,6~12 个月后发生新生瘘管,则应考虑储袋 CD 的可能性。难治性封套炎的患者也应考虑是否患有储袋 CD。

储袋 CD 治疗困难,需要采取包括药物、内镜治疗和外科手术在内的综合治疗方法。瘘管型储袋 CD 增加储袋失败的风险[52]。

储袋 CD 会对 TPC+IPAA 术后患者的肠道功能和生活质量产生不利影响,这些用于衡量 UC 术后患者的评价指标也用于术前诊断为 CD 但有意行

12

TPC+IPAA 的患者[48]。最近,克利夫兰诊所的一项研究对"特意诊断""偶然诊断"和"延迟诊断"为 CD 的三类患者接受 TPC+IPAA 后的肠道功能和生活质量进行了比较,结果表明,与"延迟诊断"为 CD 的患者相比,"特意诊断"或"偶然诊断"为 CD 的患者,其 TPC+IPAA 术后的储袋保留率更高,肠道功能评估得分也更好。"延迟诊断"为 CD 的患者,其储袋肛管瘘、储袋阴道瘘、慢性储袋炎和吻合口狭窄的发生率更高,继而储袋失败率也更高[53]。

12.7　储袋易激惹综合征

储袋易激惹综合征是一种新的肠道功能性疾病,由 Shen 等人于 2002 年在 TPC+IPAA 术后的患者中首次报道。储袋易激惹综合征患者的健康相关生活质量评分显著低于储袋功能良好的患者[55]。

储袋易激惹综合征的发病机制尚不清楚,可能与社会心理因素[55]、内脏高敏感性[56]和储袋黏膜的肠嗜铬细胞增生有关[57]。目前,对排便次数增多伴大便性状改变、腹痛、肛周或盆腔不适的患者,如果诊断储袋易激惹综合征,需要排除储袋器质性病变,内镜和组织学检查均无炎症改变,该病的临床特征类似于储袋炎和其他储袋疾病以及肠易激综合征。拟诊为储袋易激惹综合征的患者,必须排除储袋炎症和 / 或手术并发症,此外,也要注意排除乳糜泻、乳糖或果糖不耐受和近端小肠细菌过度生长。储袋易激惹综合征的治疗是经验性治疗,药物包括止泻药、解痉药和三环类抗抑郁药。

12.8　巨型储袋

巨型储袋是储袋体积异常增大的一种少见疾病,会导致储袋的功能障碍,其病因有多种。最初,许多外科医生认为,体积较大的储袋是更好的回肠粪便储存器,并建议制作长度超过 20cm 的储袋,这一初步想法尚未得到相关储袋功能研究的证实。由于排便节律性受到削弱,过大的储袋会导致肠道排空不完全和肠道功能变差。巨型储袋也可见于储袋沿其轴线发生扭转,或与储袋肛管吻合口的严重狭窄带来的排空困难有关。

巨型储袋患者通常会有临床症状,并随着时间的推移而恶化。最初的症状主要是排便不尽伴排便次数增加,稀便和里急后重,随后,由于储袋的收缩性降低,患者可出现严重的排便困难,需要定期灌肠或储袋插管。内镜检查或储袋水溶性造影剂放射检查可诊断巨型储袋。

12

　　有症状的患者可定期灌肠或储袋插管,然而,只有手术才能彻底解决储袋扩大的问题。

　　手术治疗包括重做储袋和储袋成形术,可以缓解临床症状,并维持满意的功能。重做储袋需要切除巨型储袋,如果可能的话,手工吻合制作新储袋;储袋成形术是一项复杂的手术,可以缩小巨型储袋的体积,在手术过程中必须小心保护回肠的血管(图 12-8)。

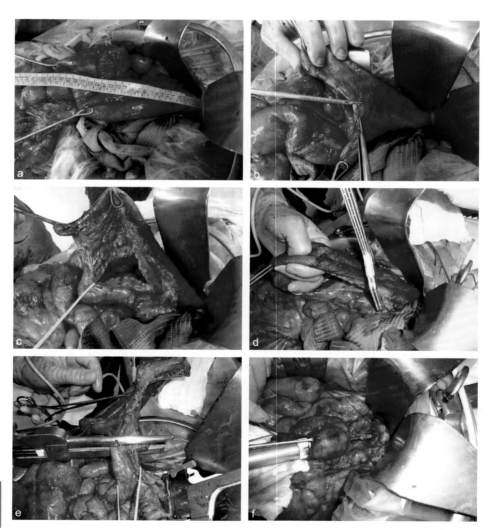

图 12-8　储袋成形术。(a)评估巨型储袋的尺寸;(b)切除巨型储袋的上半部分,保护远端回肠的血管;(c)保护储袋远端的血管;(d)使用线性切割缝合器切除巨型储袋的远端;(e)使用线性切割缝合器切除储袋前回肠;(f)双吻合器法吻合储袋前回肠与成形术后的储袋

为了预防巨型储袋的发生,应根据患者体型制作尺寸合适的储袋。

参考文献

1. Hurst RD, Molinari M, Chung TP et al (1996) Prospective study of the incidence, timing and treatment of pouchitis in 104 consecutive patients after restorative proctocolectomy. Arch Surg 131(5):497–500
2. Meagher AP, Farouk R, Dozois RR et al (1998) J ileal pouch-anal anastomosis for chronic ulcerative colitis: complications and long-term outcome in 1310 patients. Br J Surg 85(6):800–803
3. Penna C, Dozois R, Tremaine W et al (1996) Pouchitis after ileal pouch-anal anastomosis for ulcerative colitis occurs with increased frequency in patients with associated primary sclerosing cholangitis. Gut 38(2):234–239
4. Landy J, Al-Hassi HO, McLaughlin SD et al (2012) Etiology of pouchitis. Inflamm Bowel Dis 18(6):1146–1155
5. Carter MJ, Di Giovine FS, Cox A et al (2001) The interleukin 1 receptor antagonist gene allele 2 as a predictor of pouchitis following colectomy and IPAA in ulcerative colitis. Gastroenterology 121(4):805–811
6. Meier CB, Hegazi RA, Aisenberg J et al (2005) Innate immune receptor genetic polymorphisms in pouchitis: is CARD15 susceptibility factor? Inflamm Bowel Dis 11(11):965–971
7. Achkar JP, Al-Haddad M, Lashner B et al (2005) Differentiating risk factors for acute and chronic pouchitis. Clin Gastroenterol Hepatol 3(1):60–66
8. Fleshner P, Ippoliti A, Dubinsky M et al (2007) A prospective multivariate analysis of clinical factors associated with pouchitis after ileal pouch-anal anastomosis. Clin Gastroenterol Hepatol 5(8):952–958
9. Sandborn WJ, Tremaine WJ, Batts KP et al (1994) Pouchitis after ileal pouch-anal anastomosis: a Pouchitis Disease Activity Index. Mayo Clin Proc 69(5):409–415
10. Shen B, Achkar J-P, Lashner BA et al (2001) Endoscopic and histologic evaluation together with symptom assessment are required to diagnose pouchitis. Gastroenterology 121(2):261–267
11. Shen B, Achkar JP, Connor JT et al (2003) Modified pouchitis disease activity index: a simplified approach to the diagnosis of pouchitis. Dis Colon Rectum 46(6):748–753
12. Sandborn WJ (1996) Pouchitis: risk factors, frequency, natural history, classification and public health prospective. In: McLeod RS, Martin F, Sutherland LR et al (eds) Trends in inflammatory bowel disease therapy. Kluwer Academic Publishers, Dordrecht
13. Shen B, Remzi FH, Lavery IC et al (2008) A proposed classification of ileal pouch disorders and associated complications after restorative proctocolectomy. Clin Gastroenterol Hepatol 6(2):145–158
14. Pardi DS, D'Haens G, Shen B et al (2009) Clinical guidelines for the management of pouchitis. Inflamm Bowel Dis 15(9):1424–1431
15. Fazio VW, Kiran RP, Remzi FH et al (2013) Ileal pouch anal anastomosis: analysis of outcome and quality of life in 3707 patients. Ann Surg 257(4):679–685
16. Sandborn W, McLeod R, Jewell D (2000) Pharmacotherapy for inducing and maintaining remission in pouchitis. Cochrane Database Syst Rev 2000(2):CD001176
17. Shen B, Achkar JP, Lashner BA et al (2001) A randomized clinical trial of ciprofloxacin and metronidazole to treat acute pouchitis. Inflamm Bowel Dis 7(4):301–305
18. Mimura T, Rizzello F, Helwig U et al (2004) Once daily high dose probiotic therapy (VSL#3) for maintaining remission in recurrent or refractory pouchitis. Gut 53(1):108–114

12

19. Gionchetti P, Rizzello F, Venturi A et al (2000) Oral bacteriotherapy as maintenance treatment in patients with chronic pouchitis: a double-blind, placebo-controlled trial. Gastroenterology 119(2):305–309

20. Singh S, Stroud AM, Holubar SD et al (2015) Treatment and prevention of pouchitis after ileal pouch-anal anastomosis for chronic ulcerative colitis. Cochrane Database Syst Rev 2015(11):CD001176

21. Sartor RB (2000) Probiotics in chronic pouchitis: restoring luminal microbial balance. Gastroenterology 119(2):584–587

22. Gionchetti P, Rizzello F, Helwig U et al (2003) Prophylaxis of pouchitis onset with probiotic therapy: a double-blind, placebo-controlled trial. Gastroenterology 124(5):1202–1209

23. Gionchetti P, Rizzello F, Poggioli G et al (2007) Oral budesonide in the treatment of chronic refractory pouchitis. Aliment Pharmacol Ther 25(10):1231–1236

24. Gionchetti P, Rizzello F, Venturi A et al (1999) Antibiotic combination therapy in patients with chronic, treatment-resistant pouchitis. Aliment Pharmacol Ther 13(6):713–718

25. Mimura T, Rizzello F, Helwig U et al (2002) Four-week open-label trial of metronidazole and ciprofloxacin for the treatment of recurrent or refractory pouchitis. Aliment Pharmacol Ther 16(5):909–917

26. Herfarth HH, Long MD, Isaacs KL (2015) Use of biologics in pouchitis: a systematic review. J Clin Gastroenterol 49(8):647–654

27. Mir F, Yousef MH, Partyka EK, Tahan V (2017) Successful treatment of chronic refractory pouchitis with vedolizumab. Int J Colorectal Dis 32(10):1517–1518

28. Philpott J, Ashburn J, Shen B (2017) Efficacy of vedolizumab in patients with antibiotic and anti-tumor necrosis alpha refractory pouchitis. Inflamm Bowel Dis 23(1):E5–E6

29. McLaughlin SD, Clark SK, Bell AJ et al (2009) Incidence and short-term implications of prepouch ileitis following restorative proctocolectomy with ileal pouch-anal anastomosis for ulcerative colitis. Dis Colon Rectum 52(5):879–883

30. Kuisma J, Jarvinen H, Kahri A, Färkkilä M (2004) Factors associated with disease activity of pouchitis after surgery for ulcerative colitis. Scand J Gastroenterol 39(6):544–548

31. Wolf JM, Achkar JP, Lashner BA et al (2004) Afferent limb ulcers predict Crohn's disease in patients with ileal pouch-anal anastomosis. Gastroenterology 126(7):1686–1691

32. Pardi DS, Sandborn WJ (2006) Systematic review: the management of pouchitis. Aliment Pharmacol Ther 23(8):1087–1096

33. Bell AJ, Price AB, Forbes A et al (2006) Pre-pouch ileitis: a disease of the ileum in ulcerative colitis after restorative proctocolectomy. Colorectal Dis 8(5):402–410

34. Scott AD, Phillips RK (1989) Ileitis and pouchitis after colectomy for ulcerative colitis. Br J Surg 76(7): 668–669

35. McLaughlin SD, Clark SK, Bell AJ et al (2009) An open study of antibiotics for the treatment of pre-pouch ileitis following restorative proctocolectomy with ileal pouch-anal anastomosis. Aliment Pharmacol Ther 29(1):69–74

36. Schmidt CM, Lazenby AJ, Hendrickson RJ, Sitzmann JV (1998) Preoperative terminal ileal and colonic resection histopathology predicts risk of pouchitis in patients after ileoanal pull-through procedure. Ann Surg 227(5): 654–662; discussion 663–665

37. Iwata T, Yamamoto T, Umegae S, Matsumoto K (2007) Pouchitis and pre-pouch ileitis developed after restorative proctocolectomy for ulcerative colitis: a case report. World J Gastroenterol 13(4):643–646

38. Slatter C, Girgis S, Huynh H, El-Matary W (2008) Pre-pouch ileitis after colectomy in paediatric ulcerative colitis. Acta Paediatr 97(3):381–383

39. Thompson-Fawcett MW, Mortensen NJ, Warren BF (1999) "Cuffitis" and inflammatory changes in the columnar cuff, anal transitional zone, and ileal reservoir after stapled pouch-anal anastomosis. Dis Colon Rectum 42(3):348–355

40. Wu B, Lian L, Li Y et al (2013) Clinical course of cuffitis in ulcerative colitis patients with restorative proctocolectomy and ileal pouch-anal anastomoses. Inflamm Bowel Dis

12

19(2):404–410

41. O'Connell PR, Pemberton JH, Weiland LH et al (1987) Does rectal mucosa regenerate after ileoanal anastomosis? Dis Colon Rectum 30(1):1–5

42. Shen B, Lashner BA, Bennett AE et al (2004) Treatment of rectal cuff inflammation (cuffitis) in patients with ulcerative colitis following restorative proctocolectomy and ileal pouch-anal anastomosis. Am J Gastroenterol 99(8):1527–1531

43. Wu B, Liu X, Shen B (2013) Refractory cuffitis resolved after temporary ileostomy and lysis of adhesion surgery. Inflamm Bowel Dis 19(3):E32–33

44. Scarpa M, van Koperen PJ, Ubbink DT et al (2007) Systematic review of dysplasia after restorative proctocolectomy for ulcerative colitis. Br J Surg 94(5):534–545

45. Wu XR, Kirat HT, Xhaja X et al (2014) The impact of mesenteric tension on pouch outcome and quality of life in patients undergoing restorative proctocolectomy. Colorectal Dis 16(12):986–994

46. Gentilini L, Coscia M, Lombardi PM et al (2016) Ileal pouch-anal anastomosis 20 years later: is it still a good surgical option for patients with ulcerative colitis? Int J Colorectal Dis 31(12):1835–1843

47. Lucha PA Jr, Fticsar JE, Francis MJ (2005) The strictured anastomosis: successful treatment by corticosteroid injections-report of three cases and review of the literature. Dis Colon Rectum 48(4): 862–865

48. Panis Y, Poupard B, Nemeth J et al (1996) Ileal pouch/anal anastomosis for Crohn's disease. Lancet 347(9005):854–857

49. Keighley MR (2000) The final diagnosis in pouch patients for presumed ulcerative colitis may change to Crohn's disease: patients should be warned of the consequences. Acta Chir Iugosl 47(4 Suppl 1):27–31

50. Peyrègne V, Francois Y, Gilly F-N et al (2000) Outcome of ileal pouch after secondary diagnosis of Crohn's disease. Int J Colorectal Dis 15(1):49–53

51. Goldstein NS, Sanford WW, Bodzin JH (1997) Crohn's-like complications in patients with ulcerative colitis after total proctocolectomy and ileal pouch-anal anastomosis. Am J Surg Pathol 21(11):1343–1353

52. Shen B, Fazio VW, Remzi FH et al (2007) Clinical features and quality of life in patients with different phenotypes of Crohn's disease of the ileal pouch. Dis Colon Rectum 50(9):1450–1459

53. Melton GB, Fazio VW, Kiran RP et al (2008) Long-term outcomes with ileal pouch-anal anastomosis and Crohn's disease: pouch retention and implications of delayed diagnosis. Ann Surg 248(4):608–616

54. Shen B, Achkar J-P, Lashner BA et al (2002) Irritable pouch syndrome: a new category of diagnosis for symptomatic patients with ileal pouch-anal anastomosis. Am J Gastroenterol 97(4):972–977

55. Shen B, Fazio VW, Remzi FH et al (2005) Comprehensive evaluation of inflammatory and noninflammatory sequelae of ileal pouch-anal anastomoses. Am J Gastroenterol 100(1):93–101

56. Shen B, Sanmiguel C, Parsi M et al (2004) Irritable pouch syndrome (IPS) is characterized by visceral hypersensitivity and poor quality-of-life (QOL) score. Gastroenterology 126(Suppl 2):A124

57. Shen B, Liu W, Remzi FH et al (2008) Enterochromaffin cell hyperplasia in irritable pouch syndrome. Am J Gastroenterol 103(9):2293–2300

12

第十三章 溃疡性结肠炎术后瘘的管理和治疗

Gilberto Poggioli, Laura Vittori, Silvio Laureti

13.1 简介

　　TPC+IPAA 术后的回肠 - 储袋瘘是一种罕见且严重的并发症,是对外科医生的挑战。在接受 IPAA 治疗的患者中,瘘管可以发生于储袋和肛管的任何部位,也可以累及任何相邻的空腔脏器和皮肤。

　　尽管已经有研究评估了储袋 - 阴道瘘的形成,但关于 TPC+IPAA 术后肛周瘘管形成的研究很少。IPAA 术后的任何时间都可能出现储袋 - 肛门瘘或储袋 - 阴道瘘,其发生率为 2.6%~14%,取决于随访时间长短[1-3]。回肠储袋 - 肛管瘘在早期可能以渗漏的形式出现,但更常见是在术后几个月出现的晚期并发症。多数情况下,回肠储袋肛管吻合口是早期瘘管的常见起源,表现为盆腔和肛周感染,且很可能与手术操作相关。

　　早期瘘管的发生与多种因素相关,包括术前结直肠病变和药物治疗,手术技术以及术后盆腔感染。关于 IPAA 吻合方式是否会导致储袋瘘有不同的报道。一项比较手工缝合和吻合器缝合的前瞻性随机试验发现,随访 15~27 年显示两者无差异[4-7]。事实上,相较于瘘管的发生率,吻合方式(手工缝合与吻合器)更能影响术后早期瘘管的治疗方法。对手工缝合的患者,如果在术后早期(术后 3~4 天内)即出现瘘,首选重新缝合;对延迟出现(超过 5~6 天)的吻合口瘘,由于有招致储袋失败的风险,应立即对盆腔感染进行引流。

　　相比之下,晚期瘘管(定义为在回肠造口还纳术后超过 6 个月发生)通常表现为脓肿,或伴有渗液和疼痛。这些瘘管常起源于回肠肛管吻合口的上方或远端,由多种因素引起。克罗恩病(Crohn disease,CD)的延迟诊断是最常见的因素。有一部分 IPAA 患者因疑诊为 UC 或不确定性结肠炎(indeterminate colitis,IC)而接受了 TPC,但随后发生了类似 CD 并发症。这些并发症中有

13

30%~60% 会在会阴部形成瘘管,30%~50% 会导致储袋失败[8-10]。患者年龄也被作为 TPC 术后增加并发症发生率的因素加以研究,但在老年人和儿童人群中,术后并发症和储袋功能结局均无显著差异[11]。

储袋 - 肛门瘘的分类对于正确选择外科手术治疗和 / 或药物治疗很重要。合适的瘘管分类在临床上也很重要,单纯性瘘管患者的临床结局更好[12]。单纯性瘘管的特征是黏膜下或低位括约肌间仅有一个开口,且不伴有脓肿以及不与相邻结构相连[13]。然而,在 TPC+IPAA 术后单纯性瘘管的发生率很低。复杂性瘘管更常见且常广泛累及肛门括约肌(如高位经括约肌瘘、括约肌上或括约肌外瘘)、出现储袋 - 阴道瘘,有多个开口,呈"马蹄"形,并发肛周脓肿和 / 或累及相邻结构[13]。最常见的瘘管类型是储袋 - 阴道瘘。在女性患者中,2%~17% 的患者出现储袋 - 阴道瘘[14],最常见发生部位在储袋 - 肛管吻合口(77%),其次是储袋体(13%)以及吻合口下方。在回肠储袋术完成后,瘘管的发生率会随着时间延长而增加。尽管大多数瘘管发生在手术后的第一年,1/4 的瘘管发生在回肠造口还纳前的一段时间[5,15],但更多的是在回肠储袋完成后的十余年,瘘管发生数量持续增加。储袋 - 阴道瘘的发生涉及许多因素,包括克罗恩病的延迟诊断、储袋旁感染和操作因素。储袋 - 阴道瘘是接受 IPAA 治疗女性一直关注的问题,因其导致严重的并发症和很高的储袋失败率(22%~35%)[16,17]。

目前已有多种手术技术来治疗肛周感染和治愈瘘管;然而,由于瘘管个体的复杂性,最佳的治疗方式仍然存在争议。在患有储袋 - 肛门瘘和储袋 - 阴道瘘的患者中,储袋失败(定义为永久性回肠造口伴或不伴有储袋切除)仍然很多,据报道 21%~30% 的瘘管患者最终储袋失败[18,19],但导致储袋切除的因素仍不明确。

13.2　诊断

由于 IPAA 瘘管并发症会影响治疗策略,因此瘘管的诊断是 IPAA 治疗中的关键环节。在有关 CD 复杂肛周瘘诊断的文献资料中,描述了多种诊断工具,包括麻醉下检查(EUA)、瘘管造影以及内镜超声检查或磁共振(MRI)成像。

由于黏膜炎症与预后和疗效相关,因此应在初始评估中应常规地对储袋进行内镜检查。将水溶性造影剂注入储袋后,可在透视下看到瘘管。然而,储袋造影对于检测狭窄的瘘管灵敏度较低,可能是因为经直肠注入的造影剂通常沿着肠腔扩散而不通过瘘管。同样,CT 也不能完全显示瘘管,灵敏度仅为 33%。盆腔 MRI 应与 EUA 一起作为初始检查,因其准确且无创,但在单纯性瘘管中不作为常规检查[20]。肛门直肠超声检查需要专业知识,但如果已经排除了吻合口狭窄,可用于 EUA 检查的补充,准确性与 MRI 相当。不推荐使用

13

瘘管造影,因为它无法进一步明确瘘管和括约肌之间的关系。

麻醉下检查(EUA)仅在经验丰富的外科医生手中被认为是诊断肛瘘的金标准,敏感性高,准确率为 90%[21]。其优点是检查同时允许进行手术。与 EUA 相比,MRI 诊断瘘管的准确率为 76%~100%,比 EUA 能够提供更多信息。肛门直肠超声的准确率为 56%~100%,特别是由专家进行操作并做过氧化氢增强显影时,准确性更高。这些方法均可以与内镜检查结合使用以评估储袋内是否存在吻合口周围炎。有肉芽肿或幽门腺化生的组织学证据也可诊断 CD[22]。

在评估药物和外科治疗结果时,建议将设备检查和临床评估结合起来,准确率高。因为单独的临床评估,例如"手指轻按外瘘口无分泌物流出",与瘘管的真正愈合并不完全一致[23]。

13.3　治疗

13.3.1　早期储袋 - 肛门瘘

储袋 - 肛门瘘的表现随发生的时间和病因的不同而不同。吻合口水平的瘘管通常是吻合口漏的后期表现,可以累及到相邻各个部位,如前列腺、尿道、阴道、臀肌间隙或皮肤。IPAA 术后感染并发症的主要危险因素是长期应用激素和免疫抑制剂(主要是生物制剂)以及营养不良。做暂时转流性回肠造口术可以降低这种并发症的风险。

术后瘘的治疗选择取决于发生瘘以后的临床表现(图 13-1)。在小的完全无症状的"影像学瘘"病例中,保守治疗通常有效。病变进展后形成的吻合口

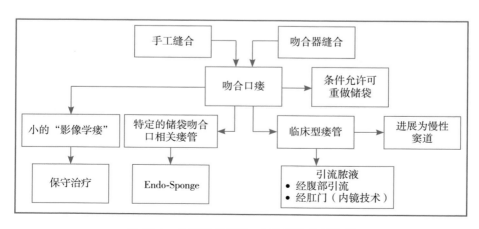

图 13-1　治疗早期储袋 - 肛门瘘的推荐流程

13

周围慢性窦道可以通过内镜或外科手术的"去顶"技术进行治疗[24]。对于有临床症状的瘘管,必须采用经腹会阴手术的方法进行转流性造口与脓肿引流,通过二次手术最终使瘘愈合。IPAA 术后的重要并发症是吻合口瘘引起的盆腔感染,文献报道发病率为 5%~24%[25],该并发症是导致储袋失败的主要手术原因。然而应该指出的是,吻合口瘘可能是盆腔感染所致(如盆腔血肿的感染)。在手术量大的转诊中心,因储袋失败行永久性回肠造口的风险已经降低(从 5.8% 降至 1.1%),但通过重做储袋或重做吻合来治疗盆腔感染在技术上依然要求很高[26]。在专科中心,重做手术可挽救 80% 的患者,但重做手术的功能效果显著低于首次手术。

最近的初步研究显示,在不手术的情况下,采用真空辅助闭合治疗(VAC)作为 IPAA 术后吻合口漏的独特处理方法结果令人满意[27]。Endo-Sponge(B. Braun Medical B.V.,Melsungen,德国)是专为小的瘘管设计的开孔聚氨酯海绵,通过内镜放置在骶前间隙中,另一端连接到真空抽吸瓶以产生恒定的负压,以排出污染的积液并缩小脓腔。根据研究结果,Endo-Sponge 可以作为不需要立即手术的特定的储袋吻合口相关瘘管的治疗方法,研究结果尚需要通过前瞻性研究证实[28]。

13.3.2　晚期瘘管

晚期瘘管指初始阶段没有吻合口泄漏,而是在回肠造口还纳术后 6~12 个月发生的瘘管。该病显著影响患者的生活质量,并对外科医生提出技术挑战。尤其对于女性患者来说是个严重并发症,常表现为储袋 - 阴道瘘,对患者的生活质量产生巨大影响。晚期瘘管的治疗方法仍然存在争议,储袋 - 阴道瘘与储袋 - 肛门瘘完全不同。晚期肛门瘘的发生并不是由感染引起的,因此不应视为外科并发症,而是溃疡的加深。事实上,瘘管的内口总是位于吻合口下方[29]。

虽然高达 5% 的 UC 患者会出现肛周疾病,但是发现储袋 - 肛门瘘或储袋 - 阴道瘘时应警惕,是否是 CD 的症状。晚期储袋 - 肛门瘘或储袋 - 阴道瘘并不一定表明是 CD,然而,部分学者认为应该将患有储袋瘘的患者归类为CD[30-32]。Fazio 等人[18]报道 TPC+IPAA 术后 50% 以上晚期肛门瘘的患者患有 CD。如上所述,将这类患者划为 CD 不一定准确,但毫无疑问,在储袋时代,不确定性结肠炎的"进化(成 CD)行为"已经增多,并且这种特殊情况很重要,因为 CD 被广泛认为是制作回肠储袋的禁忌证。

大多数文献报道,CD 患者做 IPAA 手术后预后不良。Keighley[33]发现 CD 患者的储袋失败率为 52%。Mylonakis 等[34]分析了接受 TPC+IPAA 手术的 CD 患者的临床结局,显示储袋切除率为 47.8%,而直肠切除率仅为 8%。同样,Brown 等[35]报道 CD 患者的储袋失效率为 56%,而 UC 患者为 6%,IC 患者为 10%。不过,Panis 等[36]报道,在术前确诊 CD 但经过高度选择的患者中,储袋失败率为 10%。需要指出的是,这些患者既往均无肛门病变或小肠受累史。综上所述,对怀疑 CD 的患者治疗策略应趋于保守,与 CD 合并肛瘘一样,这些患者的治疗目标在于控制感染。然而,抗肿瘤坏死因子(TNF-α)制剂的引入改变了这一观点,最终治疗目标从控制感染转变为瘘管愈合。

经典的治疗药物如硫唑嘌呤(AZA)/巯嘌呤(6-MP)和新型 TNF 拮抗剂英夫利昔单抗(IFX)和阿达木单抗治疗活动性肠道 CD 和维持缓解的疗效已在非储袋患者中得到充分证实。相反,目前关于 IPAA 患者合并克罗恩病样并发症的药物治疗文献很少。尽管生物制剂和外科治疗联合可以作为有效治疗途径,但如何更好地采用药物治疗这类难治的患者群体还没有普遍共识。

13.3.2.1 储袋 - 肛门瘘

目前治疗储袋 - 肛门瘘的目的是控制感染,以改善患者的生活质量,降低储袋失败的风险并促进和维持瘘管闭合。无论是简单或复杂的瘘管,都必须先进行手术治疗。

在制订储袋 - 肛门瘘的治疗计划时,重点是确定瘘管的内口及其解剖结构,评估瘘管内部情况(炎症或狭窄),通过控制会阴部感染和脓肿使会阴部清洁。单纯性肛瘘可采用瘘管切开或挂线治疗。

复杂瘘管的治疗方法包括脓肿引流,完整的"锥形"瘘管切除术[37]和非切割挂线,根据后续的治疗决定去除挂线的时间。所有患者均应在麻醉下(EUA)进行肛瘘的外科检查和会阴清洁。在全麻或脊髓麻醉下,对每个瘘管进行检视、触诊和探针探查以发现所有瘘管和脓肿。排出脓液,切除坏死和炎症组织。每个瘘管都要切除,包括瘘管周围组织,从靠近外口的皮肤开始,环绕整个瘘管的皮下脂肪组织,直至瘘管源头的低位直肠壁或肛管。切除的形状是圆锥形("锥状技术")(图 13-2),皮肤为圆锥的基部,瘘管的源头为顶点。这显著降低了皮肤瘘口过早闭合以及脓肿复发的风险。最后,用探针将不可吸收的单股缝线松散地插入每个瘘管并予以保留。这种会阴部的深度清洁能减少由于化脓导致的肛周感染恶化并累及肛门括约肌的风险,显著改善患者的生活质量,也是进行后续内外科治疗前必需的步骤,这样才能保证治疗的成功率。

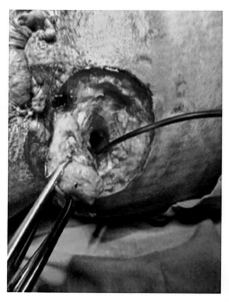

图 13-2 肛周脓肿引流:锥状瘘管切除术

13

药物治疗包括抗生素和免疫调节剂,主要是抗 TNF-α 药物。采用如上所述治疗方法联合抗 TNF-α 药物是很有效的治疗方法,尤其是对 CD 相关的储袋 - 肛门瘘患者。

最近有一些成功使用 TNF-α 拮抗剂治疗这类难治患者的零星报道[38-40],尽管瘘管的真正愈合率不如克罗恩病复杂瘘管,但结果令人鼓舞。在对 17 例储袋 CD 患者的报道中,47% 的患者症状完全改善,23% 的患者皮下注射阿达木单抗症状部分改善。然而,瘘管的临床症状改善并不令人满意,60% 的患者在治疗 4 周时无显著改善。该研究的中位随访时间很短,仅为 8 周[38]。在 Viscido 等人的一项研究中[40],联合使用 IFX 和 AZA 治疗 7 例顽固性储袋炎合并瘘管的患者,瘘管闭合被分为完全性、部分性或没闭合三组,中位随访 11 个月,结果 57% 的患者瘘管完全闭合。

尽管缺乏对照试验,也可以考虑局部注射英夫利昔单抗[37],尤其是有全身禁忌证的患者。该治疗方法的优点是将生物制剂注射到瘘的内口周围黏膜处,相当于瘘的源头处,使整个瘘管闭合,避免仅仅外口假闭合,从而导致新的脓肿发生。一项 36 例患者(11 例患有储袋 - 阴道瘘)(图 13-3)治疗经验的个人经验报道显示储袋 - 肛门瘘的愈合率为 48%,储袋 - 阴道瘘的愈合率为 9.1%(数据未发布)。这表明局部注射对不能单纯手术治疗并且存在禁忌证而不适合静脉注射英夫利昔单抗的严重储袋 - 肛门瘘患者有治疗效果。

在感染得到控制后,可以考虑经肛门推移黏膜瓣治疗复杂瘘管患者。这一技术是由治疗高位肛瘘的推移黏膜瓣手术演化过来的[41]。从回肠储袋上游离一块 U 形带黏膜下层的黏膜瓣,U 形底部朝头向,然后将瘘的内口切除并在内括约肌平面缝合关闭,最后将皮瓣推进并缝合到瘘管内口之外,盖住瘘口。这一技术的优点在于直接处理病灶,它消除了感染源,关闭了内口,不损伤括

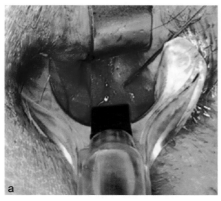
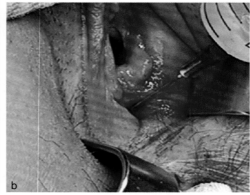

13

图 13-3　局部注射英夫利昔单抗治疗储袋阴道瘘:内口周围(a)和瘘管周围(b)

约肌,可反复做,可与前括约肌重叠重建手术联合使用。虽然黏膜瓣推移手术没有切断括约肌,但也有轻微肛门失禁的报告。文献中有少量关于这种技术治疗储袋 - 肛门瘘的报道。Ozuner 等[32]显示成功率为45%;在接受推进皮瓣的24例患者中10例获得成功,14例失败,失败病例中5例再次手术获得成功,总体成功率在50%~60% 左右,并且没有证据表明该结果可以通过临时回肠造口得到进一步改善[32]。需要强调的是,在吻合口有狭窄或周围炎的情况下该手术是禁忌的。这种情况下,可以全身或局部应用生物制剂以获得内口周围黏膜愈合,然后再手术修复。

用 Hegars 扩张器扩张吻合口,局部短期应用类固醇(灌肠剂或栓剂),辅以透明质酸钠灌肠有助于黏膜愈合。

13.3.2.2 储袋 - 阴道瘘

储袋 - 阴道瘘(PVF)发病率很高,并且显著影响患者的生活质量。只有少数 PVF 患者的症状轻微或无症状,偶有少量肠道气体或分泌物从会阴排出,大多数患者都有麻烦和令人尴尬的症状,例如阴道有分泌物、粪便、气体排出,或反复发作阴道炎。

如上所述,PVF 是个难以处理的问题,是导致储袋失败的重要因素。回肠储袋手术完成后,其发病率随时间而增加,达 3%~17%[14]。

Wexner 等人[42]向美国结直肠外科医师协会成员发送了多中心调查问卷,结果显示发生 PVF 后的储袋失败率为19%。圣马克医院(英国伦敦)的一项研究表明,发生 PVF 的患者储袋失败率为35%[43]。另一项研究报道显示,60例患者平均随访 49 个月,储袋失败率为22%[4]。

与发生 PVF 相关的诱发因素包括:技术因素,如手术时损伤阴道或直肠阴道隔[7,8];感染因素,如吻合口漏导致盆腔感染[4,7];更常见的疾病相关因素,如延迟诊断的 CD[4,9]。使用双吻合技术做 IPAA 手术时有直接损伤阴道的风险,这种情况很可能是由于圆形吻合器直接将部分阴道后壁钉在了吻合口上[7,8]。关于在 IPAA 手术期间吻合类型(手工或吻合器)是否会导致 PVF 存在相互矛盾的报道。早先 Lee 的一项研究[44]发现,手工吻合比用吻合器吻合发生 PVF 要高得多。而 Groom 等人[5]发现吻合器吻合后 PVF 的发生率是手工缝合的两倍。两项前瞻性随机对照试验比较了手工缝合和吻合器吻合的 IPAA,结果显示 PVF 的发生率无差异[6,45]。

早发性 PVF 可能与手术和吻合期间直肠阴道隔的医源性创伤相关,而迟发性 PVF 与隐窝腺脓肿或延迟诊断的 CD 相关[5,42,46,47]。迟发性 PVF 的内口几乎总是位于吻合口下方,很少会出现在吻合口或吻合口上方[14,17,48]。

内口相对于回肠肛管吻合口的位置("高"或"低")也影响手术入路的选择。经肛门手术适用于低位瘘管,腹会阴手术适用于高位瘘管。迟发性储袋 -

13

阴道瘘应积极手术治疗,因为非手术治疗或"微创"手术治疗效果较差,功能恢复不理想,这一特点与肛周 CD 相同(很可能就是肛周 CD)。各种外科技术现在都在使用,其中大多数来自修复直肠阴道瘘的技术[49],不过成功率较低。主要的经肛手术方式包括瘘管切除术 + 挂线术、黏膜瓣推移术(经肛门或经阴道)、生物组织塞、回肠瓣推移(Fazio)、股薄肌移位以及内口直接缝合等。腹会阴手术包括重建储袋和重新吻合术,其技术要求高,且长期成功率不超过 50%。

难以控制的会阴分泌物严重影响生活质量,因此需要在瘘修复手术之前或同时进行回肠转流性造口术。尽管对造口是否有利于 PVF 修复仍存有疑虑,但造口可以解决感染和炎症问题[42,44]。一项研究发现,近端转流(29.7%)和未转流(20.8%)[50]对最终的手术成功率无显著影响。其他报告显示,回肠造口术对瘘手术成功的可能性几乎没有影响,但这些研究结果可能有偏差,因为只有情况最差的患者才做转流性造口[44]。

生物塞。基于目前治疗肛瘘的胶原塞,已经开发出用于治疗 PVF 的纽扣塞。操作要点是用可吸收线将塞子的按钮部分缝在瘘管的储袋侧。按钮在 4 周内脱落,而胶原基质留在原位。有些关于纽扣塞治疗成功的报告(16 周时成功率约为 55%)[51],但这种结果不能长期维持,11 例 PVF 中没有一例瘘口能在 2 年内愈合[52]。因此,不推荐使用生物组织塞治疗 PVF。

经肛门储袋黏膜瓣推移术。前面已经描述过这种修复手术技术,与储袋 - 肛门瘘相比,该术式促进 PVF 愈合的效果较差。Shah 等人报道,经肛进行黏膜瓣推移手术成功率为 44%,接受该手术的 44 例患者中 22 例复发[46]。Lee 等人的成功率略高(50%,10/20 患者)[44]。其他研究显示,回肠造口术与直接修复术患者的愈合率稍有差异。最近的另一项研究显示,采用黏膜瓣推移的 PVF 愈合率为 42%,失败者二次采用其他方式再手术后为愈合率为 66%[4]。

经肛门储袋移位手术。对于 IPAA 术后吻合口明显狭窄的患者,可以经肛门将回肠储袋从回肠肛管吻合口处切断、经肛门将储袋向下移位,并在齿状线处重新与之缝合。该技术可用于患有 PVF 的患者,尤其是在吻合口之上可以安全游离储袋的体形瘦长的患者。该技术的优点是将健康、全层组织移位到了瘘管区[41]。Heriot 等人证实,该技术在两例患者中就有一例成功[43]。

组织间置:股薄肌成形术。使用组织瓣的基本目的是将健康组织放在两个瘘管开口之间。本文介绍了多种在直肠和阴道之间移植健康肌肉以修复直肠阴道瘘的技术,但只有股薄肌肌瓣用于修复 PVF。将股薄肌游离,经皮下隧道固定到储袋和阴道之间。该方法提供了一个营养良好、带血管的组织片,唯一的小缺点是需要额外做个切口用于游离股薄肌(图 13-4)[53]。有 3 个关于股薄肌间置治疗 PVF 的系列报道。2008 年,Wexner 等人[54]首次描述了他们使用股薄肌间置治疗 PVF 的经验。在接受该手术的 2 名患者中有 1 例成功,

13

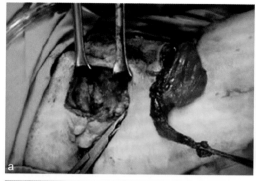
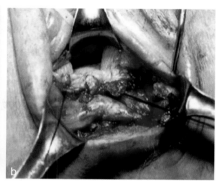
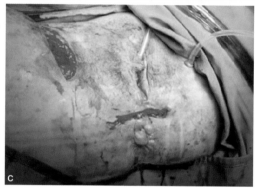

图 13-4 股薄肌成形术:游离股薄肌
(a);将股薄肌置于储袋 - 阴道隔中(b);
会阴和腹股沟切口(c)

手术失败的患者曾经历过多次 PVF 修复,最后证实是 CD。平均手术成功率约为 80%[17,53,54]。总之,组织瓣间置手术特别适用于既往修复手术失败以及腹部手术禁忌的患者。大多数病例有较高的并发症发病率,约为 33%~50%,包括会阴部伤口感染、尿道狭窄、发热、尿潴留和会阴部出血[17]。

组织间置手术,经腹入路。从回肠储袋中段产生的 PVF 需要经腹手术,这会显著增加丧失储袋的风险[46,55]。在经腹手术时,沿储袋向下游离到骨盆底部,在阴道和回肠储袋前壁之间仔细解剖,避免意外损伤储袋前壁。虽然有时可以识别、切断和修复瘘管,并在中间间置大网膜,但更多时候是在肛门出口处横断储袋,切除储袋出口,刮除并关闭瘘管,然后手工进行储袋 - 肛管吻合术,并行转流性回肠造口术。这个手术技术要求很高,需要由经验丰富的外科医生和大量储袋手术经验的医院进行。文献显示术后并发症发病率达 40%~50%,尽管成功率为 50%~60%[55]。

局部与腹部手术。包括局部和腹部手术的四项研究[16,46,48,56]中没有一项是随机对照试验或直接比较研究。Tsujinaka 等[48]的研究表明,位于吻合口或其下方的 PVF 可以进行局部手术治疗,73% 的患者成功实施了经肛门回肠移位术,67% 的患者通过经腹手术治疗吻合口上方 PVF 获得成功。他们认为,

13

高位瘘管应进行腹部手术,低位瘘管应进行局部手术。St. Mark's(伦敦)医院的 Zinicola 等人[56]也证实,高位瘘管采用腹部手术的成功率很高。11 例腹部手术患者中有 9 例修复成功,另 2 例患者再次手术后获得成功。

13.4　结论

回肠储袋与其他部位形成瘘是储袋手术的严重并发症,可以造成储袋丧失。储袋瘘的原因并非单一因素造成。一旦发生瘘,可以安全地尝试各种修复措施,约 50%~60% 的患者储袋功能能够恢复。初步研究结果表明,生物制剂联合外科治疗效果很好,应作为一线治疗策略。在所有外科手术中,没有某一个手术优于其他手术,也没有相关的随机对照研究。手术的选择应基于患者和瘘管的临床特征和病史来考虑,外科医生应该采用不同的手术方法和技术来实现最佳疗效。

参考文献

1. Hahnloser D, Pemberton JH, Wolff BG et al (2007) Results at up to 20 years after ileal pouch-anal anastomosis for chronic ulcerative colitis. Br J Surg 94(3):333–340
2. Tekkis PP, Fazio VW, Remzi F et al (2005) Risk factors associated with ileal pouch-related fistula following restorative proctocolectomy. Br J Surg 92(10):1270–1276
3. Gorgun E, Remzi FH (2004) Complications of ileoanal pouches. Clin Colon Rectal Surg 17(1):43–55
4. Mallick IH, Hull TL, Remzi FH et al (2014) Management and outcome of pouch-vaginal fistulas after IPAA surgery. Dis Colon Rectum 57(4):490–496
5. Groom JS, Nicholls RJ, Hawley PR, Phillips RK (1993) Pouch-vaginal fistula. Br J Surg 80(7):936–940
6. Luukkonen P, Järvinen H (1993) Stapled vs hand-sutured ileoanal anastomosis in restorative proctocolectomy. A prospective, randomized study. Arch Surg 128(4):437–440
7. Braveman JM, Schoetz DJ Jr, Marcello PW et al (2004) The fate of the ileal pouch in patients developing Crohn's disease. Dis Colon Rectum 47(10):1613–1619
8. Melton GB, Fazio VW, Kiran RP et al (2008) Long-term outcomes with ileal pouch-anal anastomosis and Crohn's disease: pouch retention and implications of delayed diagnosis. Ann Surg 248(4):608–616
9. Tulchinsky H, Hawley PR, Nicholls J (2003) Long-term failure after restorative procto-colectomy for ulcerative colitis. Ann Surg 238(2):229–234
10. Sagar PM, Dozois RR, Wolff BG (1996) Long-term results of ileal pouch-anal anastomosis in patients with Crohn's disease. Dis Colon Rectum 39(8):893–898
11. Pellino G, Sciaudone G, Miele E et al (2014) Functional outcomes and quality of life after restorative proctocolectomy in paediatric patients: a case-control study. Gastroenterol Res Pract 2014:340341
12. Schwartz DA, Herdman CR (2004) Review article: The medical treatment of Crohn's

13

perianal fistulas. Aliment Pharmacol Ther 19(9):953–967

13. Felley C, Mottet C, Juillerat P et al (2005) Fistulizing Crohn's disease. Digestion 71(1):26–28

14. Lolohea S, Lynch AC, Robertson GB, Frizelle FA (2005) Ileal pouch-anal anastomosis-vaginal fistula: a review. Dis Colon Rectum 48(9):1802–1810

15. Paye F, Penna C, Chiche L et al (1996) Pouch-related fistula following restorative proctocolectomy. Br J Surg 83(11):1574–1577

16. Johnson PM, O'Connor BI, Cohen Z, McLeod RS (2005) Pouch-vaginal fistula after ileal pouch-anal anastomosis: treatment and outcomes. Dis Colon Rectum 48(6):1249–1253

17. Maslekar S, Sagar PM, Harji D et al (2012) The challenge of pouch-vaginal fistulas: a systematic review. Tech Coloproctol 16(6):405–414

18. Fazio VW, Tekkis PP, Remzi F et al (2003) Quantification of risk for pouch failure after ileal pouch anal anastomosis surgery. Ann Surg 238(4):605–614; discussion 614–617

19. Nisar PJ, Kiran RP, Shen B et al (2011) Factors associated with ileoanal pouch failure in patients developing early or late pouch-related fistula. Dis Colon Rectum 54(4):446–453

20. Bell SJ, Halligan S, Windsor AC et al (2003) Response of fistulating Crohn's disease to infliximab treatment assessed by magnetic resonance imaging. Aliment Pharmacol Ther 17(3):387–393

21. Schwartz DA, Wiersema MJ, Dudiak KM et al (2001) A comparison of endoscopic ultrasound, magnetic resonance imaging, and exam under anesthesia for evaluation of Crohn's perianal fistulas. Gastroenterology 121(5):1064–1072

22. Kariv R, Plesec T, Remzi et al (2007) Pyloric gland metaplasia – a novel histological marker for refractory pouchitis and Crohn's disease of the pouch. Gastroenterology 132(Suppl 2):A132

23. Rasul I, Wilson SR, MacRae H et al (2004) Clinical and radiological responses after infliximab treatment for perianal fistulizing Crohn's disease. Am J Gastroenterol 99(1):82–88

24. Whitlow CB, Opelka FG, Gathright JB Jr, Beck DE (1997) Treatment of colorectal and ileoanal anastomotic sinuses. Dis Colon Rectum 40(7):760–763

25. McGuire BB, Brannigan AE, O'Connel PR (2007) Ileal pouch-anal anastomosis. Br J Surg 94(7):812–823

26. Poggioli G, Marchetti F, Selleri S et al (1993) Redo pouches: salvaging of failed ileal pouch-anal anastomoses. Dis Colon Rectum 36(5):492–496

27. Gardenbroek TJ, Musters GD, Buskens CJ et al (2015) Early reconstruction of the leaking ileal pouch-anal anastomosis: a novel solution to an old problem. Colorectal Dis 17(5):426–432

28. Rottoli M, Di Simone MP, Vallicelli C et al (2018) Endoluminal vacuum-assisted therapy as treatment for anastomotic leak after ileal pouch-anal anastomosis: a pilot study. Tech Coloproctol 22(3):223–229

29. Parks AG, Nicholls RJ (1978) Proctocolectomy without ileostomy for ulcerative colitis. Br Med J 2(6130):85–88

30. Marcello PW, Schoetz DJ Jr, Roberts PL et al (1997) Evolutionary changes in the pathologic diagnosis after the ileoanal pouch procedure. Dis Colon Rectum 40(3):263–269

31. Colombel JF, Ricart E, Loftus EV Jr et al (2003) Management of Crohn's disease of the ileo-anal pouch with infliximab. Am J Gastroenterol 98(10):2239–2244

32. Ozuner G, Hull T, Lee P, Fazio VW (1997) What happens to a pelvic pouch when a fistula develops? Dis Colon Rectum 40(5):543–547

33. Keighley MR (2000) The final diagnosis in pouch patients for presumed ulcerative colitis may change to Crohn's Disease: patients should be warned of the consequences. Acta Chir Iugosl 47(4 Suppl 1):27–31

34. Mylonakis E, Allan RN, Keighley MR (2001) How does pouch construction for a final diagnosis of Crohn's disease compare with ileoproctostomy for established Crohn's proctocolitis? Dis Colon Rectum 44(8):1137–1142; discussion 1142–1143

35. Brown CJ, MacLean AR, Cohen Z et al (2005) Crohn's disease and indeterminate colitis

13

and the ileal pouch-anal anastomosis: outcomes and patterns of failure. Dis Colon Rectum 48(8):1542–1549

36. Panis Y, Poupard B, Nemeth J et al (1996) Ileal pouch/anal anastomosis for Crohn's disease. Lancet 347(9005):854–857

37. Poggioli G, Laureti S, Pierangeli F et al (2005) Local injection of infliximab for the treatment of perianal Crohn's disease. Dis Colon Rectum 48(4):768–774

38. Ferrante M, D'Haens G, Dewit O et al; Belgian IBD Research Group (2010) Efficacy of infliximab in refractory pouchitis and Crohn's disease-related complications of the pouch: a Belgian case series. Inflamm Bowel Dis 16(2):243–249

39. Viscido A, Habib FI, Kohn A et al (2003) Infliximab in refractory pouchitis complicated by fistulae following ileo-anal pouch for ulcerative colitis. Aliment Pharmacol Ther 17(10):1263–1271

40. Ricart E, Panaccione R, Loftus EV et al (1999) Successful management of Crohn's disease of the ileoanal pouch with infliximab. Gastroenterology 117(2):429–432

41. Fazio VW, Tjandra JJ (1992) Pouch advancement and neoileoanal anastomosis for anastomotic stricture and anovaginal fistula complicating restorative proctocolecotmy. Br J Surg 79(7):694–696

42. Wexner SD, Rothenberger DA, Jensen L et al (1989) Ileal pouch vaginal fistulas: incidence, etiology, and management. Dis Colon Rectum 32(6):460–465

43. Heriot AG, Tekkis PP, Smith JJ et al (2005) Management and outcome of pouch-vaginal fistulas following restorative proctocolectomy. Dis Colon Rectum 48(3):451–458

44. Lee PY, Fazio VW, Church JM et al (1997) Vaginal fistula following restorative proctocolectomy. Dis Colon Rectum 40(7):752–759

45. Choen S, Tsunoda A, Nicholls RJ (1991) Prospective randomized trial comparing anal function after hand sewn ileoanal anastomosis with mucosectomy versus stapled ileoanal anastomosis without mucosectomy in restorative proctocolectomy. Br J Surg 78(4):430–434

46. Shah NS, Remzi F, Massmann A et al (2003) Management and treatment outcome of pouch-vaginal fistulas following restorative proctocolectomy. Dis Colon Rectum 46(7):911–917

47. Burke D, van Laarhoven CJ, Herbst F, Nicholls RJ (2001) Transvaginal repair of pouch-vaginal fistula. Br J Surg 88(2):241–245

48. Tsujinaka S, Ruiz D, Wexner SD et al (2006) Surgical management of pouch-vaginal fistula after restorative proctocolectomy. J Am Coll Surg 202(6):912–918

49. Mazier WP, Senagore AJ, Schiesel EC (1995) Operative repair of anovaginal and rectovaginal fistulas. Dis Colon Rectum 38(1):4–6

50. Gorfine SR, Fichera A, Harris MT, Bauer JJ (2003) Long-term results of salvage surgery for septic complications after restorative proctocolectomy: does fecal diversion improve outcome? Dis Colon Rectum 46(10):1339–1344

51. Gonsalves S, Sagar P, Lengyel J et al (2009) Assessment of the efficacy of the rectovaginal button fistula plug for the treatment of ileal pouch-vaginal and rectovaginal fistulas. Dis Colon Rectum 52(11):1877–1881

52. Gajsek U, McArthur DR, Sagar PM (2011) Long-term efficacy of the button fistula plug in the treatment of ileal pouch-vaginal and Crohn's-related rectovaginal fistulas. Dis Colon Rectum 54(8):999–1002

53. Zmora O, Potenti FM, Wexner SD et al (2003) Gracilis muscle transposition for iatrogenic rectourethral fistula. Ann Surg 237(4):483–487

54. Wexner SD, Ruiz DE, Genua J et al (2008) Gracilis muscle interposition for the treatment of rectourethral, rectovaginal, and pouch-vaginal fistulas: results in 53 patients. Ann Surg 248(1):39–43

55. MacLean AR, O'Connor B, Parkes R et al (2002) Reconstructive surgery for failed ileal pouch-anal anastomosis: a viable surgical option with acceptable results. Dis Colon Rectum 45(7):880–886

56. Zinicola R, Wilkinson KH, Nicholls RJ (2003) Ileal pouch-vaginal fistula treated by abdominoanal advancement of the ileal pouch. Br J Surg 90(11):1434–1435

13

55检